AF500415

TRAITÉ PRATIQUE

DE LA

PHTHISIE LARYNGÉE.

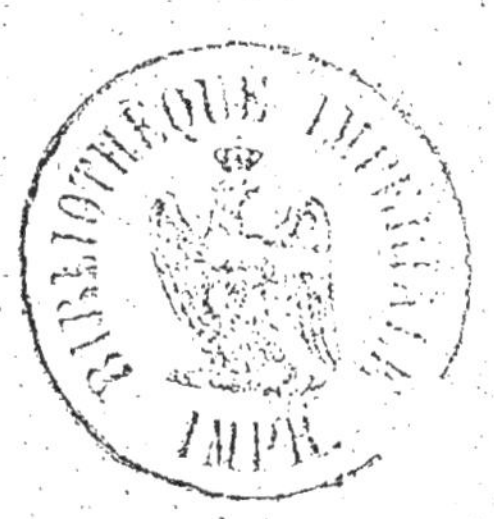

IMPRIMERIE DE COSSON,
Rue Saint-Germain-des-Prés, 9.

TRAITÉ PRATIQUE

DE LA

PHTHISIE LARYNGÉE,

DE LA

LARYNGITE CHRONIQUE

ET DES

MALADIES DE LA VOIX;

PAR MM.

A. TROUSSEAU,

Professeur agrégé à la Faculté de médecine de Paris, médecin des hôpitaux, membre de la Légion-d'Honneur, etc.;

ET H. BELLOC,

Docteur en médecine de la Faculté de Paris.

ACCOMPAGNÉ DE NEUF PLANCHES GRAVÉES.

Ouvrage couronné par l'Académie royale de Médecine.

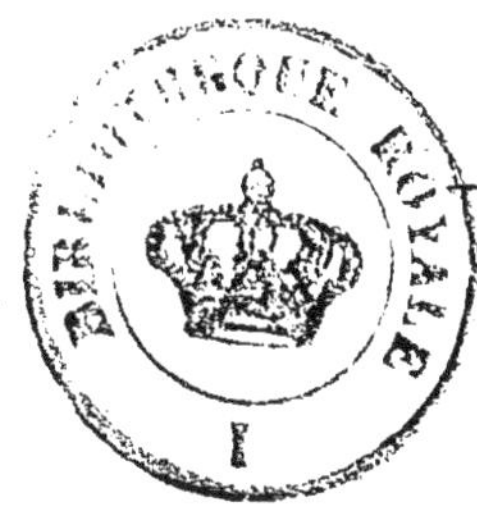

A PARIS,

CHEZ J.-B. BAILLIÈRE,

LIBRAIRE DE L'ACADÉMIE ROYALE DE MÉDECINE,

RUE DE L'ÉCOLE-DE-MÉDECINE, 13 *bis*.

A LONDRES, MÊME MAISON, 219 REGENT STREET.

1837.

A

PIERRE BRETONNEAU,

A. TROUSSEAU.

A

M. PARADIS (D'AUXERRE),
DOCTEUR EN MÉDECINE,

Témoignage d'estime et d'amitié,

H. BELLOC.

AVANT-PROPOS.

Lorsque l'Académie royale de Médecine proposa, pour sujet de prix, l'histoire de la phthisie laryngée, nous avions déjà commencé un travail sur la matière, et nous eûmes peu de chose à faire pour ajuster notre œuvre au programme donné par ce corps savant.

L'Académie, en couronnant notre Mémoire, nous a imposé en quelque sorte le devoir de nous rendre plus dignes encore de son suffrage.

Aussi cet ouvrage, bien que semblable quant à la forme, quant à l'ordre dans lequel il est disposé, au Mémoire présenté à l'Académie, en diffère pourtant par l'étendue, par le choix, par le nombre des observations.

Ce traité est le premier qui ait été publié *ex professo* sur la matière. Il devra présenter de nombreuses imperfections.

Mais à défaut d'autres titres à la reconnaissance des praticiens, nous aurons du moins celui d'avoir les premiers conseillé et employé des médications topiques dans le traitement des maladies chroniques du larynx. Et en cela nous croyons avoir fait faire un pas important à la thérapeutique de la phthisie laryngée, de la laryngite chronique, et des maladies diverses de la voix.

Avant nous, on traitait la membrane muqueuse du larynx, comme celle des bronches, par des moyens indirects; c'est à peine si l'on osait faire pénétrer dans les voies respiratoires quelques médicamens sous forme gazeuse; nous avons compris que la membrane muqueuse du larynx, accessible aux moyens topiques, devait être traitée et pouvait être guérie comme la conjonctive, comme la membrane muqueuse de la bouche et du pharynx, comme la peau elle-même.

Les succès que nous avons obtenus par cette méthode nous prouvent, sinon qu'elle est *la meilleure*, du moins qu'elle est *meilleure* que celles qui étaient employées jusqu'ici.

Doter la médecine d'un moyen curatif de plus, c'est avoir bien mérité de la science; et nous sommes heureux de penser que quelques malades pourront nous devoir la santé et la vie.

Paris, 15 mai 1837.

TRAITÉ

DE LA

PHTHISIE LARYNGÉE.

CHAPITRE PREMIER.

DÉFINITION ET HISTORIQUE.

Définition. Le mot *phthisie* signifie consomption. Toute maladie chronique, accompagnée de fièvre hectique et de consomption, a pris jusqu'ici dans la science le nom générique de *phthisie.*

Ainsi une lésion chronique des reins, accompagnée de suppuration de cet organe, de fièvre hectique consécutive et de marasme, sera une *phthisie*, bien qu'il n'y ait pas de tubercules, à tout aussi juste titre que la lésion chronique du poumon, accompagnée de suppuration de cet organe, de fièvre hectique consécutive et de marasme. La même chose se pourrait dire de toute autre lésion, telles que les tumeurs blanches suppurantes, le mal vertébral de Pott, les tumeurs cancéreuses ulcérées, etc., etc., etc.

Au terme générique *phthisie*, qui désigne un ensemble de phénomènes communs à toutes les lésions organiques susceptibles de causer la fièvre hectique et le marasme, l'usage a voulu que l'on ajoutât le nom spécifique qui permît de rapporter à une lésion locale l'origine de toute la série symptomatique. Ainsi les épithètes pulmonaire, dorsale, rénale, mésentérique, n'ont d'autre valeur pathologique que de déterminer l'espèce dans un genre commun.

La consomption étant produite plus souvent par les tubercules pulmonaires que par toute autre lésion anatomique, on a fini par appliquer le mot *phthisie* à la présence des tubercules dans le poumon, même avant qu'ils eussent jeté l'économie dans le marasme, et, dans ce cas, la consomption n'a plus été que le dernier degré de la *phthisie*.

Cette perversion du sens du mot *phthisie* est fâcheuse, en ce qu'elle a souvent introduit la confusion dans le langage médical. On n'a plus eu qu'un seul mot pour exprimer des idées tout-à-fait différentes; et ce mot a signifié tour à tour : présence de tubercules dans le poumon, état du malade ayant des tubercules dans le poumon, et même, suivant quelques auteurs, disposition spéciale de l'organisme à produire des tubercules.

Le titre de la question que l'Académie a proposée indique assez que ce corps savant n'a point partagé à cet égard l'opinion commune, et qu'elle entend conserver le nom de *phthisie* à des maladies autres que celles du poumon.

L'épithète spécifique que l'on accole au mot générique *phthisie* implique nécessairement une exclusion; ainsi quand on dit *phthisie pulmonaire*, on donne à entendre que le poumon a été d'abord le point de départ *exclusif* des accidens, et qu'il reste le foyer principal du mal.

Si donc l'Académie a employé cette association de mots *phthisie laryngée*, elle a voulu parler d'une maladie chronique du larynx donnant, sinon exclusivement, du moins principalement lieu à la fièvre hectique et à la consomption.

Dans l'acception rigoureuse et littérale du mot, on doit donc entendre par *phthisie laryngée*, *une maladie chronique du larynx, pouvant par elle-même donner lieu à la consomption.*

Mais si, de toute évidence, et nous le démontrerons dans le cours de ce Mémoire, la maladie du larynx toute seule peut amener à la longue la consomption et la mort, il n'en est pas moins vrai que ce mode de terminaison est fort rare, et cela à raison de la disposition anatomique des parties, de telle sorte que la mort a lieu, le plus souvent, autrement que par la phthisie, en d'autres termes, autrement que par la fièvre hectique et le marasme : les malades mourant étouffés avant d'arriver au dernier degré de la consomption.

Or, si un homme atteint de tubercules pulmonaires et dévoré déjà par la fièvre de consomption, vient à prendre une pleurésie chronique, qui le mène plus rapidement à la mort que la maladie tuberculeuse qui l'a occasionée, il n'en devra pas moins être regardé comme succombant à la phthisie pulmonaire.

Par la même raison, si un homme atteint d'une maladie chronique du larynx, vient à périr suffoqué par le gonflement croissant de la membrane muqueuse de cet organe, il n'en devra pas moins être compté parmi ceux que la *phthisie laryngée* a fait périr.

De ces réflexions découle la nécessité d'une définition plus étendue que celle que nous venons de donner. Cette définition que nous adoptons est la suivante :

On doit entendre par phthisie laryngée, toute altération chronique du larynx pouvant amener la consomption ou la mort de quelque manière que ce soit.

Cette définition, comme on peut voir, témoigne assez qu'en conservant à notre ouvrage le titre que nous lui avons donné, nous avons sacrifié à un vieil usage, et mieux eût valu sans doute traiter *des maladies chroniques du larynx*, en indiquant les circonstances très-rares dans lesquelles ces affectians conduisent à la consomption.

Le public médical, nous l'espérons du moins, nous pardonnera d'avoir conservé une vieille dénomination, en faveur des recherches nouvelles par lesquelles nous avons essayé de jeter quelque jour sur une question si obscure jusqu'à présent.

Aperçu historique. Les anciens nous ont laissé peu de chose sur les altérations qui nous occupent; et quoi qu'en aient dit quelques auteurs modernes, il ne paraît pas qu'ils en eussent une idée bien précise.

Dans quelques pages de leurs écrits, on trouve, il est vrai, des histoires de maladies qu'on pourrait, à la rigueur, rapporter aux ulcères du larynx et de la trachée; mais ces histoires peu détaillées, ne donnent, sur l'origine, la marche, les terminaisons et le traitement de la phthisie laryngée, que des notions très-imparfaites, pour ne pas dire complétement nulles.

Hippocrate ne dit absolument rien qui puisse être rapporté à la phthisie laryngée.

Les observations les plus anciennes que nous possédions sur les altérations du tube aérien sont de Galien (1). Encore, ce qu'il en dit ne sert qu'à faire voir combien ce genre de lésion lui était imparfaitement connu. Il les regardait comme très-faciles à guérir, et il cite deux observations peu détaillées, dont aucun symptôme ne saurait être rapproché de ceux qu'on s'accorde aujourd'hui à regarder comme appartenant à l'altération organique du larynx et de la trachée-artère.

C'est donc à tort, suivant nous, que les auteurs anciens et modernes ont rapporté ce qu'il en a dit, sans l'apparence même d'une critique. Nous exceptons de ce reproche la thèse remarquable de M. Cayol (2). On ne saurait, en effet, apprécier plus justement que cet auteur ne l'a fait, la valeur de toutes ces citations sans choix et sans goût, qui montrent plutôt la patience de leurs auteurs qu'un esprit éclairé et un raisonnement solide.

Aétius lui-même, tant cité par les auteurs modernes, a copié presque textuellement ce qu'avait dit Galien. Il n'est pas jusqu'aux *éphelcides* qui furent rejetées par les deux malades

(1) *Méth. méd.*, lib. V, cap. 2.

(2) *Recherches sur la phthisie trachéale.* Paris, 1810, in-4°.

du médecin de Pergame, qui ne soient regardées par Aétius lui-même, comme caractéristiques de l'ulcération du larynx ou de la trachée. Il ajoute qu'il a guéri un grand nombre de malades atteints de cette affection : *non paucos hoc modo affectos curavimus.*

Sans doute, en compulsant tout ce qu'ont écrit les anciens, on peut trouver çà et là quelques observations plus ou moins incomplètes d'altérations variées du conduit aérien ; mais rien de tout cela ne ressemble le moins du monde à une histoire de maladie.

Il faut véritablement arriver jusqu'à Morgagni pour rencontrer des narrations assez détaillées, et qui ne permettent plus de douter que leur auteur n'ait vu des ulcérations de la partie supérieure de l'arbre aérien. Cependant les observations que rapporte Morgagni ne sont pas des histoires de la phthisie laryngée, mais seulement des matériaux qui ont pu servir de base aux monographies qui ont été faites depuis. En effet, l'observation contenue dans la lettre 15, art. 13, et que nous reproduisons textuellement sous le n° 32, ne donne aucun détail sur les symptômes qu'éprouvait la malade. Il y est dit seulement qu'elle était asthmatique depuis long-temps, que sa voix était affaiblie et qu'elle était regardée comme phthisique par les médecins. (*Jam diù asthmatica, imminutâ insu-*

per voce, à medicis procùl dubio ex pulmonibus laborare credebatur.)

L'observation rapportée dans la même lettre, article 15, est plus complète sous le rapport des phénomènes observés pendant la vie. Il est dit comment la malade respirait, quelle était la nature de ses crachats, quel aspect offrait sa gorge et quel était le lieu auquel la malade rapportait sa douleur; mais, dans les réflexions qui suivent cette observation, pas plus qu'après la précédente, Morgagni n'établit l'existence de la phthisie laryngée comme affection spéciale, et pouvant amener la mort autrement que par la suffocation.

Dans sa lettre 22 (article 27), il donne l'histoire détaillée d'une phthisie trachéale qu'il parvint à guérir, quoique tous les médecins eussent jugé le malade atteint de phthisie pulmonaire. Il en conclut qu'il pourrait bien se faire que beaucoup de prétendus phthisiques, dont on rapporte la guérison, ne fussent que des malades atteints de phthisie trachéale.

Il est étonnant que les réflexions qu'il fit sur cette dernière affection ne l'aient pas conduit à rapprocher ce fait des ulcères du larynx dont il a été parlé plus haut, et à en conclure la possibilité de la consomption par suite des ulcérations de la partie supérieure des voies aériennes, quel que fût le lieu que ces ulcérations occupassent. Borsieri (1), s'emparant de la dernière observation de Morgagni que nous avons citée, dit positivement que le larynx et la trachée peuvent devenir le siége d'ulcérations capables de produire la fièvre hectique et la mort. Il est donc véritablement le premier qui ait parlé de la phthisie laryngée dans le véritable sens qu'on doit donner à cette expression. Dans les paragraphes 57 et 62 de son 4me volume d'Instit. de méd. prat., il ne se borne plus à enregistrer des altérations organiques, il fait véritablement un tableau de la maladie. Voici ce qu'il dit, cap. 3, § 55, 57.

Sunt etiam qui existiment ulcera laryngis atque asperæ arteriæ, quia pulmonibus non insident, à phthisi secludenda esse. Verùm ab his quoque corpus sæpè deperit, et lenta febricula cietur, quâ omnis altrix materies absumitur : plerùmque enim pulmo unà afficitur, vel brevì eadem labes ad eum propagatur. Quapropter hanc phthisin, nisi pulmonariam, trachealem certè appellandam esse, non ineptè judicaverim (2).

Mais, tout en rendant justice à Borsieri, nous ne saurions partager complétement l'opinion de

(1) *Institutiones medicinæ-practicæ*. Berolini, 1826. Tom. VI, § 57 et 62.

(2) Nous renvoyons nos lecteurs au chapitre *Terminaisons*, dans lequel nous discuterons l'opinion de Borsieri.

Joseph Franck, qui ne peut, dit-il, s'empêcher de rire en lisant l'article *Phthisie trachéale* du Dictionnaire des Sciences Médicales, où l'on attribue à M. Cayol l'honneur d'avoir donné le premier une bonne monographie de cette dernière affection.

Sans contredit, le travail de M. Cayol est trop au dessus du peu de mots qu'a dits Borsieri, pour qu'on puisse, sans injustice, ne pas le regarder comme ayant la plus grande part de l'honneur accordé par J. Franck à Borsieri seul.

Du reste, ce dernier paraît, quoi qu'il en dise, avoir décrit l'ulcère du larynx et de la trachée plutôt d'après une théorie préconçue qu'en praticien.

Quel médecin, ayant vu des phthisies laryngées, oserait dire, avec l'auteur des Institutes de médecine pratique, qu'il n'y a pas d'oppression, pas de gêne à respirer, *même en montant les escaliers*, que le décubitus est facile dans toutes les positions, et que, s'il y a de la fièvre, elle est si faible qu'à peine peut-on s'en apercevoir? Qui a remarqué l'amaigrissement des mains et des doigts (« *maximè manuum et digitorum extenuatio* ») et cette fétidité particulière des crachats (« *peculari puris foetore* ») que Borsieri signale (*loc. cit.*, § 62), comme des caractères de la phthisie laryngée? Personne que nous sachions, et Franck lui-même, qui les regarde, d'après Borsieri, comme appartenant à la phthisie laryngée, avoue n'avoir jamais rencontré ces symptômes.

Avant la thèse de M. Cayol, MM. les docteurs A. Sauvée (1) et Laignelet (2) avaient traité dans leurs thèses des altérations diverses qui peuvent donner lieu à la phthisie laryngée, et, vers cette même époque (1806), M. Double avait lu à la Société de Médecine un mémoire fort intéressant sur le même sujet. Dans ce mémoire, ce savant pathologiste s'efforçait de prouver, suivant nous avec juste raison, que la phthisie laryngée et la phthisie trachéale, qu'on avait regardées comme deux maladies distinctes, ne sont, en effet, qu'une seule et même maladie attaquant le canal aérien, tantôt un peu plus haut, tantôt un peu plus bas. Cette opinion, combattue par M. Cayol, sera défendue par nous dans la suite de ce travail.

M. Papillon (3) et M. Pravaz (4) ont aussi choisi pour sujet de leurs thèses la maladie qui nous occupe.

Ce dernier mérite vraiment de la reconnaissance pour le soin avec lequel il a recueilli différentes histoires très-intéressantes de guérison de

(1) *De la phthisie laryngée.* Paris, 1806, in-8°.
(2) *Recherches sur la phthisie laryngée.* Paris, 1806, in-4°.
(3) *Du larynx et de la phthisie laryngée.* Paris, 1812, in-4°.
(4) *De la phthisie laryngée.* Paris, 1824, in-4°.

phthisie laryngée. Nous en avons reproduit textuellement plusieurs, qu'on peut lire dans le cours de ce Mémoire. Enfin Joseph Franck en a donné une histoire assez complète et assez détaillée (1).

Bien entendu, nous ne parlons ici que des auteurs qui ont écrit des monographies. Il serait trop long, et surtout trop inutile, de donner la liste de tous ceux qui ont pu conserver à la science quelques faits isolés, dont nous aurons d'ailleurs occasion de parler dans la suite de ce Mémoire.

Nous ne pouvons néanmoins omettre de faire une mention particulière des précieuses observations qu'a faites M. Louis (2) relativement au sujet dont nous nous occupons, de celles que M. Andral a consignées dans sa Clinique médicale, sur le même sujet, de celles enfin non moins importantes de M. Bouillaud sur l'angine laryngée œdémateuse (3).

(1) *Praxeos medicæ universæ præcepta.* Lipsiæ, 1833.

(2) *Recherches anatomico-pathologiques sur la phthisie.* Paris, 1825, in-8.

(3) *Dictionnaire de médecine et de chirurgie pratiques*, art. ŒDÈME. Tom. XII, pag. 112.; et *Arch. gén. de méd.*, tom. VII, pag. 174.

CHAPITRE II.

ALTÉRATIONS ORGANIQUES.

Nous étudierons dans ce chapitre les altérations diverses que l'on rencontre dans la phthisie laryngée.

Non seulement nous aurons à parler des lésions qui occupent le larynx lui-même, mais de celles que l'on rencontre dans la trachée-artère, de celles qui se trouvent aussi dans le voile du palais et dans la membrane muqueuse du pharynx, de celles enfin qui envahissent le poumon.

Toutefois, nous ne nous arrêterons sur les altérations autres que celles qui sont propres au larynx, que pour éclairer quelques points litigieux de l'histoire de la phthisie laryngée.

Altérations anatomiques du larynx. Nous diviserons ces altérations en deux grandes catégories; celles qui intéressent la membrane muqueuse, celles qui affectent les cartilages.

A. *Altérations de la membrane muqueuse.* Parmi les signes que l'on est habitué à regarder comme indiquant sur le cadavre l'inflammation chronique qui existait avant la mort, la rougeur est celui sur lequel on insiste le plus souvent ; et ce signe est certainement celui de tous le plus infidèle. Il est d'autant plus important d'insister sur ce point, que des fautes nombreuses ont été et sont encore commises, parce que l'on oublie trop ce fait d'anatomie pathologique, savoir, que la rougeur, si vive qu'elle ait été pendant la vie, peut disparaître complétement après la mort.

Quelques exemples rendront ce fait patent ; d'abord pour ce qui regarde les maladies aiguës. Dans l'érysipèle de la face ou de toute autre partie du corps, dans les phlegmons, dans la variole confluente arrivée à la période d'inflammation des pustules, dans le chémosis, dans les fièvres graves où la langue est souvent d'une rougeur intense, ne voyons-nous pas, après la mort, la pâleur remplacer la teinte vive et animée qui, pendant la vie, était l'expression d'une inflammation intense? Ce fait est si patent, si grossier, et se renouvelle si souvent, que tous les anatomistes l'ont signalé ; mais tous n'ont pas indiqué les inductions qu'on en devait tirer quand il s'agit des tissus que l'œil ne peut apercevoir pendant la vie.

Qui ne conçoit pourtant que les mêmes lois qui régissent la circulation capillaire de la peau, de la conjonctive, de la membrane muqueuse buccale, s'appliquent tout aussi bien aux organes renfermés dans les cavités splanchniques?

Ce que nous venons de dire de l'inflammation aiguë peut se dire également de la phlegmasie chronique. Il est rare que le sang soit intimement combiné avec les tissus; il circule encore dans ses vaisseaux propres, et, quand la vie s'éteint, les parties chroniquement enflammées pâlissent comme les autres; c'est ce que l'on peut voir dans les ophthalmies chroniques, dans les ulcères de la peau, dans les maladies cutanées graves.

Quelquefois pourtant la rougeur ne disparaît qu'incomplétement, et cela s'observe surtout quand le cruor s'est combiné avec les tissus; mais ces cas sont les plus rares.

L'analogie, ce guide si sûr en médecine, nous permet de juger avec une grande certitude, lors surtout qu'il s'agit des maladies du larynx. En effet, si, abaissant la langue du malade, on examine le pharynx, les amygdales et le voile du palais; si même, comme il arrive quelquefois, on aperçoit l'épiglotte, on peut constater l'existence d'une rougeur vive; et pourtant après la mort, toutes ces parties sont le plus souvent d'une pâleur anémique. Répugne-t-il donc alors de croire que la même chose se passe pour le larynx, pour les ligamens aryténo-épiglottiques?

C'est à dessein que nous sommes entrés dans

tous ces détails qui, au premier coup d'œil, pourront paraître inutiles. Mais à cela se rattache la grande question de l'œdème de la glotte, question que nous traiterons plus tard sous le point de vue pathologique, mais que nous voulons aborder ici sous le rapport anatomique.

Il a suffi aux praticiens les plus graves, Bayle, Laënnec, Cayol, Dupuytren, etc., etc., de voir les ligamens aryténo-épiglottiques pâles et tuméfiés, et de trouver dans les cordes vocales une altération de même nature, pour conclure à l'œdème, et pour rejeter l'idée d'une inflammation soit aiguë, soit chronique. Mais, de toute évidence, et nous le démontrerons plus loin, le gonflement, même sans rougeur des lèvres de la glotte et de la membrane muqueuse du larynx, est un signe presque certain de l'inflammation.

Mais si la rougeur, vive pendant la vie, peut disparaître après la mort, le gonflement lui-même est soumis à la même loi.

Ne voyons-nous pas, en effet, les phlegmons s'affaisser, la tuméfaction de l'érysipèle disparaître par la mort, et, pour parler tout de suite des maladies chroniques, n'est-il pas ordinaire, dans les services de chirurgie de nos hôpitaux, de voir des tuméfactions considérables du tissu cellulaire, entretenues pendant la vie par la présence d'une maladie osseuse, par exemple, diminuer considérablement après la mort?

C'est que les liquides restent toujours soumis à l'empire des forces physiques, et que, ces forces agissant seules quand le malade a rendu le dernier soupir, ce qui était encore contenu dans les vaisseaux s'écoule immédiatement, par les anastomoses, dans les veines les plus déclives, et une partie des liquides épanchés dans le tissu cellulaire gagne, de maille en maille, les parties placées sur le plan le plus inférieur.

L'oubli de ces principes si évidens en anatomie pathologique, a donné lieu à de graves erreurs, et a accrédité, pour ce qui regarde les maladies du larynx, des théories qui, fort ingénieuses d'ailleurs, ne se fondent pourtant que sur des faits mal interprétés suivant nous.

Ainsi, quand un enfant atteint subitement de laryngite aiguë, succombait, en quelques heures, au milieu des angoisses les plus affreuses, comme on avait observé des phénomènes spasmodiques et souvent de la rémission, et qu'à l'autopsie on ne trouvait dans le larynx ni fausse membrane, ni rougeur anomale, ni gonflement assez considérable pour produire la suffocation, on concluait à l'existence du croup spasmodique, et cette forme, dont nous ne contestons pas absolument l'existence, fut réputée assez fréquente, et cessera de l'être, si l'on veut appliquer ce que nous avons dit plus haut à l'appréciation des lésions anatomiques.

De même, quand, dans le cours d'une phthisie laryngée, la suffocation avait amené la mort, comme le gonflement et la rougeur ne suffisaient pas toujours pour expliquer cette terminaison funeste, on faisait intervenir un asthme et d'autres accidens nerveux, alors que le défaut de rapport entre les lésions pathologiques et les symptômes, tenait uniquement aux circonstances nouvelles dans lesquelles le corps se trouvait placé depuis la mort.

Mais ce n'est pas encore la plus grande erreur à laquelle ait donné lieu l'oubli des faits anatomiques que nous avons indiqués tout à l'heure, et qui, aujourd'hui, sont consacrés dans la science.

L'œdème de la membrane muqueuse du larynx, maladie, nous ne dirons pas, imaginaire, mais du moins extrêmement rare, a pris dans le cadre nosologique une importance exagérée. Il suffisait que l'on trouvât les cordes vocales tuméfiées et décolorées, que les ligamens aryténo-épiglottiques présentassent les mêmes altérations, pour qu'on n'y vît pas les traces de l'inflammation, et pour qu'on fît une maladie spéciale : *l'œdème de la glotte.*

Nous ne contestons pas que cet œdème puisse

exister, nous croyons même en avoir observé un exemple irréfragable (1). Mais nous voulons seulement appeler l'attention sur ce point, savoir, que la tuméfaction, même sans coloration rouge de la membrane muqueuse du larynx, est, dans presque tous les cas, le signe d'une phlegmasie.

Dans le cours de ce travail nous consacrerons un chapitre à part à la discussion de ce point de pathologie trop controversé, et nous espérons démontrer que ce qu'on appelle *œdème de la glotte*, n'est ordinairement, ainsi que l'avait déjà indiqué M. Bouillaud, qu'une tuméfaction inflammatoire.

Mais si, de toute évidence, la rougeur et la tuméfaction cèdent en partie et disparaissent même quelquefois; il n'en est pas moins vrai que ces signes, quand ils existent, auront une valeur d'autant plus grande. Quelquefois, en effet, on trouve la partie supérieure du larynx d'un rouge livide et tellement tuméfiée qu'elle simule un col utérin. Nous n'avons rencontré cette altération qu'une seule fois. La rougeur pointillée, très-commune sur la membrane muqueuse enflammée de la trachée, comme les dessins joints à ce travail peuvent le montrer, ne

(1) Nous le rapporterons succinctement au paragraphe qui traite des rapports de l'angine laryngée œdémateuse avec la phthisie laryngée.

s'aperçoit, au contraire, presque jamais sur l'épiglotte et surtout sur le larynx. Cela tient certainement à une moindre vascularité de ce dernier, dont la membrane muqueuse est naturellement dense et pâle. Cette circonstance est probablement une des principales causes de la décoloration presque complète que l'on remarque quelquefois dans les larynx le plus évidemment enflammés.

Nous diviserons les ulcérations du larynx en *érosions* et en *ulcérations proprement dites*.

Erosions. Les érosions n'intéressent que le chorion muqueux; les ulcérations reposent sur le tissu cellulaire sous-muqueux, et quelquefois même sur un cartilage carié ou nécrosé.

La planche VIII, fig. 2, offre des exemples d'érosions très-évidentes. Ces érosions, parfaitement décrites par M. Louis dans son Traité de la phthisie, échappent souvent à la vue d'un observateur inattentif. Il semble que la tunique muqueuse soit seulement usée de manière que le fond de l'usure est un peu plus profond que les bords, sans que, pour cela, ces bords aient rien de rugueux ni de saillant; au contraire, ils se fondent presque insensiblement avec la membrane muqueuse avoisinante, et quelquefois il est impossible de saisir la ligne de démarcation.

C'est en mettant la partie sous l'eau qu'on peut en saisir le plus facilement le caractère. On voit alors sur toutes les surfaces érodées, nager des espèces de petites villosités analogues à celles que l'on découvre si aisément dans l'estomac des animaux du genre chien, villosités qui n'existent jamais sur la membrane interne des voies aériennes, que lorsque, par une maladie, l'épithélium a été usé et détruit.

Il semblerait, au premier abord, que les érosions fussent le premier degré des ulcérations, et que l'on dût trouver des ulcérations d'autant plus nombreuses qu'il y aurait un plus grand nombre d'érosions ; et que, réciproquement, on ne dût jamais trouver d'ulcérations sans coïncidence d'érosions. Il n'en est point ainsi. En effet, dans la planche VII, fig. 1, nous voyons le larynx, dans la partie qui répond au cartilage thyroïde, converti en un vaste ulcère, ou plutôt en une multitude d'ulcères, sans que la membrane muqueuse qui recouvre le cartilage cricoïde offre le moindre signe d'érosion ; et au contraire, la membrane muqueuse de la trachée-artère et du larynx semée d'une innombrable quantité d'érosions, sans qu'il y ait d'ulcérations profondes (Pl. VIII, fig. 2). Disons d'avance que jamais nous n'avons trouvé d'érosion que chez les gens atteints de phthisie pulmonaire, de sorte que cette observation semblerait justifier l'opinion de M. Louis, que ces érosions sont dues au contact du pus qui passe incessamment sur la membrane muqueuse du larynx et des bronches. En admettant cette opinion, qui peut se soutenir, il reste à comprendre comment la membrane muqueuse du larynx est moins souvent le siége d'érosions que celle de la trachée, et celle de la trachée plus souvent que celle des grosses divisions bronchiques.

Ce fait, au premier coup d'œil, pourrait étonner; car il semble que la partie le plus souvent en contact avec le pus soit la bronche principale de chaque poumon; mais on remarquera que chacune de ces bronches ne fournit en général que la moitié des crachats qui doivent être expulsés, tandis que la trachée doit se trouver en contact avec leur somme totale.

Si nous songeons encore, et cette observation n'avait pas échappé à M. Louis, que la partie postérieure de la trachée est le plus souvent le siége des érosions, ce sera une raison de plus de croire que le contact du pus avec la membrane muqueuse est la cause probable de la lésion de cette membrane.

Quelque plausible que semble au premier abord l'hypothèse que nous venons de présenter, nous ne pouvons nous empêcher de confesser que l'analogie la repousse complétement. En effet, nous voyons chez les tuberculeux de graves et nombreuses ulcérations de l'intestin grêle, qui très-évidemment reconnaissent une autre cause que celle que nous venons d'indiquer. Si donc la diathèse tuberculeuse envahit les cryptes de l'iléon, sans qu'aucun écoulement de pus sur la membrane muqueuse de l'intestin ait pu provoquer d'inflammation et d'ulcération, pourquoi répugnerait-on à admettre qu'il en serait de même pour la trachée-artère et le larynx, qui font partie de l'appareil respiratoire, et qui, par conséquent, doivent, par leurs connexions avec le poumon, être encore plus disposés à être envahis par la maladie tuberculeuse?

Il y a cependant une bien remarquable différence entre la forme des ulcérations tuberculeuses de l'intestin et celle des érosions ou des ulcérations de la trachée-artère et du larynx que l'on rencontre chez les phthisiques.

Dans les ulcères de l'intestin, on trouve de petites masses dures et semi-cartilagineuses que l'on a regardées comme des tubercules, et cela, à notre avis, sans preuves suffisantes, tandis que, dans la trachée-artère, dans le larynx, les bords des ulcérations ne présentent jamais ces apparences de tubercules.

Quelque valeur que l'on veuille attacher à ces explications sur l'origine des érosions de la trachée-artère et du larynx qui coïncident avec la phthisie pulmonaire tuberculeuse, nous confesserons franchement que nous manquons jusqu'ici d'élémens suffisans pour décider la question, et nous nous bornerons à indiquer le fait, n'accordant nous-mêmes qu'une importance très-secondaire aux explications.

Ulcérations. Les ulcérations envahissent quelquefois tout le larynx, les cordes vocales, les ligamens aryténo-épiglottiques, la membrane muqueuse, qui recouvre l'épiglotte (Pl. VII, fig. 1). Plus profondes, elles attaquent les cartilages eux-mêmes, qu'elles nécrosent ou qu'elles carient. Nous reviendrons plus bas sur ces altérations du squelette du larynx.

Dans le plus grand nombre de cas, ces ulcérations ont évidemment commencé par la membrane muqueuse. Dans d'autres cas, on trouve des abcès sous-muqueux (observations 5 et 7), et ici on ne peut douter que l'ulcération ne se soit faite comme certaines plaies fistuleuses à la peau.

Enfin l'ulcère, au lieu de communiquer avec le foyer d'un abcès, peut communiquer directement avec une surface cartilagineuse nécrosée, comme on peut en voir des exemples dans les observations 6 et 21, et dans la planche IV, fig. 1 et 2. Nous dirons tout à l'heure comment nous concevons que l'ulcération de la membrane muqueuse puisse amener la nécrose du cartilage sous-jacent.

B. *Altérations des cartilages du larynx.* Nous étudierons sous ce chef les altérations que subissent, dans la phthisie laryngée, les cartilages du larynx, savoir, le thyroïde, le cricoïde et les aryténoïdes ; nous parlerons en même temps de l'épiglotte, quoique ce fibro-cartilage soit plutôt une annexe de la langue que du larynx. Mais comme elle participe le plus souvent aux lésions de ce dernier organe, nous ne croyons pas devoir l'en séparer sous le rapport anatomique, comme aussi nous verrons qu'il est impossible de ne pas la comprendre dans l'histoire pathologique du larynx.

Ossification. L'ossification des cartilages propres du larynx est un phénomène purement physiologique dans les circonstances ordinaires de la vie. Par les progrès de l'âge, les cartilages du larynx, comme ceux des côtes, s'incrustent de particules terreuses, et dans la vieillesse, ils sont pour l'ordinaire complétement ossifiés. Mais, dans la phthisie laryngée, lorsqu'elle a duré au moins deux ans, les ossifications se manifestent, bien que la jeunesse du malade semble exclure une semblable modification organique.

Ici, qu'il nous soit permis de chercher dans des faits analogues une explication de celui-ci, ou pour mieux dire, prouvons que le phénomène de l'ossification est ordinaire dans les conditions analogues à celles où le larynx se trouve placé dans le cours de la phthisie laryngée.

Si un os se fracture, une inflammation se développe immédiatement, non seulement au point de contact, mais encore dans tous les tissus environnans, et dans le périoste plutôt encore que dans tout autre élément organique. L'inflammation n'a pas duré vingt jours; que déjà le périoste et le tissu cellulaire qui compose les muscles et qui sert d'épanouissement aux aponévroses, s'infiltrent peu à peu de sucs osseux, et bientôt une masse osseuse considérable environne la fracture et constitue la fameuse virole de Duhamel, moyen de consolidation fourni par une nature providentielle.

Ce qui se fait pour les os a lieu également pour les cartilages, qui sont, à vrai dire, la trame élémentaire du tissu osseux. Ainsi, lorsqu'un cartilage costal est fracturé par cause directe, l'infiltration osseuse se fait dans le périchondre comme tout à l'heure dans le périoste, et le tissu cellulaire du médiastin, celui qui se trouve au dessous de la plèvre, participe lui-même à cette altération.

Or, ce que nous voyons arriver dans le cas de fracture d'un os ou d'un cartilage, nous l'observons également, non pas seulement quand l'os ou le cartilage sont malades eux-mêmes, c'est-à-dire cariés ou nécrosés, mais bien aussi lorsque, dans leur voisinage, les tissus s'enflamment chroniquement. C'est ainsi que le périoste s'incruste de sels osseux sur le trajet d'une fistule qui longe un os, au voisinage des parois d'un abcès froid, et la même chose, exactement, s'observe pour les cartilages des côtes. Ainsi les anatomo-pathologistes ont tous vu, quand une jeune femme succombe avec un cancer au sein profondément ulcéré, que les cartilages du côté malade sont incrustés de sucs osseux, tandis qu'ils conservent leur aspect et leur composition normale du côté opposé.

Il faut donc admettre que l'afflux inflammatoire qui se fait au voisinage du périoste ou d'un cartilage, suscite dans ces tissus un travail pathologique en vertu duquel s'opère une sécrétion osseuse, phénomène bien singulier, puisque l'inflammation, qui, dit-on, est une exagération des propriétés vitales (et suivant nous une perversion), amène justement les mêmes résultats que l'affaiblissement sénile des mêmes propriétés.

Appliquant maintenant aux cartilages du larynx ce que nous venons de dire des autres cartilages et des os, nous comprendrons mieux comment, dans la phthisie laryngée, l'ossification des cartilages est un phénomène si commun et si prématuré.

Pour bien faire comprendre la manière dont

se forme cette ossification, nous renverrons nos lecteurs au dessin (Pl. VIII, fig. 3 et 4); il est impossible de rendre avec plus de fidélité que ne l'a fait M. Chazal l'altération anatomique dont nous allons essayer de donner ici la description.

La matière osseuse se développe par plaques irrégulières, et se jette à la surface du cartilage, sans observer l'ordre que nous voyons dans les ossifications normales du fœtus. Dans certains points, le cartilage, dans toute son épaisseur, est converti en substance osseuse; aux limites de l'ossification, il s'emboîte exactement dans l'os, qui, en ce point, forme une lame superficielle et toujours extérieure, tandis que la substance cartilagineuse est au dessous; et quand l'ossification occupe toute l'épaisseur du thyroïde ou du cricoïde, dans ce cas, deux lames osseuses s'avancent de dehors en dedans et embrassent la matière restée cartilagineuse, qui occupe alors l'espace intermédiaire; lorsqu'ensuite on soumet le tout à l'ébullition, le cartilage se détache de l'os exactement comme une épiphyse.

Quelquefois, et cela s'observe surtout chez les vieillards, les cartilages sont complétement convertis en substance osseuse.

Le cartilage cricoïde est celui qui s'ossifie le plus promptement, et cela par sa partie postérieure ; puis le cartilage thyroïde. Quant aux deux aryténoïdes, nous ne les avons jamais trouvés ossifiés. Ce n'est pas à dire qu'ils ne le soient jamais ; mais nous en concluons seulement qu'ils doivent l'être beaucoup plus rarement que les autres. J. Franck (*Praxœos med.*, tom. VI, pag. 202) cite, d'après Paaw, un exemple d'ossification de l'épiglotte.

Ossification du périchondre. Le périchondre s'ossifie lui-même, et nous en avons vu un exemple (obs. 25). Cette lésion est aussi facile à concevoir dans le larynx que pour les cartilages costaux, les mêmes lois présidant aux ossifications organiques de deux tissus semblables.

L'ossification, et c'est un point très-essentiel à constater, a lieu dans la phthisie laryngée, lors même qu'il n'y a pas d'ulcération, lors aussi qu'il n'existe même pas d'érosions, enfin dans le cas de simple laryngite chronique. En outre, la partie ossifiée ne communique avec aucun trajet fistuleux, avec le fond d'aucun ulcère, en un mot, elle est toujours séparée par du tissu cellulaire plus ou moins hypertrophié, des surfaces ulcérées ou des parois des abcès sous-muqueux ; circonstance fort essentielle quand il s'agit de différencier l'ossification de la nécrose.

Nécrose des cartilages. La nécrose des cartilages du larynx est une lésion fréquente, très-fréquente même, puisque nous l'avons trouvée sur plus de la moitié des sujets qui ont succombé. Cette lésion anatomique curieuse, qui, ainsi que l'ossification morbide, a été à peine indiquée par les auteurs divers qui ont écrit sur la phthisie laryngée, se présente sous plusieurs formes et se développe dans certaines conditions sur lesquelles nous ne saurions trop insister.

1° La portion nécrosée est toujours complétement dénudée ; c'est là un caractère pathognomonique qui ne manque jamais ; et en effet, il ne pouvait manquer ; car il suffit qu'une partie dans l'économie soit frappée de mort pour qu'elle se sépare des portions vivantes. Or, cette séparation a lieu pour les cartilages d'une façon toute particulière. La partie nécrosée se trouve complétement à nu par sa face externe, en ce sens qu'elle n'est jamais revêtue de tissu cellulaire, et que sur elle repose, ou le pus sécrété au point de contact, ou le fond d'un trajet fistuleux qui communique à l'intérieur du larynx. En touchant donc avec la pointe du scalpel, ou avec un stylet, on rencontre un séquestre exactement semblable à celui que nous trouvons dans les os. Mais si la séparation se fait vite entre ce séquestre et les parties douées d'une grande vitalité, telles que le tissu cellulaire ou le périchondre, il n'en saurait être de même entre ce séquestre et le reste du cartilage. Là il faut, comme dans les os, un travail très-long, au bout duquel la portion nécrosée s'élimine, et nous en citons plusieurs exemples (obs. 55 et 57) (1), ou bien elle reste enclavée de manière à causer des désordres mortels. En jetant un coup d'œil sur la planche II, fig. 1 et 2, on voit aisément une nécrose de la portion du cartilage thyroïde qui correspondait avec le fond de l'ulcère du larynx. Dans la planche VII, fig. 3, on peut voir aussi très-distinctement au point où le cartilage thyroïde était perforé par l'ulcération, on peut voir, disons-nous, une portion nécrosée qui fait saillie au milieu de la solution de continuité.

2° La portion nécrosée est toujours ossifiée; c'est encore là un caractère qui ne manque pas, quand, toutefois, la phthisie laryngée a duré long-temps; car, bien évidemment, dans les fièvres graves connues sous le nom de fièvres

(1) En voici un remarquable contenu dans J. Franck (*Praxœos med.*, Tom. VI, pag. 199) : « Æger Hunteri per »plures menses sanguinem et pus rejiciebat, ac pro phthisico »habitus fuit, convaluit rejectâ cartilagine cricoïdeâ. »

Il est impossible de croire cependant que le cartilage cricoïde ait été expulsé tout entier. Il est probablement question d'une portion assez considérable de ce cartilage.

putrides ou thyphoïdes, dothinenterie, gastro-entérite grave, etc., etc., on trouve quelquefois, dans le larynx, des nécroses des cartilages sans ossification, comme M. Sédillot vient d'en rapporter un exemple (*Bulletin des séances de l'Académie royale de médecine*, décembre 1836).

Si maintenant on nous demande comment nous concevons que toujours l'ossification accompagne la nécrose, nous dirons que, suivant nous, la lésion ulcéreuse qui, le plus souvent, sinon toujours, est la cause de la nécrose, commence par déterminer une inflammation du périchondre, et par suite un épanchement osseux dans le cartilage sous-jacent, suivant la loi que nous avons établie plus haut. Lorsqu'ensuite l'ulcération est arrivée jusqu'au cartilage ossifié, celui-ci se nécrose avec d'autant plus de facilité que l'ossification l'avait privé d'une plus grande portion de vitalité. Cette explication est d'autant plus plausible que, lorsque la phthisie laryngée ulcéreuse marche très-vite et qu'elle se développe chez de très-jeunes sujets dont les cartilages sont très-vivans (si nous pouvons employer cette expression), ce n'est plus la nécrose que l'on observe, mais la carie; une autre preuve, c'est que, des cartilages du larynx, ceux qui ne s'ossifient jamais, ou du moins que nous n'avons jamais vus ossifiés, les aryténoïdes, ne se nécrosent pas, mais se carient comme l'épiglotte. Nous en exceptons les cas de fièvres graves, où ces nécroses tiennent à des conditions particulières de l'économie.

Ainsi donc, pour que la nécrose ait lieu, l'ossification préalable du cartilage est nécessaire.

On objecte que, dans les abcès sous-muqueux du larynx, on trouve presque toujours les cartilages ossifiés et nécrosés. Mais on ne peut supposer que les abcès aient commencé par dénuder le cartilage, qui se serait nécrosé d'abord par le contact du pus et qui ne se serait ossifié qu'ultérieurement. En effet, dans les abcès sous-muqueux aigus du larynx, personne, que nous sachions, n'a constaté la nécrose, mais bien seulement la dénudation des cartilages, ce qui n'est pas du tout la même chose; encore moins a-t-on constaté dans ce cas l'ossification; mais, dans les abcès sous-muqueux chroniques, cette ossification et cette nécrose ont été constatées; c'est que les abcès étaient consécutifs à la nécrose elle-même, c'est-à-dire que le séquestre, en tant que corps étranger, avait agi comme tous les autres séquestres de l'économie qui provoquent la formation d'abcès plus ou moins considérables, si le pus ne s'échappe par une ouverture fistuleuse. Et puis, nous le demandons, comment concevoir que la nécrose précède l'ossification? comment des sucs osseux pourraient-ils se déposer dans une partie morte et, par conséquent, privée de toute communication vasculaire?

Nous ne nions pourtant pas qu'une nécrose d'un des cartilages puisse se faire d'une manière aiguë, et, par conséquent, sans ossification préalable; nous l'avons admis pour les fièvres graves; cela pourrait encore avoir lieu dans les plaies du larynx, à la suite de phlegmons du cou, etc., etc.; et alors on comprend comment cette portion nécrosée, devenant corps étranger, pourrait donner lieu à des abcès sous-muqueux du larynx, à des fistules, à une tuméfaction mortelle de la membrane muqueuse qui revêt les cordes vocales; mais nous ne l'avons jamais observé, et dans tous les travaux que nous avons lus sur la phthisie laryngée, nous n'avons rien vu de pareil.

On pourra, pour se convaincre de la justesse de ce que nous avons dit sous forme dogmatique, concernant la nécrose des parties solides du larynx, lire les observations 5, 21, 22, 24 et 25.

Carie des cartilages. Il n'y a qu'un instant, nous disions que la carie des cartilages du larynx était une altération moins commune que la nécrose, et déjà nous faisions pressentir les conditions dans lesquelles elle se développe.

Nous l'avons observée souvent dans les anneaux cartilagineux de la trachée-artère; jamais dans le cartilage cricoïde; une fois dans le thyroïde, trois fois dans les aryténoïdes, une fois dans l'épiglotte. Nous dirons que notre attention n'étant que depuis deux ans fixée sur ce point d'anatomie pathologique, nous avons, sans doute, laissé passer inaperçue cette sorte de lésion que depuis nous avons rencontrée assez communément. Franck., l. c., p. 203, rapporte l'exemple suivant de carie : « *Sæpissimè cartilaginem cricoïdeam carie erosam deteximus; semel tanta hujus cartilaginis erosio erat, ut margines illius, ex utrâque parte dehiscentes, in pharyngem erosam prominerent.* »

Dans la carie, les ulcérations commencent par la membrane muqueuse, et creusent rapidement jusqu'au-delà du tissu cellulaire sous-muqueux, de manière à atteindre en peu de mois, et peut-être en peu de semaines, le périchondre et les cartilages. La rapidité extrême de la marche de ces ulcérations s'explique par ce fait, que nous n'avons jamais trouvé la carie que coïncidant avec la phthisie pulmonaire tuberculeuse, maladie dans laquelle il semble qu'il y ait une funeste disposition à l'ulcération et à la suppuration.

Quand on examine avec attention les parties

cariées avant de les avoir disséquées, on voit manifestement que le fond de l'ulcération qui repose sur le cartilage est vif et doué d'une vitalité considérable, et qu'on y trouve ces villosités vasculaires que nous avons déjà signalées en parlant des érosions de la membrane muqueuse.

Lorsqu'on a disséqué avec soin le cartilage, on le trouve érodé et comme rongé. Les figures 4, pl. IV, et 2, pl. VII, font voir cette lésion anatomique avec une grande netteté.

Cette érosion peut aller jusqu'à la complète destruction de l'épiglotte (1) et des cartilages aryténoïdes; elle peut aller jusqu'à la perforation du cartilage thyroïde lui-même, comme on peut en voir un exemple dans l'observation 24 et dans la planche VII.

M. Andral (2) cite un cas dans lequel l'ulcération avait détruit jusqu'à la peau et établi une fistule aérienne. Cette ulcération siégeait à la partie supérieure de l'angle rentrant formé par les deux lames du cartilage thyroïde.

Tous les cas de carie que nous avons observés coïncidaient avec la phthisie pulmonaire tuber-

(1) Franck, *loc. cit.*, pag. 202, en cite deux cas. M. Louis, *Rech. anat. pat. sur la phth.*, pag. 251, en rapporte un très-curieux. Morgagni, *loc. cit.*, epist. 28, art. 10, parle d'un cas où l'épiglotte fut trouvée perforée par une ulcération.

(2) *Clinique médicale*, tom. II, pag. 204.

culeuse ; il n'en était pas de même pour la nécrose, ce qui établit une ligne de démarcation encore plus tranchée entre ces deux altérations.

Lésions qui accompagnent la carie, la nécrose et les ulcérations. Les lésions anatomiques que nous venons d'étudier et dont nous avons essayé de donner une description aussi fidèle qu'il nous a été possible de le faire, ne se montrent pas isolées les unes des autres, et sont accompagnées presque toujours d'altérations bien plus menaçantes pour la vie qu'elles ne le sont elles-mêmes.

Dans le même larynx, la carie peut se montrer avec la nécrose et l'ulcération, nous en avons plusieurs exemples dans les observations 21 et 24, et dans les planches IV et VII ; mais il est impossible qu'il existe dans le larynx de profondes ulcérations, et que les cartilages soient cariés ou nécrosés, sans que la membrane muqueuse et le tissu cellulaire sous-jacent soient le siége d'un engorgement inflammatoire considérable.

Les observations 1, 21, 22, 24, 25 et 31 (Pl. I, IV, V, VI, VII, VIII et IX) nous en offrent des exemples bien tranchés. Or cet engorgement inflammatoire, si mal à propos appelé œdème de la glotte par Bayle, devient la cause directe de la mort par suffocation.

Nous invitons nos lecteurs à jeter les yeux sur les dernières planches que nous venons d'indiquer et sur les observations qui leur correspondent, ils se convaincront de la gravité de cet engorgement, et ils comprendront comment nous nous sommes élevés si fortement contre la dénomination vicieuse donnée par Bayle à cette altération anatomique.

Nous avons constaté par l'autopsie neuf œdèmes de la glotte. Deux étaient aigus, l'un développé sous l'influence d'un catarrhe extrêmement violent, l'autre peu d'heures après l'opération de la trachéotomie. Sept étaient chroniques, et coïncidaient : cinq avec des nécroses, des caries et des ulcérations du larynx, et deux avec des tumeurs ulcérées de cet organe. Nous renvoyons d'ailleurs, pour la discussion de ce point important de pathologie, au paragraphe où nous étudions les rapports qui existent entre la phthisie laryngée et l'œdème de la glotte.

Nous avons cru devoir commencer ce chapitre par la description générale des altérations qui se rencontrent dans le larynx et la trachée, et qui causent le plus ordinairement la phthisie laryngée ; nous avons expliqué comment l'observation nous avait conduits à reconnaître les relations de ces altérations entre elles, leur mode de formation et l'ordre dans lequel elles se succèdent ordinairement ; il ne nous reste plus qu'à donner un aperçu rapide des différentes lésions particulières signalées par les auteurs.

Des corps étrangers existant dans le larynx ou la trachée-artère peuvent simuler ou engendrer la phthisie laryngée.

Ces corps étrangers peuvent avoir pris naissance dans les organes respiratoires ou être venus du dehors.

Corps étrangers formés dans le larynx.

Polypes. Lieutaud (1) en rapporte les deux cas suivans.

« *In cadavere cujusdam* asthmatici *triginta annorum, qui perpetuò querebatur de quodam impedimento in tracheâ, quod tussi et screatu expellere sæpius conabatur, et morte subitaneâ sublati, reperitur quidam polypus variis radicibus laryngi infixus et versùs glottidem obturamenti instar adactus ; unde suffocatio inexspectata.* »

(2) « *Secto cadavere cujusdam pueri duodecim annorum jampridem* phthisici, *et inexspectatâ morte rapti, in propatulum veniebat intrà laryngem, corpus quoddam*

(1) *Historia anatomico-medica*, lib. IV, Obs. 63.
(2) Lieutaud, *ibid.* Obs. 64.

»*polyposum et racemosum e tracheæ supe-*
»*riori parte pediculo unico et peculiari ortum*
»*trahens et hinc fluitans; quo fortè ad la-*
»*ryngem repulso, suffocationem obierat*
»*æger.* »

Ces deux observations de Lieutaud sont fort intéressantes ; on remarquera que, dans la première, le mot *asthmatici* est souligné, ainsi que le mot *phthisici* dans la seconde : il est probable que par cette simple marque typographique l'auteur voulait indiquer que les polypes avaient *simulé* pendant la vie des symptômes d'*asthme* et de *phthisie* qui en avaient imposé aux médecins.

Desault, dans sa longue pratique, n'a rencontré que deux cas de polype du larynx, et la clinique chirurgicale de Pelletan n'en contient qu'un seul exemple.

Ces sortes d'excroissances sont donc extrêmement rares.

Nous avons nous-mêmes rencontré un cas de polype du larynx. Nous le rapportons dans l'observation n° 1. Le docteur Senn de Genève en a recueilli un exemple que nous citons sous le n° 2, et enfin on pourra lire, sous le n° 3, l'histoire très-intéressante qu'a publiée M. le docteur Romain Gérardin sur la même altération organique. Cette dernière observation a été présentée à l'Académie de médecine et insérée en novembre 1836 dans le Journal des connaissances médico-chirurgicales.

OBSERVATION I.

Tumeur tuberculeuse et polype du larynx, sans lésion pulmonaire organique. Pl. I.

M. De Serry, âgé de quarante-deux ans, ancien élève de l'école Polytechnique, propriétaire à Auxerre, a constamment joui d'une bonne santé jusqu'en 1834. En janvier de cette année, sa voix commença à perdre de son éclat naturel. Depuis lors, elle s'éteignit graduellement, et il devint tout-à-fait aphone. Nous le traitâmes, à la fin de 1834, et nous eûmes le bonheur de lui procurer un soulagement notable qui ne dura que quelques mois.

Dans les premiers jours de juillet 1835, pour la première fois, il ressentit une gêne de la respiration qui s'accrut en peu de jours jusqu'à imminence de suffocation. Justement alarmé de son état, le malade, accompagné de son oncle, M. Hay, ancien député de l'Yonne, se hâta de venir à Paris se confier de nouveau à nos soins.

Le 11 juillet 1835, quand nous voyons le malade, il jouit de toute sa connaissance; son pouls bat de cent quinze à cent vingt fois par minute. Le mouvement respiratoire se fait vingt-huit fois dans le même espace de temps.

Les deux temps de la respiration paraissent s'exécuter avec une égale difficulté. L'inspiration est éclatante, et fait entendre un bruit difficile à décrire, et qui, dans sa plus grande intensité, rappelle tantôt le mugissement du veau, tantôt le rugissement d'un lion.

Dans la soirée, la respiration devient de plus en plus difficile ; la nuit se passe dans une agitation extrême, et le 12 juillet au matin, la suffocation étant imminente, nous pratiquons la laryngotomie en présence de MM. les professeurs Fouquier et Roux et de MM. les docteurs Hamard et Danyau.

Une hémorrhagie artérielle et veineuse fut le seul accident qui vint compliquer l'opération; une compression légère ne tarda pas à l'arrêter.

Aussitôt que la canule fut introduite et fixée, le malade témoigna qu'il n'était plus oppressé ; la respiration devint facile, quoiqu'un peu irrégulière et précipitée (40 fois par minute).

Pendant les cinq jours qui suivirent l'opération, le malade alla aussi bien qu'il était possible de l'espérer ; mais, à partir de cette époque (16 juillet), il commença à se plaindre d'une douleur dans le flanc droit, et eut des quintes de toux plus fréquentes et surtout plus fatigantes qu'auparavant.

La percussion fit reconnaître vers la base du

poumon droit, et au dessus du foie, une matité très-prononcée. On fit une saignée d'une livre; on appliqua des cataplasmes sur le point douloureux, les sinapismes aux extrémités : rien ne put arrêter les accidens.

Le 17 juillet, nous vîmes le malade avec M. Fouquier, et, remarquant que depuis plusieurs heures, la plaie s'était affaissée et que la suppuration était tarie, nous portâmes un pronostic mortel. En effet, ce jour même, à cinq heures du soir, le malade expira (vingt heures après le début des accidens thoraciques).

Nécropsie 16 heures après la mort. Rigidité cadavérique, teinte ictérique très-prononcée de la peau. Une incision étant pratiquée sur la ligne médiane depuis le menton jusqu'au bas du sternum, on examine d'abord le larynx. Cet organe, vu à l'extérieur, présente une tuméfaction œdémateuse de tout le ligament aryténo-épiglottique gauche. Cet œdème consiste en un bourrelet d'autant plus volumineux qu'on le considère plus près du larynx. Sa plus grande épaisseur est de quatre lignes au moins. Il est flasque, et pend en dedans du larynx, de sorte que lors des grandes inspirations, il devait s'engager dans cet organe et gêner beaucoup la respiration. Le ligament aryténo-épiglottique droit n'a rien d'anormal. Vu de face et dépouillé de ses muscles extrinsèques, le larynx n'offre aucune tuméfaction; au contraire le cartilage thyroïde est légèrement affaissé sur son côté gauche. Le muscle crico-aryténoïdien latéral droit a une teinte verdâtre, à laquelle participe le tissu cellulaire et ligamenteux qui l'environne. En ce point, qui est notablement déprimé dans l'état normal, existe une intumescence qui, déjà considérable à son origine, se porte, en augmentant beaucoup, vers la partie postérieure (fig. 1).

L'incision pratiquée durant la vie pour donner une nouvelle voie à l'air, s'étend depuis le bord inférieur du cartilage thyroïde, qu'elle touche sans l'entamer, jusqu'au bord inférieur du premier anneau trachéen. La canule n'occupait que l'espace crico-thyroïdien.

Le côté postérieur du larynx ayant été isolé de la portion contiguë de l'œsophage, on y remarque à gauche la teinte verdâtre précédemment indiquée, qui remonte à peu près jusqu'à la base du cartilage aryténoïde. Le tissu cellulaire de cette partie est le siége d'un œdème qui se continue avec celui du ligament aryténo-épiglottique.

On ouvre avec soin le larynx en arrière sur la ligne médiane, on écarte largement les deux lèvres de cette incision, et l'on remarque ce qui suit : toute la moitié gauche de la membrane muqueuse a la teinte gris-verdâtre observée deux fois ailleurs. La corde vocale inférieure est très-tuméfiée ; la supérieure l'est moins. Le ventricule gauche est baigné d'une sanie grise extrêmement fétide, et est occupé *par une production accidentelle de consistance lardacée et d'un blanc cendré.* Cette tumeur se prolonge dans l'intervalle qui sépare le cricoïde de la partie postérieure du thyroïde, et va paraître un peu en dehors et en arrière du larynx. Une portion du thyroïde à gauche est cariée. Cette même *tumeur sort du ventricule et prend alors la consistance et la teinte d'un polype muqueux, et fait, dans le larynx, une saillie considérable.* (Voy. fig. 2.)

La moitié gauche du larynx a trois, quatre et jusqu'à cinq lignes d'épaisseur, tandis que la droite n'en a qu'une, deux, ou deux et demie. Dans ce même côté droit, la membrane muqueuse, les cordes vocales, le ventricule et le cartilage sont dans un état tout-à-fait sain.

La membrane muqueuse trachéale est tuméfiée et teinte d'un rouge pointillé. Les bronches sont rouges, mais sans pointillé ni tuméfaction. De nombreuses et intimes adhérences unissent la totalité du poumon gauche à la plèvre costale. M. De Serry, dit-on, n'a jamais eu de maladie de poitrine. Le poumon, au sommet et en arrière, a un peu d'engouement au premier degré. Nul vestige de tubercules.

Dans la plèvre droite, existe un épanchement de près de trois livres d'une sérosité trouble et rougeâtre; point de fausses membranes.

Le feuillet pulmonaire et le feuillet costal n'adhèrent entre eux en aucun point, mais ils sont d'un rouge livide.

Tout le lobe inférieur du poumon droit est rouge-lie-de-vin foncé, ne crépite plus, se déchire facilement et laisse ruisseler, quand on l'incise, un liquide non écumeux, sanglant et fétide. Sur le bord tranchant de ce lobe, en dehors, est une tumeur dont la teinte grise tranche sur la couleur violette du poumon. On remarque dans cette tumeur de nombreuses bulles emphysémateuses. L'incision en fait écouler une sanie grisâtre d'une extrême fétidité. Cette tumeur est évidemment une réunion de lobules pulmonaires frappés de sphacèle. Les gaz développés par la putréfaction donnent à cette portion gangrenée du poumon l'excès de volume qu'on y remarque. Ce poumon ne contient pas non plus de tubercules.

Des raisons de convenance ont empêché d'examiner les autres viscères.

Le larynx a été observé en présence de MM. Broussais, Bouillaud, Duméril, Marjolin, Andral, J. Cloquet, professeurs de la faculté de médecine de Paris, et de M. Sanson Alphonse, agrégé à la même faculté.

OBSERVATION II (1).

Tumeur développée lentement dans le larynx.—Enrouement datant de six ans.— Aphonie. — Mort par suffocation.

Le 22 décembre 1826, je fus requis par l'autorité pour faire l'examen du cadavre du sieur Clavel, mort subitement dans la boutique d'un boulanger; m'étant transporté sur les lieux, j'appris que cet homme avait depuis longtemps perdu la voix; qu'il avait été traité comme atteint d'une phthisie laryngée; qu'il ne pouvait avaler que des liquides, et que tout exercice violent lui était impossible; enfin que depuis deux jours il s'était plaint de la gorge.

Le cadavre, parfaitement bien conformé, n'annonçait point un phthisique. Tous les viscères furent successivement examinés; ils ne présentèrent que l'injection veineuse et la liquidité du sang, suite d'une asphyxie, et furent tous trouvés dans l'état normal, à l'exception du larynx, qui m'offrit les particularités suivantes: l'épiglotte est saine, on observe un léger œdème des bords de la glotte, et des ligamens épiglottiques; la muqueuse est boursouflée;

(1) Observation publiée par M. Senn, de Genève, dans le *Journal des progrès des sc. méd.*, 1829, tom. V, pag. 230.

le larynx ayant été ouvert en arrière, on aperçoit *une tumeur du volume d'une aveline, blanchâtre, dure, fibreuse, fendillée, pédiculée*, prenant naissance dans le ventricule droit qu'elle remplit, et occupant la presque totalité de la partie supérieure du larynx, de telle sorte que j'eus beaucoup de peine, en refermant le larynx, à pouvoir y introduire de haut en bas, ou de bas en haut, une très-petite plume de corbeau : un effort était nécessaire. Cette tumeur, qui me parut de nature syphilitique, a été la véritable cause de la mort, le léger gonflement de la muqueuse ayant suffi dans l'état où était le larynx pour fermer tout passage à l'air.

Je possède cette pièce qui est vraiment curieuse, et, au premier moment, on ne peut concevoir qu'elle ait pu exister, et que la tumeur ait pu arriver à ce volume ; c'est que ses progrès ont été très-lents, car la voix avait commencé à s'altérer cinq ou six ans auparavant.

OBSERVATION III (1).

M. Stassin, chef des huissiers de la chambre des députés, âgé de soixante-trois ans, perdit la voix, il y a deux ans, d'une manière subite et sans cause appréciable. Les moyens qu'on lui

(1) Lecture faite à l'Académie, le 27 septembre 1836, par M. R. Gérardin.

conseilla furent des sangsues placées sur la partie supérieure du sternum, un vésicatoire sur le thorax, ensuite des emplâtres émétisés, des fumigations simples, et composées au moyen d'un appareil, et, en dernier lieu, des gargarismes alumineux. Toutes ces tentatives furent infructueuses. Il contracta un rhume au commencement de l'hiver dernier, et passa toute cette saison avec une toux suivie de crachats épais. Il y a quelques mois, la marche se compliqua d'étouffement et de sifflement pendant l'inspiration. Le malade ne pouvait monter le second étage où se trouvait son appartement, sans éprouver une gêne très-grande dans la respiration : il était même obligé de suspendre sa conversation pour reprendre haleine.

Pensant que l'air de la Normandie, qu'il respirait chaque année, lui serait favorable comme précédemment, M. Stassin attendait avec anxiété la clôture de la chambre pour se rendre à Bayeux.

Le 13 juillet 1836, veille de son départ, je fus appelé à la hâte vers six heures du soir pour lui donner mes soins. C'était la première fois que je voyais le malade. Je le trouvai assis sur son lit, haletant, ayant une respiration sifflante, voix éteinte, toux rauque, figure rouge, œil animé, saillant, en un mot, tous les symptômes de la strangulation, alliés à quelques uns de ceux de l'asthme suffocant. La peau était brûlante, le pouls plein et fort, l'artère donnait cent trente pulsations à la minute. Quelques crachats, recueillis dans une assiette, étaient épais, striés de sang. Je me hâtai de pratiquer une saignée du bras (15 onces), que le malade supporta à merveille; quelques heures après, en le revoyant, je le trouvai mouillé de sueur; la figure était plus calme, le pouls avait moins de force et de vitesse. La physionomie exprimait du bien-être et du contentement. Nuit passable.

14, 15 juillet. Le mieux se soutient, malgré quelques redoublemens d'étouffement. Diète, pédil. sinap., lav., bois. émol., application d'un emplâtre de *Vigo cum mercurio* sur toute la partie antérieure du cou.

16. La nuit a été moins bonne, le malade accuse une nouvelle série des premiers symptômes, il demande une seconde saignée; elle est pratiquée de suite, et elle est suivie, comme la première, d'une grande sueur et d'une amélioration marquée. Mêmes moyens.

17. Nouvel étouffement, sifflement plus énergique, anxiété du malade. J'interroge de nouveau la poitrine. La percussion est sonore dans toute l'étendue du thorax. Le cœur bat régulièrement avec force; l'oreille ne perçoit aucun bruit anormal. *Le bruit inspirateur est nul,*

cependant quand le malade tousse, on entend un léger bruit bronchique. Aucune rougeur, aucune douleur au fond du pharynx. On presse le gosier sans déterminer la moindre souffrance, et il semble singulier au patient de ne ressentir aucune douleur locale; cependant quinze sangsues sont appliquées sur le sommet du sternum; légère amélioration, pas de fièvre, pouls lent, même boisson.

18, 19, 20. Situation passable. Sur la demande du malade, nouvelle application de vingt sangsues, application d'un vésicatoire sur la poitrine. On renouvelle l'emplâtre de Vigo; cependant les crachats deviennent plus abondans, plus épais et sont encore parfois striés de sang. Le malade ne se plaint pas, les forces se maintiennent, quelques légers narcotiques procurent quelques heures de sommeil.

On passe une semaine sans amélioration aucune, durant laquelle le malade prend trois potions dans chacune desquelles entre un gros d'oxide blanc d'antimoine.

Mais les premières espérances se dissipent, le pronostic devient grave, et, le 28, on est obligé de recourir à une troisième saignée. Celle-ci présente, comme les deux premières, un caillot épais, entouré de peu de sérosité. Sur la surface du caillot, on voit, pour la première fois, des plaques de couenne blanche. Le malade n'en est pas soulagé : le malaise, l'étouffement continuent; les forces s'altèrent sensiblement, les crachats sont de plus en plus abondans, puriformes; ils couvrent plusieurs assiettes dans la journée. L'énergie morale du malade est cependant toujours la même, il ne conçoit aucune crainte sur l'issue de son mal.

Le 1er août, la nuit ayant été plus mauvaise que les précédentes, l'imminence de la suffocation m'engage à faire une nouvelle saignée. Elle est moins forte que les autres, mais le caillot est entièrement couvert d'une couenne blanche et épaisse. Aucune amélioration, le malade perd insensiblement sa connaissance, et expire le 2 août, à onze heures du matin.

Le soir, je demande l'ouverture du corps qui m'est refusée; néanmoins je suis autorisé à faire une incision au cou, et j'en profite pour détacher le larynx avec une partie de la trachée-artère.

Le larynx fut examiné chez moi : on voit de suite, en relevant l'épiglotte, que la glotte est obstruée par le développement d'une tumeur. En regardant au travers du larynx, comme avec une lorgnette, on remarque que le passage de l'air n'a lieu que par un pertuis sinueux, du diamètre d'une plume de poulet. En faisant une incision à la partie postérieure du larynx et de la trachée-artère, et en écartant les bords de la division, on voit surgir *une tumeur, grosse comme une aveline, de couleur blanche, couverte d'aspérités, longues d'une ligne à deux. Cette végétation a un court pédicule qui occupe tout le sinus droit.*

Il semblerait qu'elle est comprimée quand on rapproche les bords de la division, et qu'elle s'épanouit lors de l'écartement des deux valves du larynx (1).

Cette tumeur est de la même couleur que la membrane interne du larynx et de la trachée-artère, sur laquelle on ne remarque ni rougeur ni ulcération. Le scalpel incise cette tumeur facilement, et sans produire le moindre bruit.

M. Stassin avait servi sous la république dans un régiment de hussards. Il m'assura qu'il n'avait jamais contracté de maladie vénérienne, et, depuis sa rentrée dans la vie civile, sa conduite était trop connue pour faire supposer le contraire de son assertion.

Végétations. Des végétations syphilitiques peuvent envahir la partie supérieure de l'arbre aérien; M. Rayer (2) en a conservé à la science

(1) Je m'explique le soulagement marqué du malade lors des premières saignées, par la flétrissure momentanée de la tumeur, qui permettait un plus libre accès à l'air, sans doute aussi par l'amélioration qui s'opérait dans l'hématose et dans la circulation pulmonaire. (*Note de l'auteur.*)

(2) *Traité des maladies de la peau*, ATLAS, pl. XV, fig. 21, 2e édit.

l'exemple le plus remarquable que nous connaissions.

Tumeurs cancéreuses. Les tumeurs de cette espèce se sont montrées dans le larynx et la trachée, plus souvent que les végétations syphilitiques. Morgagni (Ep. 28, art. 9, 10) en a recueilli un exemple. Nous en avons nous-même rencontré un cas que nous avons fait peindre et qu'on pourra voir représenté planches II et III; il a rapport à l'observation 18.

Tumeurs et productions tuberculeuses. Il est difficile de décider la question de savoir si les diverses altérations qu'on a rencontrées dans le larynx en même temps qu'il existait des tubercules dans les poumons, doivent être rangées parmi les productions tuberculeuses.

La plupart des auteurs disent ne pas reconnaître dans les granulations qu'on rencontre assez fréquemment dans le larynx des phthisiques, les caractères du tubercule. On pense généralement que ces petites tumeurs ne sont autre chose que des follicules muqueux enflammés ou engorgés.

M. Louis dit positivement que, dans *aucun cas*, on ne rencontre de granulations tuberculeuses dans le larynx, l'épiglotte ou la trachée; d'où il conclut qu'on doit regarder l'inflammation comme *la cause la plus fréquente* des ulcérations qu'on y observe.

M. Andral (1) a observé souvent de ces granulations, et il pense que, dans le plus grand nombre de cas, elles ne sont pas de nature tuberculeuse.

Nous n'aurons pas la témérité de hasarder notre opinion dans une question aussi délicate, nos recherches n'ayant pas été assez multipliées sur ce sujet.

A plus forte raison les altérations analogues qui ont été trouvées dans le larynx ou la trachée d'individus qui ne portaient pas de tubercules pulmonaires, peuvent-elles être encore plus difficilement classées.

Quant aux tumeurs qui avoisinent quelquefois la trachée ou le larynx, qui simulent souvent tous les accidens de la phthisie laryngée et qui même peuvent dans certains cas la produire (comme on en voit un exemple dans l'observation de Morgagni, Ep. 15, art. 15, citée par nous sous le n° IV), il paraît plus facile, à cause de leur volume, d'assigner la place qu'elles doivent occuper dans l'ordre pathologique. Il est évident qu'elles présentent souvent tous les caractères du tubercule, et l'observation de Morgagni que nous citerons tout à l'heure en est un exemple.

(1) *Clinique médicale*, tom. II, pag. 195.

L'observation n° VII, que nous avons extraite des *Transactions Irlandaises* de 1820; celle n° V, qui nous a été communiquée par M. Vernois, montrent à quel point ces tumeurs peuvent simuler la phthisie laryngée. Dans cette dernière observation, en effet, nous voyons M. Andral s'y méprendre lui-même, au point qu'il fallut l'autopsie pour lui faire voir que les poumons n'étaient nullement tuberculeux.

Parlerons-nous ici des autres altérations du larynx qui accompagnent, précèdent ou suivent la phthisie pulmonaire?

Les observations que nous avons rapportées en assez grand nombre dans ce travail, nous dispensent au moins d'entrer à cet égard dans des détails très-étendus. Nous croyons pourtant devoir rappeler ici les différens rapports que M. Louis a remarqués entre les altérations diverses dont peuvent être atteints le larynx, la trachée et l'épiglotte. Ce court tableau statistique, bien qu'il soit généralement connu, ne saurait être regardé comme déplacé dans un travail spécialement consacré à l'étude des maladies des premières voies de la respiration.

Sur 102 sujets phthisiques dont M. Louis a fait l'autopsie, 18 fois il a trouvé des ulcérations de l'épiglotte, 23 fois des ulcérations du larynx, et 31 fois des lésions de la trachée-artère.

On voit que la fréquence des ulcérations

augmente à mesure que l'on considère un point du conduit aérien, plus éloigné de son orifice supérieur. Nous avons expliqué plus haut comment nous concevions ce phénomène, et quelle valeur nous accordions à notre explication; nous ne nous y arrêterons pas davantage.

Reprenons notre analyse :

Ulcérations de l'épiglotte. Sur les 18 cas d'ulcération de l'épiglotte que M. Louis a rencontrés, 12 fois elles avaient lieu chez des hommes et 6 fois seulement chez des femmes.

Cinq fois ces ulcérations étaient seules et sans complication de celles du larynx et de la trachée.

Elles étaient en général superficielles; dans deux cas seulement elles reposaient sur le fibro-cartilage, et, un seul cas excepté, elles étaient situées sur la face laryngienne de l'épiglotte.

Dans quatre cas, cet organe était érodé dans son pourtour (on peut voir un exemple de cette espèce d'altération pl. n° VIII); une fois il était complétement détruit (voir notre observation n° 19).

Lésions du larynx. Ces lésions se sont présentées 23 fois sur 102 phthisiques (16 hommes et seulement 7 femmes).

Dans *deux cas* seulement, elles n'étaient

compliquées ni de celles de l'épiglotte, ni de celles de la trachée.

Leur ordre de fréquence relativement au lieu qu'elles occupaient était celui-ci : La réunion des cordes vocales, la partie postérieure des cordes vocales elles-mêmes, la base des aryténoïdes, la partie supérieure du larynx, et enfin l'intérieur des ventricules, qui n'a été trouvé ulcéré qu'une seule fois.

Ulcérations de la trachée. Parmi les 31 sujets qui offraient ces ulcérations, il y avait 9 femmes et 22 hommes.

Le lieu où ces ulcérations se sont montrées le plus fréquemment était la partie inférieure de la trachée, proche de la bifurcation, et quand les ulcérations étaient étendues, elles occupaient la partie membraneuse de l'organe.

Ces ulcérations étaient quelquefois situées sur le tissu sous-muqueux, d'autres fois sur la membrane muqueuse, épaissie ou non; dans certains cas, celle-ci était ulcérée.

Plusieurs fois les cerceaux cartilagineux étaient érodés ou détruits; *une* seule fois ils offraient une solution de continuité, et dans *cinq cas* (sur 31) la membrane muqueuse était détruite dans toute la hauteur de la partie membraneuse de la trachée.

Nous ne répéterons pas ce que nous avons dit

ailleurs des inductions qu'on peut tirer de ces divers résultats. Nous devons nous contenter de les enregistrer ici.

Hydatides. M. Pravaz, dans sa thèse sur la phthisie laryngée, rapporte l'histoire suivante :

Un capitaine de forçats fut apporté à l'hôpital de Brest dans un état voisin de la suffocation: la respiration était sifflante, l'*inspiration* beaucoup plus difficile que l'expiration.

Tous les moyens employés furent sans résultat pour soulager le malade, et, après deux mois et demi de séjour à l'hôpital, il succomba asphyxié.

L'autopsie montra deux hydatides demi-transparentes, ovalaires, grosses comme une noix, adossées l'une à l'autre. Elles étaient logées sous l'épiglotte et occupaient, la droite surtout, une partie des ventricules du larynx.

On voit ici deux corps mous existant à la partie supérieure de la glotte, produire tous les symptômes de l'angine laryngée œdémateuse de Bayle. Ce fait est important à noter, en ce que la pression exercée sur de semblables tumeurs aurait pu les vider et procurer une guérison immédiate.

Cette pression, recommandée par M. Thuillier (1), ne devait, dans tous les cas, être em-

(1) Thèse inaugurale sur l'angine laryngée œdémateuse.

ployée qu'avec circonspection. L'opinion que nous avons émise sur la nature presque toujours inflammatoire de cette maladie fait assez connaître le motif de cette recommandation de notre part.

Fausses membranes. Home, cité par Franck et par Lieutaud, rapporte un exemple de fausse membrane rejetée par un enfant qui, depuis long-temps, se plaignait de dyspnée et dont la voix était altérée. Quelques jours après, le malade mourut, et on trouva dans la trachée des fausses membranes analogues à celle qui avait été rendue.

J. Franck, lui-même, a observé un fait beaucoup plus curieux (1) :

« *Vir conspicuus T., triginta annos na-* »*tus, Grodni inhabitans, anno* 1810, *auxi-* »*lium meum contra raucedinem, cum la-* »*ryngis dolore, tussi clangosâ, suffocationis* »*periculum minitante, sputis puriformi-* »*bus, macie, febriculâ et deglutitione læsâ* »(*sine faucium visibili affectione*) *quæsive-* »*rat. Morbum à refrigerio corporis in iti-* »*nere contracto originem cœpisse putabat :* »*neque minùs fassus est, juvenem se sy-* »*philide quidem infectum, sed benè curatum*

(1) *Praxeos medicæ*, tom. VI, pag. 210.

»*fuisse. Cura nihilominùs à mercurio in-*
»*choata est, morbus autem in dies gravior*
»*exstitit. Atque sic quatuor hebdomadibus*
»*elapsis, æger Vilnam reliquit, aliorum*
»*medicorum curæ sese tradlturus. Ab his*
»*multa et varia remedia diù frustrà adhi-*
»*bita sunt. Tandem trium mensium spatio*
»*interjecto, à morbi autem initio mense*
»*nono, vehementissimè tussiens, pseudo-*
»*membranam trium pollicum longitudinis,*
»*uniusque latitudinis, exspuit. A quo tem-*
»*poris momento, non solùm ab omnibus*
»*suis malis liberatus, sed etiam obesus*
»*factus est.* »

Du reste, M. Andral (1) dit que les productions pseudo-membraneuses chroniques sont moins rares qu'on ne le pense généralement. Nous avouons n'en avoir jamais observé.

Calculs. On a des exemples de calculs formés dans les ventricules du larynx. La thèse déjà citée de M. Pravaz en contient un cas remarquable.

Une jeune fille de vingt-six ans éprouvait depuis six années, à la fin de chaque été, de l'anorexie, un malaise général, et de la difficulté à respirer ; d'abord elle eut une toux sèche,

(1) *Clinique médicale*, tom. II, pag. 195.

puis une légère chaleur à la gorge, et bientôt une douleur assez vive au larynx; la déglutition devint de plus en plus difficile, la voix s'éteignit complétement et la dyspnée était extrême.

Le doigt, porté sur la partie supérieure du larynx, y découvrait une petite tumeur fixe, circonscrite et douloureuse, la bouche et le pharynx étaient à peine injectés. Enfin la tumeur augmenta, la déglutition devint impossible, et l'expectoration fournissait des crachats purulens; le visage était pâle, les lèvres livides, la voix éteinte, la suffocation imminente.

Cet état extrême dura trois jours, après lesquels la malade cracha sans efforts deux pierres de la grosseur d'un pois chiche; elles étaient de couleur blanc-jaunâtre, très-dures, raboteuses, et de forme très-irrégulière. A partir du moment de leur expulsion, les accidens se calmèrent, et la malade finit par se rétablir complétement.

Lieutaud (loc. cit. lib. 4, obs. 77), cite, d'après Kerkringius, le fait suivant :

« *Quidam immani spirandi difficultate* » *premebatur. Non tamen tussiebat nec ex-* » *creabat, nullaque erant asthmatis nec or-* » *thopneæ symptomata; cùm superveniente febre vehementiori, illùc mittitur undè negant redire quemquam.*

» *In propatulum veniebant varii lapides* » *et diversæ figuræ, asperæ arteriæ imme-* » *diatè incumbentes, adeò ut hominem præ-* » *focaverint.* »

En un mot, des altérations organiques de diverses formes, de diverse nature, peuvent être produites dans le larynx et la trachée, comme sur toutes les membranes muqueuses; il serait facile, en les énumérant, d'allonger indéfiniment ce travail. Nous nous bornerons à ce que nous en avons dit.

Nous nous serions même abstenus de rapporter avec autant d'étendue les faits qui précèdent, si nous ne les eussions regardés comme des types, desquels on pourrait rapprocher presque toutes les lésions accidentelles du larynx et de la trachée.

Nous avons peu de chose à dire des corps étrangers qui sont introduits du dehors dans les voies aériennes; des fragmens d'os (Bonet), des morceaux de noisette (Tulpius), des haricots, etc., etc., peuvent y tomber et occasioner une suffocation immédiate, ou donner naissance à la phthisie laryngée. Dans ce dernier cas, ils peuvent être rejetés après un temps plus ou moins long et délivrer ainsi le malade, ou bien, en restant indéfiniment dans le larynx ou les poumons, occasioner le marasme et la mort.

Il n'est personne qui ne connaisse l'histoire du Provençal cité par Desault (1).

Un noyau de cerise était tombé dans le larynx de cet homme; tous les accidens de la phthisie laryngée se manifestèrent : Desault, consulté, proposa la trachéotomie, qui fut refusée ; le malade succomba après deux ans de souffrances, et le noyau fut trouvé dans le larynx.

Le même auteur (2) rapporte l'observation d'un homme trachéotomisé par Ferrand, dans le but d'extraire une pierre qui avait été introduite dans le larynx; l'extraction n'en put être faite, et le malade mourut.

La pierre était accrochée dans les ventricules du larynx.

Dans tous les cas analogues, à moins que le corps introduit dans les voies respiratoires ne puisse agir chimiquement sur elles, la suffocation sera le danger le plus pressant. Ce danger variera, suivant que le corps sera plus ou moins gros, suivant qu'il sera rugueux ou poli; mais l'indication sera toujours de l'extraire immédiatement, quand même, comme chez le Provençal de Desault cité tout à l'heure, les accidens paraîtraient d'abord se calmer. La temporisation dans ce cas pourrait coûter la vie au malade.

(1) *Œuvres chirurgicales*, tom. II, pag. 258.
(2) *Ibid.*, tom. II, pag. 274.

LA PHTHISIE LARYNGÉE DOIT-ELLE ÊTRE SÉPARÉE DE LA PHTHISIE TRACHÉALE ?

Comme on vient de le voir, nous n'avons pas distingué, dans ce qui précède, les ulcérations de la trachée de celles du larynx ; peut-être est-il besoin que nous donnions à cet égard quelques explications.

Depuis les thèses qui ont été publiées au commencement de ce siècle sur la phthisie laryngée, et surtout depuis que M. Cayol a donné sa monographie de la phthisie trachéale, la plupart des auteurs ont séparé ces deux maladies. Nous avons fait pressentir au commencement de ce Mémoire quel est notre avis sur cette division ; nous allons donner ici les motifs qui nous ont engagés à la rejeter.

La phthisie laryngée et la phthisie trachéale simples sont des maladies qui, d'après les auteurs même partisans de la division, naissent dans les mêmes circonstances, sous l'influence des mêmes causes prédisposantes ou occasionelles ; personne n'a jamais contesté ce premier point.

En second lieu, quand elles sont symptomatiques, les mêmes maladies les occasionent ; et c'est à tel point, que les maladies qui occasionent plus fréquemment l'une, causent aussi plus fréquemment l'autre. Ainsi les tubercules pulmonaires engendrent plus souvent l'ulcération du larynx que ne le fait la syphilis, par exemple, et les ulcérations de la trachée sont plus communes chez les tuberculeux que chez les individus atteints de vérole, etc.

Elles existent fort souvent ensemble, soit qu'elles soient simples ou qu'elles soient consécutives; et souvent aussi la même ulcération occupe simultanément le larynx et la trachée; nous sommes étonnés que M. Cayol ait avancé dans sa thèse la proposition contraire.

Nous ne parlons pas, pour soutenir notre opinion, des travaux de M. Louis, desquels il résulte que sur vingt-trois individus dont le larynx offrait des ulcérations, il n'y avait que *deux* cas dans lesquels ces ulcérations n'étaient pas compliquées de celles de la trachée : ces travaux sont postérieurs à l'époque où écrivait M. Cayol; mais Lieutaud (1) s'exprime ainsi :

In cadavere cujusdam juvenis lue venerea laborantis occurrunt variæ exostoses in facie interna cranii. INTERIORA TRACHEÆ ET LARYNGIS LATERA PASSIM CARIE LÆSA CONSPICIEBANTUR. *Pulmones deprehendebantur tuberculosi, cum thymo putrido. Variæ insuper conspiciebantur in abdomine viscerum læsiones*, etc.

(1) *Historia anat. medica*, lib. IV, obs. 81.

Le même auteur rapporte, *l. c.* lib. 2, n° 767, l'observation suivante :

Secto cadavere cujusdam juvenis phthisici, prœter vulgatissimam pulmonum stragem, LARYNX ET TRACHEA ULCUS SORDIDUM INTUS SITUM EXHIBEBANT. *Thymus*, etc., etc.

Morgagni (lettre 15, art. 13) dit : *Eo loco, tunica laryngem convestiens erat exulcerata quemadmodum et quæ proximos annulos aliquot tracheæ arteriæ operiebat; quanquam hìc leviùs.*

Il y a lieu d'être surpris que M. Cayol, qui a traduit cette observation de Morgagni, n'ait pas remarqué cette simultanéité de lésion du larynx et de la trachée ; nous ne disons pas que cela eût dû suffire pour modifier sa façon de voir relativement au point que nous discutons, mais au moins n'aurait-il pas nié d'une manière si absolue l'existence de ce fait.

Si nous nous attachons de préférence à combattre les argumens de M. Cayol, c'est qu'il est le champion le plus redoutable de la lutte, et que son nom fait aujourd'hui autorité sur cette matière.

D'ailleurs, à l'autorité si grave de M. Cayol, nous pourrions opposer celle non moins grave de M. Double parmi nos compatriotes ; et parmi les étrangers, celle de Borsieri et celle de J. Franck.

Nous ne parlons pas de l'opinion de MM. Louis et Andral. Ces deux médecins n'ont pas, dans les ouvrages que nous avons cités, exprimé positivement leur manière de voir à cet égard. Cependant, peut-être serait-il permis de penser, d'après ce qu'ils en ont dit, qu'ils n'attachent pas une grande importance au lieu qu'occupent les altérations de la partie supérieure des voies aériennes.

Les symptômes de la phthisie laryngée, dit M. Cayol, diffèrent de ceux de la phthisie trachéale. Pour nous, nous avouons que dans beaucoup de cas nous ne pourrions distinguer sûrement ces deux affections l'une de l'autre. On verra, à l'article où nous avons traité des symptômes, que souvent des malades affectés de la lésion du larynx rapportaient la douleur à un point de la trachée ou même à la partie supérieure du sternum.

La sensation du malade devra donc être de peu d'importance, en général, pour fixer le diagnostic anatomique ; et quant aux accès d'orthopnée que M. Cayol regarde comme appartenant exclusivement à l'ulcération de la trachée (comparée à l'ulcération du larynx), les observations de trachéotomie que nous avons rapportées, observations puisées tant dans notre propre pratique que dans celle des différens auteurs, montrent assez ce qu'il faut penser de cette objection. Comment expliquer, en effet, dans l'hypothèse de M. Cayol, l'amendement considérable qui suit dans la plupart des cas l'ouverture de la trachée? Si l'obstacle existait au dessous de l'ouverture artificielle, il est évident que la respiration ne serait pas après l'opération plus facile qu'elle n'était avant.

Ce n'est pas à dire que nous regardions comme inutile la distinction du lieu où siége l'altération organique; aucune des conditions de la maladie ne doit être négligée du médecin; mais nous croyons seulement que cette distinction n'est pas assez importante pour faire deux maladies distinctes de deux affections qui naissent dans les mêmes circonstances, dont la forme anatomique est à peu près la même et dont le traitement doit très-peu différer.

CHAPITRE III.

CAUSES.

Daprès ce que nous avons dit dans le chapitre précédent, la phthisie laryngée n'est pas une maladie *sui generis*, se présentant toujours ou presque toujours avec des formes anatomiques semblables.

Elle peut, dans certaines circonstances, exister par elle-même, et sans qu'on aperçoive rien dans l'économie qui puisse expliquer son développement, mais le plus souvent elle est la suite de lésions organiques diverses qui, une fois développées, deviennent les causes véritables de la phthisie laryngée.

Ces lésions sont de *nature* extrêmement variée, et si on les a toutes embrassées sous la dénomination commune de phthisie laryngée, c'est parce que, en général, elles provoquent, en attaquant le larynx, des désordres fonctionnels toujours à peu près les mêmes, et qui dépendent bien plus, comme nous le disions tout à l'heure, de la destination spéciale de l'organe qu'elles occupent, que de leur nature intime.

Pour étudier les causes de ces lésions si diverses, il faudrait passer en revue presque tout le cadre nosologique, il faudrait discuter depuis les causes de l'érythème le plus léger jusqu'à celles du cancer le plus atroce. Nous ne pensons pas qu'un tel travail doive trouver place ici.

Les observations que nous avons citées sont d'ailleurs assez nombreuses et assez variées, pour que leur simple lecture soit plus propre que toutes les discussions dans lesquelles nous pourrions entrer, à faire juger de ces causes si diverses.

Nous avons vu, en effet, la laryngite chronique avec ou sans ulcération, produite par une angine laryngée aiguë devenue chronique (obs. LIX), par la trachéotomie pratiquée à l'occasion du croup (obs. XV), par un cri aigu (obs. XLVI), par des efforts de voix habituels (obs. XX, XXXIII), par un coït immodéré (obs. XII), par la masturbation (obs. XIII), par des exanthèmes périodiques (obs. XXXIV), par un cancer (obs. XVIII), par des tumeurs de diverse nature existant dans le larynx (observation I, etc.), par la syphilis (obs. XVI et XVII), principalement par la phthisie pulmonaire (voyez, entre autres, l'observation très-remarquable XIX). Il va donc sans dire que les constitutions qui sont les plus propres au développement des maladies ulcéreuses chroniques, et particulièrement la constitution scrofuleuse et tuberculeuse, y disposeront singulièrement.

Par extension, toutes les habitudes de vie qui favorisent le développement de ces constitutions, devront aussi être considérées comme prédisposantes de la phthisie laryngée.

Des tumeurs développées en dehors du larynx et de la trachée et comprimant ces organes, peuvent aussi donner lieu à la phthisie laryngée, comme le prouvent les observations suivantes.

OBSERVATION IV (1).

Dyspnée extrême. — Dysphagie. — Mort. — Tumeur tuberculeuse suppurée s'ouvrant dans la trachée et comprimant la trachée et le pharynx.

Mulier octogenariâ major, de spirandi, de glutiendique difficultate, cum faucium ardore conjunctâ, multos jam dies querebatur, cùm in nosocomium Patavinum excepta est. Ibi, tam gravi paroxysmo difficilis respirationis corripitur, ut eo propemodum exanimetur. Servatur tamen, consequente sputo graveolentis puris, cui sanguis admistus erat. Cùm mulier laryngem tanquàm morbi sedem non modò indicaret, sed digitis prehendendo antrorsùm traheret, et sic paulò faciliùs spiritum duceret; introspectæ sunt fauces, et uvula quidem, atque ascendentes ad ipsam musculosi arcus apparuerunt retrorsùm arcti; ut id pharyngis orificium, quod ad os est, dilatatum videretur, eaque loca paulò magis ruberent quàm soleant; sed nihil prætereà conspicere licuit; sic dies quindecim, aut eo ampliùs, cum iis sputis et difficultate respirandi mulier perstitit, donec magis hâc urgente, irritis omnibus auxiliis, conficeretur circiter kalendas septembris anni 1725.

(1) Morgagni, *De sed. et causis morb.*, epist. 15, art. 15.

Collum, in quo evidens erat morbi causam latere, dissectum est; eaque ad hunc modum inventa: In asperæ arteriæ tergo, intervallo transversi pollicis infra cartilaginem cricoideam, tumor excreverat ad magnitudinem dimidiatæ nucis juglandis, gulam quidem retropositam premens, sed arteriam illam multò magis; ut hujus viam ibi angustissimam redderet, in quâ per oblongam patebat scissuram. Hâc dilatatâ, tumoris cavum inspectum est putridâ refertum materiâ, pariete autem comprehensum interiùs duro, exteriùs verò ex quibusdam quasi milii granulis facto subflavi coloris. Ex quibus duæ quoque constabant glandulæ, tumori extrinsecùs proximæ, singulæ modicum pisum æquantes; ut ex unâ, harum simili, sed magis adauctâ effectum esse tumorem appareret. Ex gulâ sectione perducta ad pharyngem, hæc intùs maximè rugosa comperta est, sic tamen, ut digitis rugas dissolvere liceret, pharyngemque ad amplitudinem justam reducere.

OBSERVATION V (1).

Tumeur suppurée située entre l'œsophage et le cartilage cricoïde.—Dysphagie, aphonie, symptômes de la phthisie pulmonaire au dernier degré.—Mort.—Nécrose du cartilage cricoïde.—Œdème de la glotte.

La femme Manque, de Paris, âgée de

(1) Cette observation nous a été communiquée par M. Ver-

soixante-quatre ans, marchande de vin, entra à l'hôpital le 4 juillet 1834. C'est une femme d'une constitution assez grêle ; le système pileux est peu développé ; le système musculaire présente l'état de marasme au premier degré. J'ai obtenu peu de détails sur les antécédens de cette malade, n'ayant pu l'interroger que la veille de sa mort, lorsqu'elle était dans un état désespéré, et surtout lorsqu'elle ne pouvait parler que très-difficilement.

Pas de rhumatismes ; non sujette à s'enrhumer ; n'a jamais craché de sang ; pas de dyspnée habituelle. Il y a dix ans elle eut une fluxion de poitrine, avec point de côté à gauche qui dura vingt jours ; depuis, elle n'a pas conservé de toux ni de dyspnée. Il y a un mois elle eut une fièvre violente, compliquée de délire, que son médecin, dit-elle, caractérisa de fluxion de poitrine.

Mais elle n'en rappelle aucun symptôme ; elle a été saignée trois fois en deux jours dans cette maladie, et on lui a appliqué plusieurs vésicatoires sur la partie postérieure gauche du thorax.

Réglée à seize ans, elle l'a toujours été fort bien jusqu'à l'âge de quarante-sept ans, époque

nois, interne des hôpitaux. Nous avons cru devoir laisser parler l'auteur.

où la menstruation a cessé ; elle était réglée pendant deux à trois jours ; elle a eu trois enfans.

Elle est malade depuis trois semaines ; il y avait peu de temps qu'elle était sortie de l'Hôtel-Dieu, où l'avait retenue sa dernière maladie : son mal débuta par une douleur sourde dans la région postérieure de la gorge, de telle sorte que la difficulté à avaler fut un des symptômes les plus prompts à se manifester.

La gêne de la respiration apparut à peu près à la même époque et alla toujours en croissant. Avec ces signes existait une toux très-fatigante excitée par la gêne de la respiration, et cette toux était suivie de l'expectoration d'un liquide comme gommeux, sans mucosités épaisses. L'appétit ne se perdit pas tout à coup, mais la malade se trouvait réduite à une diète forcée, par la douleur qu'occasionait le passage des alimens dans le pharynx et l'œsophage : elle commença déjà chez elle à avoir des régurgitations.

L'amaigrissement où elle était en sortant de l'Hôtel-Dieu ne fit qu'augmenter, surtout quand il vint s'ajouter à ces causes une diarrhée séreuse abondante. La voix de la malade était très-sensiblement altérée ; elle n'opposa chez elle aucun traitement actif à cette affection, et, pressée enfin par la gravité des symptômes, elle se fit transporter à l'hôpital de la Pitié, où elle fut reçue d'urgence.

A la visite du 5, elle offrait l'état suivant :

Cheveux blonds-gris, peu abondans, peau sèche, amaigrissement au dernier degré, décubitus sur le dos, mais sur un plan très-élevé.

Étourdissemens, vertiges, bourdonnemens d'oreilles non constamment; pas de douleur dans les membres, intelligence nette; par momens, abattement considérable; rien à noter pour les yeux, les pupilles sont peut-être un peu resserrées; narines sèches, lèvres par moment violacées, langue participant un peu de cette coloration; soif très-vive, d'autant plus que la malade peut à peine la satisfaire; anorexie complète; déglutition déjà très-gênée; fréquentes régurgitations de toute espèce d'alimens; sentiment de pesanteur et de constriction au pharynx; pas de douleur à l'épigastre; ventre très-aplati, non ballonné, non douloureux. Plusieurs selles en diarrhée, urines rares, pas de sueurs.

Toux très-fréquente, expectoration muqueuse, puriforme, avec une mousse abondante. Voix fortement enrouée; dyspnée considérable : respiration haute (trente-six par minute), douleur légère au larynx, par la pression; râle trachéal très-bruyant. Auscultation pratiquée fort légèrement, et ne donnant aucun résultat rigoureux. On marque cependant à la feuille d'observation : respiration vésiculeuse, molle, son très-clair; *diagnostic : phthisie au dernier degré.*

Prescription : un pot de décoction blanche de Sydenham, et une potion avec une once de sirop diacode.

Le 6, même état général; la dyspnée revient, par momens, beaucoup plus vive; pas de sommeil. On continue le même traitement.

La même chose a lieu le 7, le 8 et le 9, mais, pendant ces jours-là, la dyspnée et la dysphagie firent de très-grands progrès : la malade pouvait à peine avaler quelques gorgées de tisane; elle en vomissait les trois quarts, ce que l'on attribuait à l'ulcération de l'épiglotte, et à la douleur que causait le contact d'un liquide avec ces parties. Le volume et la forme du cou dans la région du larynx ne furent pas notés avec soin pendant ces derniers jours. Mais la voix finit par s'éteindre, et la malade était dans un état imminent d'asphyxie. Le 9, à la visite du matin, le pouls était devenu très-dur, par momens, et, par d'autres, tout-à-fait insensible. La toux disparut, l'expectoration aussi, et ces symptômes, augmentant d'intensité, amenèrent la mort de la malade, le 10 juillet à 1 heure du matin.

Je fis l'ouverture du corps le 12 à 8 heures

du matin. Épanchement de sérosité limpide citrine dans les deux plèvres (une livre environ); adhérences anciennes, très-fortes, vers la base du poumon gauche, non à droite. Aspect bleuâtre des poumons; ils surnagent l'eau, ils sont gorgés de sang noir. Tubercules dans aucun point. En voulant détacher le larynx, je sentis avec les doigts une tumeur qui en occupait la partie postérieure, et comprimait fortement l'œsophage, j'enlevai ces parties avec précaution, et j'incisai par l'œsophage. Celui-ci était un peu rétréci au niveau du point comprimé, mais non sensiblement dilaté au dessus. Il n'y avait aucune communication entre cette tumeur et l'œsophage, ou la trachée. Une tumeur fluctuante était placée entre les faces antérieure de l'œsophage et postérieure du cartilage cricoïde. Quand elle fut ouverte, il s'en échappa à peu près une demi-once de pus concret, lié, jaune, verdâtre, qui avait détaché tout le tissu cellulaire sous-muqueux de la partie supérieure du larynx, et refoulé fortement en arrière la membrane muqueuse œsophagienne.

Le pus, étant évacué, laissait à nu une cavité dans laquelle eût pénétré facilement une grosse noix. Les parois de ce foyer étaient tapissées par de fausses membranes, jaunâtres, purulentes, constituées par plusieurs couches superposées. Le tissu cellulaire environnant était friable, mais sans fusées purulentes. Le cartilage cricoïde était entièrement dénudé. Ses bords étaient cariés, ressemblant à la pierre ponce, et, plus haut, ils étaient durs et comme ossifiés. La glotte était complétement déformée. Les lèvres ou les bords et les deux cordes qui limitent la partie inférieure des ventricules, étaient tuméfiées, et oblitéraient complétement le tuyau de la trachée. Si on regardait au travers d'elle, comme à l'aide d'une lorgnette, on apercevait à peine quelques rayons de lumière. La membrane muqueuse, du reste, était rouge et injectée, mais n'offrait aucune ulcération, pas plus que l'épiglotte, qui était seulement un peu œdématiée. Les autres parties du larynx et des bronches n'étaient pas altérées. La trachée contenait beaucoup de mucosités aérées.

Cœur. Tout son tissu gorgé de sang noir; les cavités droites surtout remplies de caillots à reflets bleuâtres. Pas d'obstacles aux orifices.

Estomac. Très-rétréci, couvert de rides à l'intérieur, d'un aspect généralement grisâtre. Intestin sans altération remarquable. Le colon seulement offre des rougeurs très-rares. L'utérus, petit, présente à son intérieur plusieurs petits polypes pédiculés, et qui ne semblent prendre origine que de la muqueuse elle-même.

Reins et vessie sains.

Le cerveau n'a pas été ouvert.

Nous voyons, dans cette observation, une tumeur développée entre l'œsophage et le cartilage cricoïde occasioner non seulement tous les symptômes de la phthisie laryngée, mais ceux de la phthisie pulmonaire, au point que M. Andral a pu, d'après un examen superficiel, il est vrai, faire porter sur la feuille du diagnostic : phthisie pulmonaire au dernier degré.

Il est vrai qu'ici, outre l'altération du cartilage cricoïde, un abcès fort considérable, eu égard au lieu qu'il occupait, empêchait la déglutition en même temps que la respiration. De sorte que la malade a dû mourir d'asphyxie en même temps que de faim. Aussi voit-on que les poumons ont été trouvés gorgés de sang noir et l'estomac très-rétréci. Cette observation est précieuse en ce qu'elle montre réunies chez le même sujet, deux causes de mort, et qu'elle confirme ce que nous dirons plus bas sur la manière dont la mort peut arriver dans la phthisie laryngée.

OBSERVATION VI (1).

Effort violent pour prévenir une chute. — Douleur à la partie supérieure du sternum. — Puis tumeur au devant de la trachée. — Mort. — Tumeur au côté droit de la trachée. Destruction de trois anneaux de ce conduit. — Communication de l'abcès avec la trachée.— Pas de tubercules pulmonaires.

Une femme âgée de quarante ans, ayant toujours joui d'une très-bonne santé, était debout sur une chaise; elle fit un effort violent pour prévenir une chute imminente, et au même instant elle éprouva une douleur violente vers la partie supérieure du sternum. Cette douleur disparut seule au bout de quelques jours. Quinze jours après, elle reparut, et il se manifesta au devant de la trachée une tumeur médiocre qui disparut, ainsi que la douleur, sous l'influence d'un emplâtre dont on ignore la composition.

Huit mois plus tard, céphalalgie, gêne de la respiration qui augmente pendant deux mois, et force la malade à entrer à l'hôpital de l'Unité.

Alors elle présente les symptômes suivans : altération peu sensible de la physionomie, respiration très-gênée, quelquefois menace de la suffocation; gonflement léger, un peu douloureux

(1) Extrait de la thèse de M. A. Sauvée. Germinal an X.

au toucher, au dessus du sternum et au devant de la trachée. Toux fréquente, crachats muqueux, abondans, déglutition difficile et douloureuse, au moment où le bol alimentaire atteint le point de l'œsophage qui correspond au point malade; pouls petit, serré, fréquent.

M. Corvisart soupçonne une tumeur dans les parois de la trachée et porte un pronostic fâcheux. *Traitement adoucissant.*

Après une quinzaine de jours, tous les symptômes sont amendés, on conserve un peu d'espoir de voir la tumeur se résoudre.

Quelques jours plus tard (1er de germinal an IX) il survient du pus dans les crachats, et bientôt sa quantité augmente.

Le 16 germinal, vésicatoire au bras.

19 *idem.* Exaspération des symptômes, respiration très-difficile, nécessité de la position verticale du tronc, dépérissement.

20 *idem.* Décomposition des traits, trouble des fonctions.

21 *idem.* Face cadavéreuse, mort dans la nuit.

Autopsie. Poumons sains dans toute leur étendue; proche la bifurcation de la trachée, on voit une tumeur peu volumineuse, montant sur le côté droit de ce conduit, et ayant la largeur d'environ deux pouces. L'intérieur de cette tumeur était brun et offrait un aspect hideux ; trois des anneaux sous-jacens sont à moitié détruits, ainsi que la muqueuse correspondante, ce qui établissait une communication de la tumeur avec l'intérieur de la trachée.

La membrane trachéale était engorgée dans le reste de son étendue jusque dans les poumons, et recouverte d'une mucosité brunâtre et mêlée de parcelles blanches de même nature que les crachats.

OBSERVATION VII (1).

Douleur de gorge. — Dysphagie. — Dyspnée. — Suffocation imminente. — Trachéotomie. — Dysphagie complète. — Mort. — Abcès considérable comprimant la trachée et l'œsophage et communiquant par une érosion avec la partie supérieure du larynx.

Une femme était malade depuis un mois. Douleur à la gorge, difficulté à avaler qui allait toujours croissant. Saignées générales et locales sans aucun amendement.

Le docteur Carmichaël vit la malade dans un état tel, qu'il se crut obligé de pratiquer immédiatement la trachéotomie.

Il y eut une hémorrhagie qu'on finit par arrêter, la respiration se fit par la plaie et la malade fut soulagée, mais la déglutition demeura

(1) Transactions irlandaises de 1820.

presque impossible. Une sonde de gomme élastique ne put être introduite dans l'œsophage, et la malade ne pouvait être nourrie; trois jours après l'opération, elle rendit par la bouche une certaine quantité de pus, puis elle expira.

Autopsie. Abcès qui s'étendait de la seconde ou troisième vertèbre cervicale jusqu'à la sixième ou septième, comprimant l'œsophage et la partie supérieure de la trachée.

Il communiquait par une érosion très-bornée avec la partie supérieure du larynx; à cela près, toute l'étendue des voies aériennes était en bon état.

Indépendamment de ces causes relatives à la constitution, il en existe encore deux dont il est difficile de se rendre compte; nous voulons parler de l'âge et du sexe.

Age. Il est rare que la phthisie laryngée se développe avant l'âge de la puberté, et elle est peu commune dans la vieillesse; parmi tous les sujets que nous avons observés et ceux dont nous avons rapporté les histoires, il y en avait peu qui eussent moins de vingt ans et plus de cinquante; la plupart étaient entre leur trentième et leur quarante-cinquième année. Nous citons cependant sous les nos 11 et 59 deux observations d'enfans évidemment atteints de phthisie laryngée ; et sous le n° 15 l'histoire de deux autres qui furent atteints de laryngite chronique à la suite de la trachéotomie.

Cette remarque relative à l'âge a été faite par tous les auteurs qui ont écrit sur la maladie qui nous occupe.

J. Franck (1) s'exprime ainsi :

« Si infantes phthisi laryngeæ venereæ affectos excipiam, fateri debeo, omnes ægrotos pubertatis epocham superasse ; plurimi inter 30 et 40 ætatis annum versabantur. »

Sexe. Il est constant, d'après une série d'observations faites de 1816 à 1821, par M. Serre, à l'hôpital de la Pitié, et surtout par M. Louis, dans son beau travail sur la phthisie pulmonaire, que, chez les tuberculeux au moins, les altérations du larynx et de la trachée sont une fois plus fréquentes chez les hommes que chez les femmes. Nous avons donné avec plus de détail le résumé de ces observations dans le paragraphe relatif aux altérations organiques.

Franck, dont nous nous plaisons à invoquer l'autorité, parce que ses remarques démontrent que ce n'est pas seulement en France qu'on a noté cette singulière influence du sexe sur la production de la phthisie laryngée, s'exprime ainsi T. VI, p. 206 :

(1) *Praxeos medicæ*, tom. VI, pag. 206.

« Solùm novem feminas inter ægros meos invenio, et inter istas quinque morbum ex syphilide acquisivêre. Quæ observatio, si cum illâ in capite præcedente allatâ comparatur, patet, laryngem marium reverà longè magis quàm illum feminarum morbis obnoxium esse. Intereà et observationem contrariam experientia mea suppeditat; die enim 17 mensis octob. 1816 pro viro phthisi laryngeâ laborante in consilium vocatus sum, qui se jam tres sorores eodem morbo amisisse retulit. »

Ces remarques, relatives à l'âge et au sexe, se concilient d'une manière remarquable; en effet, nous voyons les femmes moins sujettes aux altérations du larynx que les hommes; et les enfans, dont la constitution a tant d'analogie avec celle des femmes, partager la même immunité.

Comme causes déterminantes de la phthisie laryngée viendront les affections aiguës du larynx, les exercices forcés de la voix, les catarrhes fréquemment renouvelés, les répercussions de dartres, les coups, les chutes, les blessures, les refroidissemens, les corps étrangers introduits du dehors, etc. Ces causes seront d'autant plus aptes à produire la phthisie laryngée que l'individu aura, à un plus haut degré, le cachet de l'une des constitutions qui y prédisposent, ou qu'il aura été plus long-temps exposé à l'influence des conditions de vie dont nous avons parlé plus haut.

CHAPITRE IV.

ESPÈCES.

§ Ier. Il est difficile de classer les maladies dans un ordre tel qu'il satisfasse en même temps l'esprit et la vérité.

A voir même les efforts qui, depuis Sauvages, ont été faits par tant d'hommes remarquables pour arriver à une bonne classification nosologique, et le résultat qu'ils ont obtenu, on pourrait avancer avec quelque assurance qu'une telle entreprise est au dessus des forces humaines.

C'est que les maladies sont choses complexes, elles dépendent en même temps de la cause qui les produit et de la disposition du sujet qui les supporte, et tant de circonstances dans les choses qui nous environnent peuvent modifier l'une et l'autre, à tous les instans, que ce qui était vrai pour un individu cesse de l'être pour un autre, et souvent pour le même individu, dès qu'un changement s'est opéré chez lui ou dans les objets qui l'entourent.

C'est que les maladies sont des fonctions et

non des êtres, et que ces fonctions anormales peuvent, comme les fonctions normales, varier pour chaque individu et pour chaque condition de vie dans laquelle il se trouve placé.

Soit donc qu'on classe les maladies suivant leurs symptômes ou suivant les lésions anatomiques qui en sont la cause ou l'effet, on omettra toujours l'un des élémens du problème; on aura une classification défectueuse.

Nous sommes entrés dans ces détails pour prévenir les objections qu'on pourrait faire à la classification que nous avons adoptée; pour montrer jusqu'à quel point nous y attachons de l'importance.

Nous diviserons la phthisie laryngée en quatre espèces principales, savoir :

1° *Phthisie laryngée simple* : c'est ainsi que nous appellerons celle qui est produite par les causes communes des phlegmasies en général.

Quelques médecins recommandables refusent encore aujourd'hui de reconnaître l'existence de la phthisie laryngée indépendante de la phthisie pulmonaire; on conçoit en effet qu'avant la découverte de l'auscultation, et à une époque où l'anatomie pathologique était peu cultivée par les médecins, on ait pu prendre souvent pour des phthisies laryngées simples des maladies du larynx compliquant le ramollissement des tubercules pulmonaires. Aussi les partisans de l'opinion que nous combattons accusent-ils toujours d'inexactitude les faits observés avant eux, arguant de l'insuffisance des moyens d'exploration des organes thoraciques avant Laennec.

Il était important de recueillir sur ce sujet le témoignage des médecins qui, ayant proclamé l'existence isolée de la phthisie laryngée, avant la découverte de l'auscultation, avaient pu, plus tard, en s'aidant de ce moyen précieux de diagnostic, contrôler ainsi leurs propres idées.

M. Double, qui, l'un des premiers en France (*Séances de la Société de médecine*, an XIV), avait indiqué l'existence d'une phthisie laryngée indépendante de la tuberculisation des poumons, a pu, depuis cette époque, rassembler de nouveaux faits qui, avec le contrôle de l'autopsie ou de l'auscultation, l'ont confirmé dans ses premières convictions. Cet honorable praticien nous permet de citer ici son témoignage. Son opinion, dont il a eu l'occasion de nous faire part dans des consultations et dans des conversations scientifiques, peut se résumer en ces termes :

« Sans doute, dans bien des cas, la phthisie » laryngée est unie à la phthisie pulmonaire ; » mais, dans plusieurs circonstances aussi, la » phthisie laryngée n'est accompagnée d'aucune » lésion des poumons. Plusieurs faits, éclairés à

» la fois par la symptomatologie, par l'ausculta-
» tion et par les nécropsies, mettent cette pro-
» position en toute évidence. »

M. Cayol, qui, quelques années plus tard, avait soutenu la même opinion, est resté dans les mêmes idées; et souvent nous avons entendu Laennec lui-même, à qui certes on ne refusera ni l'habitude de l'auscultation, ni des notions en anatomie pathologique, démontrer, par des faits nombreux, observés dans sa pratique, l'existence de la phthisie laryngée, indépendamment de la phthisie pulmonaire. (Voyez les observ. 8, 9, 9 bis, 10, 11, 12, 13, 14 et 15.)

2° *Phthisie laryngée syphilitique* : celle qui sera produite par des ulcères vénériens primitifs ou consécutifs, soit qu'ils aient attaqué le larynx de prime abord, soit qu'ils s'y soient propagés du pharynx. Obs. n° 16, 17, 49, 49 bis, 49 ter, 50 et 51.

3° *Phthisie laryngée cancéreuse* : celle qui tient au développement d'une tumeur cancéreuse dans le larynx (observ. n° 18).

4° Enfin, *Phthisie laryngée tuberculeuse* : celle qui commence à se manifester après qu'on a pu reconnaître l'existence de tubercules pulmonaires (observ. nos 19, 20, 21, 22 et 22 bis).

Peut-être pourrions-nous admettre l'existence

d'une cinquième espèce de phthisie laryngée que nous appellerions dartreuse, mais nous n'avons pas assez de faits pour établir cette espèce.

Toutefois nous livrons à l'appréciation du lecteur l'observation suivante.

Mademoiselle***, âgée de 21 ans, fut prise d'un eczéma du cuir chevelu ; bientôt, cet eczéma quitta le cuir chevelu pour se porter sur la face, puis se propager aux ailes du nez, et de là dans l'intérieur des fosses nasales. Alors la face était guérie. Bientôt les fosses nasales vont mieux, mais un mal de gorge assez intense se déclare ; puis, celui-ci passé, survient une toux opiniâtre et une extinction de voix presque complète. On fait un traitement topique sur le larynx, les accidens disparaissent, mais l'eczéma revient aux fosses nasales et aux ailes du nez. Un nouveau traitement local le fait disparaître de ces parties, mais quinze jours après le larynx se prend de nouveau. On se décida à faire un traitement général par les bains sulfureux, les préparations mercurielles et les tisanes amères ; depuis lors, les accidens ont disparu ; mais mademoiselle*** est toujours sujette à s'enrouer pour la cause la plus légère.

EXEMPLES DE PHTHISIE LARYNGÉE SIMPLE.

OBSERVATION VIII (1).

Rhumes fréquemment renouvelés. — Dyspnée toujours croissante. — Hémoptysie. — Voix aiguë, puis rauque. — Mort au sixième mois. — Granulations glanduleuses de la trachée et du larynx. — Pas de tubercules pulmonaires.

J'ai connu une femme d'environ trente ans qui avait été très-sujette à des rhumes catarrheux. La fièvre finit par s'y joindre *avec un crachement de sang* et une grande difficulté à respirer. Elle ne voulut jamais consentir à être saignée; les règles se supprimèrent et il lui survint une douleur vers le larynx. Le son de la voix fut d'abord aigu et ensuite rauque. La malade ne pouvait trouver du soulagement dans aucune position; elle respirait également avec peine, soit qu'elle restât couchée dans son lit, soit qu'elle fût levée; ce n'était que lorsqu'elle tenait sa tête inclinée vers la poitrine que sa respiration était un peu moins gênée; son pouls était serré et fréquent; elle mourut vers le sixième mois de sa maladie *sans avoir éprouvé ni sueurs remarquables ni dévoiement colliquatif.*

L'ouverture de son corps fit voir que le siége

(1) Extrait de l'ouvrage de Portal, *Obs. sur la nature et le traitement de la phthisie;* Paris, 1809, p. 189.

de la maladie était dans le larynx et dans la trachée-artère. La membrane interne de ce conduit était rouge et couverte de granulations glanduleuses qui bouchaient une partie du canal aérien. On en observait deux dans le larynx qui étaient beaucoup plus grosses.

La substance du poumon était saine.

Les vaisseaux seulement paraissaient un peu plus remplis de sang qu'ils ne le sont ordinairement. L'oreillette droite du cœur et le ventricule droit contenaient aussi beaucoup de sang.

Suivant Portal, on voit fréquemment la phthisie pulmonaire succéder à la phthisie laryngée et trachéale, *parce que,* dit-il, *les poumons finissent par s'affecter.*

Dans cette observation, quoiqu'on ait à désirer peut-être quelques détails, on voit néanmoins que la malade a succombé à une asphyxie lente. Il n'y eut pas de marasme; la respiration était continuellement gênée ; la malade était obligée, pour respirer, de tenir la tête inclinée en avant; et enfin les poumons, leurs vaisseaux et ceux du corps présentaient également l'état d'engorgement qui suit d'ordinaire la mort par asphyxie.

OBSERVATION IX (1).

Rhumes fréquemment renouvelés. — Hémoptysie. — Aphonie. — Tuméfaction du larynx. — Traitement émollient. — Mort. — Ulcération de l'un des aryténoïdes et de l'un des ligamens aryténo-épiglottiques. — Pas de tubercules pulmonaires.

Le 16 vendémiaire an VIII, un cloutier de trente-neuf ans, grand et assez fortement constitué, entra à l'hôpital. Il est malade depuis long-temps et déclare avoir fréquemment éprouvé des rhumes violens.

La maladie débuta par une hémoptysie considérable qui se renouvela quelques jours plus tard, avec moins de violence. On le porta à l'hôpital.

Face amaigrie, traits altérés, langue naturelle, gorge sans douleur, voix abolie, larynx augmenté de volume.

Poitrine sonore dans tous les points sans aucune douleur.

Le larynx, quoique sans douleur, paraît être la seule partie affectée. *Le professeur Corvisart soupçonne l'ulcération de sa membrane, et porte un pronostic fâcheux.*

Boisson adoucissante et fumigation d'eau tiède.

(1) Extrait de la thèse de M. A. Sauvée.

23.—Même état. Ce jour, le malade éprouva de la douleur dans l'intérieur du larynx.

Vésicatoire sur l'endroit douloureux. — Même régime.

24.—Soulagement marqué, toux rare, pénible, crachats muqueux.

26.—Retour de la douleur à la gorge, gêne de la déglutition, extinction continuelle de la voix, insomnie.

Dans les premiers jours de brumaire, tous les symptômes s'exaspèrent, *un dévoiement opiniâtre survient et achève d'épuiser le malade.*

12 *brumaire.* Expectoration, pour la première fois, de beaucoup de mucosité purulente. Toux très-douloureuse et très-fatigante.

Les trois jours suivans se passent dans des souffrances et des angoisses. Mort le 15.

Autopsie. Le professeur fait remarquer avant l'ouverture du corps que la maigreur est beaucoup moindre que celle qu'on observe sur les personnes qui meurent de la phthisie pulmonaire. Il a déjà eu occasion de faire plusieurs fois cette remarque.

La partie supérieure du pharynx paraît avoir éprouvé une sorte de resserrement. Un des cartilages aryténoïdes se trouve ulcéré. Le ligament supérieur gauche de la glotte détruit par la même ulcération.

L'ouverture de la poitrine ne montre rien de particulier.

OBSERVATION IX *bis* (1).

Emphysème pulmonaire général. — Affection organique du cœur. — Mort par asphyxie. — Laryngite œdémateuse, phlegmoneuse et ulcéreuse, ignorée pendant la vie.

Le 7 décembre 1836, Godard Louis, âgé de 60 ans, charretier, du département de l'Aisne, fut couché au n° 17 de la salle St-Léon, à l'hôpital de la Pitié. Cet homme, d'une constitution extrêmement robuste, était atteint d'un emphysème pulmonaire général à un très-haut degré. Il en présentait tous les symptômes et locaux et généraux. Il portait également une maladie du cœur que l'on avait caractérisée d'hypertrophie ventriculaire gauche et de léger rétrécissement aortique. Entré dans un état d'asphyxie imminente, le malade avait été retiré de cet état par des saignées générales et des vésicatoires. Cependant il retombait de temps en temps dans cet état d'asphyxie, puis il se relevait un peu. Enfin une de ces attaques devint plus longue, plus permanente, le malade s'affaiblit considérablement, on remarqua entre autres phénomènes la perte presque totale de la voix ; mais aucun autre symptôme n'appelant

(1) Recueillie par M. Fournet, interne des hôpitaux.

l'attention du côté du larynx, le malade n'accusant dans ce point aucune douleur, cette aphonie avait été naturellement attribuée à l'état d'extrême faiblesse dans lequel il était tombé.

Perte d'abord incomplète de la voix, puis complète la veille et le jour de la mort. Respiration extrêmement haute, difficile, produite avec effort, bruyante, rauque, d'un ton grave tant pendant l'inspiration que pendant l'expiration. Mort le 30 décembre 1836.

L'autopsie fut faite le lendemain, 31, vingt heures après la mort. Emphysème pulmonaire considérable et général; épanchement séreux dans les plèvres, hypertrophie considérable du ventricule gauche avec insuffisance de la valvule auriculo-ventriculaire gauche, et plaques d'ossifications, saillantes à l'intérieur de l'aorte.

Quant au larynx et à la trachée, nous fûmes assez étonnés de les trouver dans l'état suivant :

Le larynx et la trachée présentent à leur intérieur une rougeur extrêmement vive accompagnée d'un petit pointillé blanchâtre, dont chaque point n'est que le fond d'une ulcération superficielle, entamant tout au plus l'épaisseur de la muqueuse. Les ulcérations deviennent de plus en plus nombreuses à mesure qu'on se rapproche de l'ouverture supérieure du larynx. Deux d'entre elles, plus étendues, ont leur siége sur chaque ligament supérieur de la glotte. Ces ulcérations s'étendent jusque sur l'épiglotte et les ligamens aryténo-épiglottiques. Un gonflement considérable, autant au moins œdémateux que phlegmoneux, occupant tout l'intérieur du larynx, avait fait disparaître presque complétement les cavités des ventricules latéraux. Les ligamens aryténo-épiglottiques sont, dans toute leur étendue, le siége d'un gonflement œdémateux fort considérable.

Les altérations qui viennent d'être décrites, rougeur, ulcérations, gonflement phlegmoneux et œdémateux, vont en augmentant à mesure que l'on se rapproche de l'ouverture supérieure du larynx; elles diminuent au contraire rapidement de haut en bas; elles sont presque nulles au haut de la trachée, et nulles vers le milieu de sa hauteur.

OBSERVATION X (1).

Catarrhe aigu avec douleur de gorge, puis raucité de la voix. — Traitement émollient. — Soulagement. — Rechute. — Vive douleur du larynx.— Toux profonde. Crachats purulens. — Voix grave et caverneuse. — Mort le quarante-troisième jour. — Ulcération de la membrane muqueuse laryngée.— Carie des aryténoïdes.— Trachée-artère intacte, poumons sains.

Une femme de trente-quatre ans fut prise de

(1) *Journ. de méd.* de Corvisart, Leroux et Boyer, vol. IX, p. 185.

rhume avec fièvre, mal de gorge et crachats muqueux. Bientôt le larynx devint douloureux, il y eut un peu de raucité dans la voix. Les adoucissans, les laxatifs amenèrent un peu de soulagement, mais, le trente-troisième jour depuis l'apparition des premiers accidens, la malade fit plusieurs imprudences de régime, et le mal reprit une nouvelle intensité.

Il n'y avait pas de douleurs de poitrine, mais elles étaient très-vives au larynx. La fièvre devint très-forte et la toux extrêmement fatigante. Les crachats ne tardèrent pas à prendre l'aspect purulent. La toux, profonde et grave, devint comparable au mugissement d'un taureau, et enfin la malade expira le quarante-troisième jour.

Autopsie. « Il y avait ulcération de la membrane muqueuse du larynx ; les cartilages aryténoïdes étaient affectés de carie et se trouvaient recouverts d'une sanie purulente qui exhalait une odeur très-fétide. La trachée-artère ne paraissait nullement affectée ; l'œsophage conservait son intégrité, et *les poumons étaient très-sains*, ainsi que toutes les parties contenues dans la cavité pectorale.

» L'ouverture du ventre ne montra rien de particulier. »

OBSERVATION XI (1).

N...., âgé de douze ans, tempérament sanguin, est pris de fièvre aiguë avec délire.

Le quatrième jour, douleur à la gorge, voix rauque et sifflement (fumigations émollientes et application de vésicatoires sur le larynx).

Le huitième jour, après un mieux marqué pendant quelques jours, la maladie paraît tendre à se juger favorablement.

Le dix-septième, la douleur du larynx devient plus marquée, la déglutition des liquides difficile, la toux fréquente, le pouls petit, accéléré.

L'expectoration abondante, les traits de la face s'altèrent; enfin après des sueurs et un dévoiement colliquatif, le malade succombe au bout d'un mois de maladie.

Autopsie. Le larynx contenait une liqueur grisâtre, l'épiglotte était amincie, le cartilage cricoïde épaissi dans quelques points et ulcéré dans d'autres.

Malheureusement M. Laignelet ne parle pas de l'état des poumons; il est présumable cependant qu'il n'eût pas manqué de dire s'ils eussent présenté quelques altérations importantes.

(1) Extrait de la thèse de M. Laignelet.

OBSERVATION XII (1).

N...., perruquier, âgé de dix-huit ans, de tempérament lymphatique, éprouve, à la *suite d'excès vénériens*, des douleurs au larynx; la voix s'altère de temps à autre, la respiration devient peu à peu gênée, la déglutition des liquides difficile; il sort quelquefois des gorgées d'un sang écumeux et vermeil, et le soir on observe des frissons généraux et irréguliers.

Après cinq mois de maladie, il entre à l'Hôtel-Dieu; alors maigreur générale, peau blanche, yeux caves, face grippée, pommettes très-colorées, douleur de gorge intense, voix plus altérée, crachats purulens et pelotonnés, sueurs nocturnes, pouls petit et fréquent.

Mort après quatre mois de séjour à l'hôpital.

Autopsie. Les membranes muqueuses laryngiennes étaient entièrement ulcérées, et les cartilages aryténoïdes l'étaient en différens points.

Les poumons ne présentaient point d'altération.

OBSERVATION XIII (2).

N...., âgé de vingt ans, de faible constitution, *adonné à la masturbation* depuis l'âge

(1) Extrait de la thèse de M. Laignelet.
(2) Extrait de la thèse de M. Laignelet.

de quinze ans, éprouva, à celui de dix-neuf, des douleurs au larynx : alors, altération de la voix qui, d'abord aiguë, finit par se perdre tout-à-fait. Vers les derniers temps, la déglutition des liquides était impossible, l'expectoration purulente et abondante, le pouls serré et fréquent; enfin le malade mourut après un an de maladie.

A l'ouverture du cadavre, les *poumons étaient sains*, les glandes aryténoïdes ulcérées, et la plupart des cryptes glanduleuses de la muqueuse laryngienne se trouvaient, les unes tuberculeuses, les autres ulcérées.

OBSERVATION XIV (1).

Rhumes accompagnés d'extinction de voix. — Marche lente d'abord de l'affection, puis accès d'asthme de plus en plus fréquens. — Mort. — Induration considérable des parties molles du larynx. — Pas de tubercules.

Cugney (Antoine), âgé de quarante-neuf ans, commissionnaire, né à Paris, robuste, éprouva pendant neuf ans les fatigues militaires. Pour toute maladie antécédente, il avait eu des rhumes fort intenses.

En 1834, il reçut un violent coup de pied de cheval dans la poitrine. Malgré la violence du coup, qui le renversa, il n'en éprouva d'autre accident que de l'oppression et une extinction

(1) Communiquée par M. Fournet, interne des hôpitaux.

de voix dont il ne se sentait plus au bout de huit jours. Ce ne fut que six mois après cet accident, qu'au milieu des fatigues de son état, qui l'obligeait à parler et à crier continuellement, il fut pris insensiblement d'une *extinction de voix* qui, augmentant graduellement, s'accompagna de toux et d'un étouffement considérable. Ces symptômes avaient lieu surtout pendant la nuit. Il n'employa chez lui aucun mode de traitement. Depuis son entrée à l'Hôtel-Dieu (6 février 1835) jusqu'au 4 mars, il avait eu trois accès d'asthme, assez intenses pour rendre chaque fois l'asphyxie imminente : deux de ces accès avaient eu lieu le soir, et le troisième la nuit. Chacun d'eux avait cessé assez rapidement sous l'influence de vésicatoires et de sinapismes très-chauds sur la partie antérieure du cou. Des sangsues furent également appliquées sur la même région ; mais tous ces moyens n'eurent qu'un effet momentané. Sous leur influence il était assez bien pendant quelques jours, mais ensuite il retombait dans le même état.

Le 2 mars, il était dans l'état suivant : maigreur assez grande, respiration difficile, longue, sonore, sifflante et rauque dans *l'inspiration*, et au contraire facile et sans bruit dans *l'expiration ;* à l'auscultation, nulle part, excepté dans quelques points extrêmement limités, on n'entendait le développement vésiculaire ; par tout, au contraire, une respiration trachéale, bruyante, sonore, sifflante ; dans toute l'étendue de la poitrine, la percussion ne développait qu'un son obscur ; la voix était rauque, éteinte, difficile, produite avec effort. La toux était rauque, bruyante et sèche ; l'expectoration, tantôt était blanche, épaisse, dense, non homogène; tantôt formée de petites masses brunâtres, denses, intimement mêlées à du sang, peu spumeuses et parsemées de petites parcelles blanchâtres comme mucoso-purulentes. Les battemens du cœur étaient réguliers, sans bruit anomal, mais forts et retentissans ; surtout le premier. Le larynx, touché et comprimé à la région du cou, était très-mobile, peu douloureux, facile à circonscrire, de même que la trachée, et conservait sa forme normale. Ce jour-là, 2 mars, j'essayai (1) pour la première fois le cathétérisme des voies aériennes; mais la sonde de gomme élastique employée sans mandrin, fut arrêtée vis-à-vis de la glotte et ne put passer outre.

Le 3 mars, je renouvelai les tentatives de cathétérisme en me servant d'une sonde armée d'un mandrin et recourbée à angle obtus, et je pus facilement, en portant, autant que possible le bec de la sonde sur la ligne médiane, la faire pénétrer entre les cordes vocales supérieures.

(1) Nous laissons parler M. Fournet.

Faisant alors retirer le mandrin par un aide, tandis que mon indicateur gauche, qui placé dans l'arrière-gorge avait jusque-là servi de conducteur, maintenait la sonde de telle sorte que le mandrin pût être retiré sans froisser les parties du larynx contre lesquelles elle appuyait, je pus, avec la plus grande facilité, faire pénétrer jusque *dans l'intérieur des bronches* la sonde redevenue flexible; alors, la faisant alternativement monter et descendre, je pus m'assurer qu'il n'existait, dans la trachée, aucune tumeur. Le malade supporta très-bien ce cathétérisme. Immédiatement après les tentatives de la veille, qu'il a moins bien supportées, il avait rendu, comme convulsivement et aussi brusquement que s'il se fût agi d'un corps étranger solide introduit dans les voies aériennes, une masse considérable formant un seul crachat compacte, dense, non homogène et composé d'un mélange, avec fusion intime, de matières, les unes brunâtres, les autres jaunâtres, d'autres plus blanches, plus purulentes, d'autres enfin rouges et sanguines. Après le cathétérisme du 8 mars, il rendit de même un pareil crachat, mais plus petit, plus jaunâtre, et déjà, avant ce cathétérisme, il avait, le matin, rendu une grosse masse jaune brunâtre mélangée de parties blanches. Ce genre d'expectoration s'était déjà présenté d'autres fois; tantôt il toussait convulsivement pendant quelques instans, et tout à coup cessait de tousser en rendant l'une de ces masses mucoso-purulentes, tantôt, au contraire, elles étaient brusquement rejetées à la suite d'un simple effort d'expectoration, sans aucune toux, sans aucun mouvement. Toujours est-il qu'à chaque fois il se sentait soulagé, comme si ces masses compactes de crachats eussent réellement représenté dans le larynx un de ces corps étrangers accidentellement introduits du dehors.

Il est important de remarquer qu'à chacun des deux cathétérismes que j'ai tentés chez ce malade, j'ai trouvé l'épiglotte parfaitement relevée, verticalement placée, de manière que le bec de la sonde pénétrait tout droit jusqu'à la glotte, sans que le doigt qui servait de conducteur eût besoin de relever l'épiglotte.

Le malade était habituellement sans fièvre. Si, au moment de l'une de ces inspirations que j'ai décrites plus haut, on circonscrivait avec les doigts la trachée-artère du malade, on sentait manifestement qu'elle se dilatait, et dès-lors sa circonférence augmentait d'étendue; il est bien vrai que ce sentiment de dilatation que je signale était un peu augmenté par l'abaissement de la trachée au moment de l'inspiration; mais, en faisant la part de cette circonstance, la dilatation n'en était pas moins manifeste. Le 5 mars, au matin, le malade avait cessé de vivre, et sa mort, loin de survenir pendant son accès, avait eu lieu au contraire dans un des momens de calme, c'est-à-dire de peu d'étouffement, qui séparaient les accès.

Autopsie vingt-huit heures après la mort.

Larynx et trachée. Aucune déformation n'existait à l'extérieur du larynx ; seulement on remarquait qu'au lieu de l'espace et de l'enfoncement crico-thyroïdien, il existait au contraire une saillie assez marquée due à l'induration et au gonflement des parties molles de cette région ; et en effet, on s'assura par la dissection que la membrane crico-thyroïdienne, le tissu cellulaire qui la double et le paquet de granules folliculeux placés dans l'épaisseur du tissu cellulaire sous-muqueux de cette partie du larynx, avaient subi une induration et un épaississement assez considérables pour présenter une dureté presque cartilagineuse et une épaisseur de plus de trois lignes. Avant cette dissection, les mouvemens de bascule du cartilage thyroïde sur le cricoïde étaient presque entièrement impossibles, et ils sont devenus faciles après que ces parties indurées eurent été retranchées avec le bistouri. Les membranes qui réunissaient le cartilage thyroïde à l'os hyoïde conservaient au contraire toute leur souplesse normale ; aussi les mouvemens de ces deux régions du larynx étaient-ils restés faciles.

L'épiglotte se trouvait dans une position complétement verticale, fixée par la rétraction, le gonflement et l'induration du ligament glosso-épiglottique moyen et des parties molles environnantes. Si, en exerçant son élasticité, on cherchait à l'abaisser sur l'ouverture du larynx, elle reprenait sa position verticale aussitôt qu'on cessait de la retenir dans une position horizontale ; son sommet paraissait même, par le fait d'une rétraction plus grande d'un côté que de l'autre, avoir abandonné la ligne médiane pour se porter du côté où l'attiraient l'induration et l'épaississement plus considérables de ses ligamens.

Les ligamens glosso-épiglottiques latéraux étaient, en effet, tendus et volumineux, et formaient à l'ouverture supérieure du larynx, toujours béante à cause de la position de l'épiglotte, des parois résistantes qui circonscrivaient et diminuaient un peu les diamètres de cette ouverture.

En examinant avec soin le degré de resserrement dont était devenu le siége l'espace compris entre les cordes vocales de droite et de gauche, j'ai constaté 1° que c'était surtout au niveau des cordes vocales inférieures que ce resserrement avait lieu ; que l'épaississement de ces deux ligamens était tel que dans leurs trois quarts inférieurs ils étaient en contact, et même se comprimaient mutuellement; que dans leur quart postérieur, c'est-à-dire immédiatement au devant des cartilages aryténoïdes, ils laissaient entre eux un intervalle lozangique de deux lignes de longueur sur une ligne au plus de largeur ; 2° au contraire, dans toute l'étendue des ligamens supérieurs, il n'existait qu'une diminution fort légère de l'espace que, dans l'état normal, ces ligamens interceptent entre eux.

Immédiatement au dessous du rétrécissement produit par le gonflement des cordes vocales inférieures, était un crachat dense, épais, visqueux, collé sur les parties intérieures du larynx, dans le point indiqué, et parfaitement semblable à ceux déjà décrits dans la partie symptomatologique de l'observation.

Le gonflement et l'induration de toutes les parties intérieures avaient déterminé l'occlusion complète des ventricules latéraux; cependant c'était plutôt leur orifice que leur cavité propre qui avait disparu; car, quand on écartait les deux cordes vocales épaissies, on pénétrait dans le fond du ventricule, qui, quoique rétréci, existait cependant encore assez distinct. Appliquées l'une contre l'autre, les cordes vocales, de chaque côté, représentaient une surface plane, derrière laquelle était le ventricule rétréci, et faisaient ainsi croire, au premier examen, que les ligamens vocaux et les cavités qu'ils limitent avaient été entièrement détruits par des ulcérations.

Après avoir noté ces différentes déformations, j'ai examiné avec soin les altérations de structure des diverses parties qui composent le larynx.

1° La membrane muqueuse offrait sur l'épiglotte, sur les replis aryténo-épiglottiques, entre ceux-ci et le cartilage thyroïde, enfin dans toutes les parties circonvoisines, mais *extérieures* au larynx, des rougeurs qui augmentaient à mesure qu'on se rapprochait de son *intérieur*. Déjà, à la face inférieure de l'épiglotte, ces rougeurs étaient plus marquées; déjà elle offrait là un épaississement et un ramollissement qui, jusqu'à l'orifice inférieur du larynx, ne faisaient qu'augmenter. Elle offrait également, dans cette étendue, sa surface parsemée de granulations blanchâtres, que l'on écrasait facilement entre les mors de la pince, et qui n'étaient autre chose que les follicules muqueux laryngés, engorgés et ramollis. A l'orifice inférieur du larynx, la membrane muqueuse perdait insensiblement son épaississement et ses rougeurs; au haut de la trachée elle offrait encore une large plaque rouge ecchymosée; dans le reste de la trachée, c'étaient des rougeurs de plus en plus pâles et rares qui disparaissaient *presque* complétement dans les bronches. Dans aucun point de l'étendue que nous venons de parcourir la muqueuse n'offrait la plus petite trace d'ulcération.

2° La muqueuse enlevée, on voyait dans l'épaisseur du tissu cellulaire sous-muqueux une grande quantité de ces granules ramollis et épaissis dont j'ai parlé plus haut.

3° Le tissu cellulaire, qui entoure de toute part les muscles thyro-aryténoïdiens et crico-aryténoïdiens latéraux, avait acquis une épaisseur de quatre lignes au moins et une dureté tout-à-fait squirrheuse; il criait sous le tranchant du scalpel comme le véritable tissu lardacé.

4° Les muscles thyro-aryténoïdiens et crico-aryténoïdiens latéraux étaient seuls altérés; leurs fibres, dispersées et presque confondues au milieu du tissu cellulaire devenu squirrheux, étaient encore faciles à distinguer à leur direction et à leur couleur blanche pâle.

5° Le paquet de granules qui composent la glande épiglottique était fortement gonflé et leur tissu était ramolli.

6° A l'exception de quelques points d'ossification que présentait le cartilage thyroïde, à l'exception de l'ossification complète de toute la partie postérieure du cricoïde, le squelette du larynx n'offrait aucune altération; les trois premiers anneaux de la trachée se trouvaient réunis en un seul, qui, sur sa hauteur, offrait encore, dans deux lignes transversales irrégulières, superposées, les traces de séparation des anneaux primitifs.

Poumons. Tous les deux étaient, par toute leur surface, adhérens à la plèvre costale et diaphragmatique par un tissu cellulaire extrêmement abondant et résistant.

Ils offraient, dans les divers points de leur étendue, deux modes particuliers d'altération. 1° La plus générale consistait en un tissu rouge-brun assez facilement déchirable, contenant une assez grande quantité de bulles d'air, qui sortaient des surfaces incisées et comprimées, par bulles beaucoup plus grosses que cela n'a lieu dans un poumon sain. Ce tissu était surtout gorgé d'une très-grande quantité de sang combiné intérieurement avec lui, et non point seulement déposé dans ses aréoles; aussi était-il difficile et même impossible d'exprimer ce sang, ni par la compression, ni par un filet d'eau. La couleur, le peu de résistance de ce tissu, le rapprochaient de l'hépatisation rouge; mais, d'autre part, ses autres caractères en faisaient un mode d'altération tout-à-fait distinct de la pneumonie au premier degré. 2° Dans des points beaucoup plus limités, on trouvait le tissu pulmonaire d'un rouge grisâtre, brunâtre, et d'une résistance qui rappelait tout-à-fait le mode d'altération connu sous le nom de carnification du poumon. Cette portion était absolument dépourvue de bulles d'air; ce n'était que dans des parties extrêmement circonscrites des régions latérales et antérieures des poumons que l'on rencontrait un peu d'engouement[1], mais en revanche beaucoup d'emphysème. Tout bien examiné, c'est tout au plus si chaque poumon offrait encore un ou deux pouces cubes propres à la respiration.

OBSERVATION XV.

Laryngite chronique succédant au croup.

Mitler, âgé de cinq ans, subit la trachéotomie dans la période extrême du croup.

Les accidens se calmèrent, et le quinzième jour nous pûmes enlever la canule.

Six semaines après, la voix, qui n'était jamais revenue bien pure, commença à se voiler; le petit malade éprouvait un peu de dyspnée quand il faisait un exercice un peu violent, comme celui de monter un escalier, de courir, ou même de marcher un peu vite.

L'inspiration était sifflante, surtout quand il parlait long-temps ou qu'il récitait une leçon.

Ces symptômes duraient depuis trois semaines quand nous fûmes appelés. On fit dans le larynx quatre fois par jour des inspirations de poudre contenant un huitième d'alun sur sept huitièmes de sucre candi, et après quelques jours la guérison était complète.

Même fait. La même chose est arrivée au jeune Branville, âgé de 7 ans, qui avait subi aussi l'opération de la trachéotomie dans la période extrême du croup. Pour lui, il ne nous fut pas nécessaire de recourir aux insufflations dans le larynx; l'application de quelques révulsifs, de bains de pieds, diminuèrent peu à peu l'oppression, et la membrane muqueuse du larynx se dégonfla enfin complétement.

Nous avons cru devoir citer ici ces deux observations, qui peut-être seraient mieux placées quand il sera question du traitement; mais nous voulions donner un exemple de la laryngite chronique à son début.

EXEMPLES DE PHTHISIE LARYNGÉE SYPHILITIQUE.

OBSERVATION XVI.

M. P**, âgé de 36 ans, demeurant à Auxerre, entrepreneur de transports par eau, nous fit appeler le 3 janvier 1834, pour une aphonie qui avait commencé il y a trois ans et qui était presque complète depuis six mois. Il nous raconta l'histoire de cette maladie de la manière suivante :

Il y a dix à douze ans, étant à Paris commis dans les nouveautés, il eut une blennorrhagie, et dix-huit mois après, des chancres sur la couronne du gland.

Il se traita assez légèrement ; la blennorrhagie céda en deux ou trois mois aux émolliens suivis de l'administration du baume de copahu, et les chancres furent traités par les mercuriaux ; ils cédèrent promptement, et le malade, jeune homme alors, ennuyé de faire un traitement qui lui paraissait désormais sans objet, le cessa aussitôt que les ulcérations furent cicatrisées. Il continua de jouir d'une bonne santé jusqu'en 1830, époque à laquelle il devint sujet à de fréquens maux de gorge qui causaient de l'enrouement et une difficulté plus ou moins grande à avaler. Les émolliens, quelques sangsues faisaient ordinairement disparaître ces accidens dont le malade ne soupçonnait pas la gravité.

Dans le courant de 1832 la voix s'altéra sensiblement et le mal de gorge devint presque continuel, sans que M. P. s'en inquiétât davantage, parce qu'il attribuait ces dérangemens à la fatigue qu'il éprouvait, et aux continuels efforts de voix qu'il était obligé de faire dans la nouvelle profession qu'il avait embrassée (celle d'entrepreneur de transports par eau).

Enfin vers le milieu de 1833, le mal de gorge devint permanent, la difficulté à avaler augmenta de plus en plus, et la voix perdit chaque jour de sa sonorité naturelle. En même temps, l'appétit diminua et la fraîcheur ordinaire du teint fut remplacée par une teinte jaunâtre et par des rides anticipées.

Nonobstant tous ces symptômes, le malade, désireux de soulager son père dans ses travaux de marine, continua sa rude profession, tout en faisant un traitement que lui prescrivit M. le docteur Paradis, dont la haute capacité ne peut être mise en doute. Ce traitement fut sans résultat; ce fut alors que nous fûmes appelé.

État actuel. Le malade offre l'apparence d'un homme fortement constitué; son tempérament est sanguin, les yeux vifs, les mouvemens prompts, les gestes expressifs. Il se plaint d'un mal de gorge qui, depuis trois mois, ne lui permet pas d'avaler les alimens solides ou liquides, sans une extrême douleur; depuis la même époque un torticolis insupportable maintient la face tournée vers l'épaule droite; à peine le malade peut-il goûter quelques instans de repos, tourmenté qu'il est par la douleur que lui cause le moindre mouvement involontaire pendant son sommeil. Le bord antérieur supérieur du trapèze gauche et son insertion du même côté sont douloureux à la pression.

La voix est presque complétement éteinte, le

malade est obligé de parler bas. Quand il élève la voix, les premières syllabes, poussées avec force par des muscles encore très-vigoureux, peuvent se faire entendre; mais quelques mots sont à peine prononcés, que la phonation redevient impossible. La bouche, examinée avec soin, ne montre aucun état manifeste d'inflammation; les amygdales, le pharynx et le voile du palais présentent *peut-être* un peu de rougeur violacée, indice d'une inflammation chronique ou d'une congestion habituelle. La luette n'existe pas, aucune cicatrice n'indique qu'elle ait été détruite; le malade et ses parens déclarent du reste que toute sa vie il a eu une voix nasonnée.

A l'extérieur, la région du cou qui correspond au larynx est évidemment tumefiée, la pression sur le cartilage thyroïde détermine une douleur médiocre; les ganglions lymphatiques qui entourent le larynx sont tuméfiés, les plus gros paraissent du volume d'un haricot, sont roulans sous le doigt, et un peu douloureux à la pression.

Il n'y a pas de fièvre, pas d'altération. L'appétit, quoique diminué, est assez bon pour que le malade maudisse son mal de gorge qui empêche la déglutition. Les fonctions digestives intactes; la respiration pure dans toute la poitrine. Il y a une petite toux sèche, rare, peu fatigante, causée par une sorte de titillation dans le larynx. Jamais le malade n'a craché de sang. Il expectore actuellement quelques petits crachats visqueux, arrondis, transparens et quelquefois jaunâtres.

Il y a un essoufflement considérable quand le malade veut marcher vite ou monter un escalier.

Notre première visite eut lieu le soir, nous fîmes coucher le malade et nous appliquâmes sur le bord antérieur et supérieur du trapèze gauche un vésicatoire ammoniacal qui fut pansé avec *un grain* de sulfate de morphine. Nous prescrivîmes de faire matin et soir sur le larynx une friction avec une pommade composée d'onguent mercuriel double et de 36 grains par once d'hydriodate de potasse.

Le lendemain matin, le malade est dans la plus grande joie d'avoir pu dormir toute la nuit. Son torticolis a disparu, il prend plaisir à tourner la tête dans tous les sens, ce qu'il ne pouvait faire depuis plus de trois mois. Nous touchâmes ce jour même la gorge et le larynx avec une solution *par parties égales* d'eau et de nitrate d'argent. On continue les frictions.

Quatre jours plus tard, la douleur de gorge était presque nulle, le malade avalait avec plaisir les alimens et les boissons. La voix était *peut-être* un peu moins voilée.

Nous cessâmes l'application de la morphine

sur le vésicatoire, le torticolis ne reparaissant plus; nous prescrivîmes au malade de toucher lui-même son larynx avec la solution de nitrate d'argent, ce qu'il faisait très-facilement au moyen d'un petit instrument en éponge et en baleine que nous lui avions fait nous-même. Les frictions furent continuées.

Après vingt jours de ce traitement, pendant lesquels M. P. prit quatre bains généraux et usa d'une alimentation suffisante, mais saine et douce, la voix reprit son timbre naturel ou à peu près; nous disons à peu près, car ses parens, qui depuis long-temps avaient coutume d'entendre sa voix presque éteinte, avaient pour ainsi dire oublié la voix primitive, et se demandaient les uns aux autres si c'était bien là le timbre naturel; les uns disaient oui, les autres non.

La douleur de gorge était nulle, malgré la fréquente exposition au froid et à l'humidité sur le bord de la rivière; l'essoufflement avait disparu.

Soupçonnant que la vérole pouvait bien être pour quelque chose dans l'affection dont M. P. venait d'être si heureusement délivré, nous lui proposâmes un traitement mercuriel; il prit un bain de sublimé; mais ses affaires l'appelèrent à Paris, il y vint, et cessa tout traitement.

Douze jours étaient à peine écoulés, que le mal de gorge recommença à poindre. Le malade nous demanda par lettre la formule de la solution de nitrate d'argent. Nous la lui envoyâmes; il se toucha, et tous ces symptômes disparurent.

En revenant à Auxerre, il eut froid dans la voiture, et quand il arriva il avait un peu de mal de gorge et le torticolis avait recommencé. Deux jours du même traitement suffirent à dompter ces accidens, et le malade, se croyant guéri, négligea le traitement général dont nous lui avions parlé, et se maria vers le mois d'août ou de septembre.

Pendant cet intervalle de temps, nous étions venu nous fixer à Paris.

Le 18 novembre 1834, nous reçûmes de M. P. une lettre par laquelle il nous annonçait son arrivée en cette ville et nous priait d'aller le voir.

Le 19, nous le trouvâmes souffrant beaucoup de la gorge et avec une extinction de voix considérable, mais non autant que la première fois que nous l'avions vu.

La base de l'amygdale gauche offrait à sa réunion avec la langue une ulcération peu étendue, mais assez profonde, entourée d'un cercle inflammatoire très-rouge. Tout l'aspect de cette ulcération avait bien quelque chose de suspect, mais ne présentait pas d'une manière très-évidente les caractères connus des chancres vénériens.

Nous invitâmes le malade au repos le plus

complet. Nous lui prescrivîmes d'éviter avec soin le froid et l'humidité, et nous touchâmes l'ulcère avec une solution de huit grains de sublimé et de deux grains d'opium dans une once d'eau. Nous ordonnâmes en même temps des pilules de proto-iodure de mercure.

Le malade ne put parvenir à avaler les pilules, qui lui ressortaient par le nez, ce qui s'explique par le vice de conformation dont il a été parlé plus haut, et ne put, *à cause de ses affaires*, et quelques instances que nous fissions auprès de lui, garder l'appartement; chaque jour, malgré la saison froide et pluvieuse, il quittait la maison à six heures du matin, et s'en allait courir dans Paris pour vendre ses marchandises, ou sur les ports et en plein air, à toutes les intempéries, pour les faire décharger. En outre, il était obligé de parler continuellement à ses ouvriers, ce qui, de son propre aveu, fatiguait beaucoup sa gorge.

Nous substituâmes la liqueur de Van-Swiéten aux pilules de proto-iodure de mercure; mais, l'estomac la supportant avec beaucoup de peine, nous fûmes obligé d'y renoncer. Le malade ne voulait pas de bains mercuriels, qui le rendaient très-sensible au froid. Nous n'osions employer les frictions mercurielles chez un individu exposé tout le jour au froid et à l'humidité. Nous nous bornâmes donc au traitement local, espérant toujours que le malade, comme il nous le promettait, ayant fini ses affaires, prendrait enfin du repos et ferait un traitement méthodique.

Nous arrivâmes ainsi au 22 décembre, époque à laquelle l'ulcération de la gorge était parfaitement guérie et la douleur presque nulle; mais la voix était toujours fortement voilée. Alors le malade repartit pour Auxerre, où il nous promit de se traiter convenablement.

Il n'en fit rien.

Le 23 février 1835, nous le revîmes à Paris: il avait de nouveau mal à la gorge; tout le pharynx était rouge, ainsi que les deux amygdales qui étaient fortement tuméfiées, mais aucune ulcération ne s'y faisait remarquer. Il y avait une céphalalgie assez intense, la face était rouge, les yeux injectés; le pouls, normal sous le rapport de la fréquence, était plein et assez dur.

Nous prescrivîmes le repos dans la chambre, un gargarisme émollient, des pédiluves sinapisés matin et soir, et en outre douze sangsues à l'anus.

Le malade, toujours entraîné par ses affaires, loin de garder le repos, se mit à courir tout Paris par un temps déplorable, et à rester en plein air sur les ports, au vent et à la pluie du matin au soir. Les pédiluves et le gargarisme ayant diminué le mal de gorge, il négligea, dans la crainte de perdre du temps, de mettre les sangsues.

Nous le revîmes le 2 mars; il nous dit que depuis trois jours il souffrait beaucoup de la gorge. Nous y regardâmes, et nous vîmes avec effroi que l'amygdale gauche, qui six jours auparavant n'offrait aucune ulcération, était à demi détruite par un chancre large comme une pièce de quinze sous et d'une grande profondeur; ses bords, taillés à pic et comme déchiquetés, son fond grisâtre, ne permettaient pas d'en méconnaître la nature vénérienne.

Le malade était désolé; il nous promit de faire tout ce que nous exigerions.

Nous lui recommandâmes de nouveau le repos dont il avait le plus grand besoin. Nous appliquâmes les douze sangsues à l'anus; nous touchâmes l'ulcère, suivant la méthode de M. Malapert, avec une solution de sublimé 8 grains, opium 2 grains, eau une once.

Nous tentâmes de nouveau la liqueur de Van-Swiéten, à laquelle nous associâmes une solution d'extrait d'opium qu'on ajoutait au moment de boire. Nous fîmes prendre une tisane de salsepareille.

Quatre jours de ce traitement arrêtèrent les progrès de l'ulcère; ses bords s'affaissèrent, il reprit un aspect meilleur et fut moins douloureux. Dès lors le malade voulut à toute force, et malgré nos avertissemens répétés, reprendre ses travaux, comptant, disait-il, sur nous et sur nos prescriptions.

Au bout de 18 jours, malgré l'exposition au froid et à l'humidité, l'ulcère était totalement cicatrisé, quoique M. P., atteint d'un catarrhe assez léger depuis une quinzaine de jours, se fût borné pour tout traitement à le toucher avec la solution mercurielle.

Il devait retourner à Auxerre, et là se soumettre enfin à un traitement raisonnable et sans quitter la chambre. Le 24 mars, jour de son départ, il nous fit demander pour nous montrer que ses pieds étaient enflés depuis la veille. Ce symptôme, joint à l'amaigrissement considérable, à la diminution d'appétit, à la faiblesse générale, nous parut du plus mauvais augure.

Il partit emportant de nous une consultation qu'il devait suivre à Auxerre sous la direction de M. le docteur Paradis.

A peine arrivé, l'œdème augmenta, la diarrhée survint, le traitement anti-vénérien dut être suspendu.

Quoi qu'on fît pendant deux mois pour combattre l'infiltration séreuse, elle ne cessa d'augmenter, gagna le péritoine, et le malade expira enfin dans les premiers jours de juin. Depuis son retour il ne souffrait plus de la gorge.

Il a pris tout au plus à l'intérieur cinq grain de sublimé pendant tout le cours de son traitement, et trois bains généraux à deux gros de sublimé par bain.

L'autopsie n'a pas été faite.

M. le docteur Paradis nous écrit que, quelque attention qu'il ait apportée dans l'examen de la poitrine pendant la vie, il n'avait pu découvrir aucun signe d'affection pulmonaire. Nous avions nous-même fait la même remarque, et c'est en réponse à une de nos lettres que cet habile praticien a bien voulu nous dire qu'il partageait complétement notre avis à cet égard.

OBSERVATION XVII.

Phthisie laryngée syphilitique. — Traitement mercuriel. — Guérison.

Rousset, cuisinière, est âgée de trente-un ans, grande et très-fortement constituée, blonde et d'un tempérament lymphatique sanguin.

Elle est mariée, et a eu deux enfans qui sont morts, l'un en naissant, l'autre à l'âge de quarante jours. Jamais elle n'a été malade : sa mère est morte en couches, et son père, qui a cinquante-deux ans, est fort et bien portant, à cela près d'un *asthme* qui le tourmente beaucoup. Presque tous les matins, il éprouve une quinte de toux qui se termine par l'expulsion de beaucoup de *pituite*, et il ne tousse plus le reste de la journée. Il attribue cette incommodité à la farine qu'il respire dans son état de boulanger.

La malade n'avait jamais été enrhumée, quand, dans le courant de février dernier, elle fut prise d'un catarrhe qui fut très-intense, qui nécessita plusieurs émissions sanguines et dura néanmoins trois mois entiers.

Aussitôt qu'elle fut atteinte de ce rhume, elle fut prise subitement, et suivant son expression, *d'un quart d'heure à l'autre*, après s'être assise sur un banc de pierre, d'un enrouement considérable. Cet enrouement persiste malgré la disparition du catarrhe, et va même en augmentant au point d'éteindre complétement la voix.

État actuel (18 septembre 1835).

Aphonie complète, peu de toux, *peu de douleur dans la gorge*. La malade, qui a eu, dit-elle, toute sa vie la respiration courte, éprouve plus de dyspnée encore depuis son aphonie : le moindre exercice cause de l'étouffement. La respiration est libre et pure dans toute la poitrine.

Le larynx n'est le siége d'aucune douleur, même quand on le soumet à une assez forte pression. Le pharynx n'est pas rouge, les amygdales sont le siége d'une petite rougeur circonscrite sans tuméfaction notable. La droite présente une solution de continuité qui ressemble à une ancienne ulcération cicatrisée.

La peau est fraîche, douce au toucher ; l'embonpoint, quoique diminué, suivant la malade, est encore considérable. Aucune incommodité autre que l'aphonie. Appétit bon, digestion facile, menstruation normale, jamais de fièvre.

Prescrip. Repos.

20 septembre. Même état.

Prescrip. Faire chaque jour dix inspirations dans le larynx avec une prise de poudre composée de sept huitièmes de sucre candi pulvérisé et de un huitième d'acétate neutre de plomb.

25 septembre. La malade trouve que sa voix est un peu revenue : il nous semble en effet l'entendre avec moins de difficulté.

Même prescription.

1er octobre. La voix est sensiblement plus forte et plus claire, l'état général est bon ; la malade, qui n'éprouve toujours aucune douleur de gorge, se plaint que depuis trois mois elle ressent, dans l'oreille droite, une douleur assez vive quand elle avale. La gorge explorée avec soin, fait voir clairement que l'amygdale droite est le siége de deux ou trois petites ulcérations superficielles, mais d'apparence un peu suspecte. L'amygdale gauche présente une légère érosion de la membrane muqueuse qui la recouvre. Les os propres du nez sont depuis quinze jours un peu tuméfiés, la peau qui recouvre la tumeur est rouge, tendue et douloureuse à la pression. La malade dit que quelquefois, depuis un an environ, elle rend par le nez des matières comme purulentes. Elle nie avoir eu quoi que ce soit qui pût faire supposer une maladie vénérienne. Cependant son mari a eu la vérole il y a quinze mois environ, mais il s'est abstenu du coït avec elle pendant toute sa maladie...?

Même prescription.

3 octobre. La voix est encore plus forte et plus claire; l'état général continue d'être bon. Le médecin qui reprend le service de la salle supprime les inspirations de poudre saturnine.

8 octobre. La voix est à peu près au même point. La malade dit qu'elle est un peu mieux qu'hier, parce qu'elle s'est procuré de la poudre d'acétate de plomb qu'elle a inspirée contre la prescription du médecin.

La malade, sortie de l'hôpital, vint nous voir chez nous. La voix est au même point, la tumeur qui existe sur le côté gauche des os propres du nez est un peu moins rouge, mais toujours douloureuse au toucher : la malade nous montre son mouchoir et nous voyons que les mucosités y sont parfaitement mêlées de matières jaunes, verdâtres, comme purulentes, marquées de sang et sans odeur. La respiration se fait assez facilement par chaque narine, la gorge n'est pas douloureuse, ni en avalant, ni au toucher ; les légères ulcérations des amygdales sont aplaties, mais pas entièrement dissipées. Nous touchons le larynx avec le nitrate d'argent, quoique la malade ait ses règles (1).

13 octobre. La voix est à peu près toujours au même point, peut-être est-elle un peu plus forte. Nous touchons de nouveau avec la solution de nitrate d'argent.

15 octobre. Même état, on touche de nouveau. Le nez va toujours de même.

20. La malade s'est, dit-elle, un peu refroidie, sa voix est de nouveau complétement détruite, son nez suppure toujours beaucoup; le gonflement extérieur persiste, et peut-être augmente. Soupçonnant un mal vénérien, nous prescrivons les pilules de Dupuytren (trois par jour) et la tisane de gaïac et de salsepareille. On cesse l'application de tout topique sur le larynx.

23. Même état, peut-être la voix est un peu plus claire; nous prescrivons, outre les pilules et la tisane, six inspirations par jour avec calomel demi-gros, oxide rouge de mercure 12 grains, poudre de sucre candi demi-once.

(1) Nous indiquerons dans le chapitre du traitement le moyen de porter ainsi sur le larynx les médicamens pulvérulens ou liquides.

27. La voix est meilleure, le nez est toujours dans le même état.

30. Continuation de l'amélioration qui est légère, mais appréciable. Même prescription.

8 novembre. La malade a cessé tout traitement depuis le 2 novembre, parce qu'elle n'avait plus d'argent pour acheter de médicamens; sa voix est très-sensiblement améliorée, le nez paraît un peu moins gonflé et sensiblement moins rouge, la suppuration est toujours la même. Nous engageons la malade à reprendre son traitement; elle y consent, et nous substituons la tisane de douce-amère à celle de salsepareille.

14 novembre. Le mieux s'accroît de jour en jour, la voix est presque naturelle, le nez coule à peu près toujours autant, mais il est toujours moins rouge et moins gonflé. Même prescription.

La malade nous déclare qu'elle est dénuée de moyens pécuniaires et qu'elle ne peut continuer à se traiter chez elle. Nous l'engageons à entrer à l'Hôtel-Dieu, elle est admise dans la salle de M. Récamier; nous allons la voir huit jours après son entrée, elle était sortie la veille.

5 février 1836. Nous rencontrons la malade qui venait, nous dit-elle, nous donner de ses nouvelles.

Elle a passé vingt-quatre jours à l'hôpital

Saint-Louis, où elle a été soumise à un traitement anti-syphilitique au moyen de la tisane de salsepareille, du sirop sudorifique et de pilules de proto-chlorure de mercure.

Sa voix est naturelle, son nez s'est ulcéré extérieurement pendant son séjour à l'hôpital, mais la cicatrice est aujourd'hui solide.

Les mucosités nasales sont encore purulentes et parfois sanguinolentes.

Les amygdales présentent des ulcérations assez profondes.

L'état général est bon.

La malade vient réclamer nos soins, sur le conseil des médecins de Saint-Louis, qui ne l'ont laissée sortir qu'avec regret.

Nous prescrivons de nouveau les pilules de Dupuytren.

Depuis cette époque nous avons revu cette femme, qui, après avoir suivi pendant quelque temps un traitement anti-syphilitique, a été parfaitement guérie.

(Nous rapportons au chapitre du traitement, cinq autres observations de phthisie laryngée syphilitique du plus grand intérêt. Voy. n°s 49, 49 *bis*, 49 *ter*, 50 et 51.)

EXEMPLE DE PHTHISIE LARYNGÉE CANCÉREUSE.

OBSERVATION XVIII.

Enrouement. — Oppression. — Orthopnée. — Suffocation imminente. — Trachéotomie. — Soulagement. — Introduction d'une sonde à demeure. — Mort onze mois et demi après l'opération. — Poumon contenant des tubercules dont quelques uns ramollis. — Tumeur carcinomateuse occupant le larynx. — Destruction des cartilages.

Madame P..., âgée de trente-deux ans, femme d'un marchand de vins, demeurant rue de Baune, n° 21, a toujours joui d'une bonne santé; aucun de ses proches ne fut atteint de phthisie; rien dans les antécédens qui pût donner le moindre soupçon d'affection syphilitique. Cette dame fait en août 1832 un voyage à Versailles; elle court et joue dans le parc, et rentre chez elle avec un enrouement considérable que rien ne peut modifier.

La santé générale reste bonne, jamais d'hémoptysie, pas d'oppression, pas de toux.

En septembre 1834, plus de deux ans après l'accident, l'extinction de la voix devient complète.

Dans les premiers jours de décembre, il y a un peu d'oppression et de l'essoufflement quand la malade marche vite.

15 décembre. L'oppression, qui auparavant était momentanée, devient continuelle pendant

la nuit, la malade éprouve de temps à autre quelques accès de suffocation.

1er janvier. Les paroxysmes deviennent de plus en plus intenses et de plus en plus fréquens. Quelques uns sont portés au point de faire craindre l'asphyxie. La famille de la malade, justement alarmée, nous appelle en consultation, ainsi que MM. les docteurs Gendron, Hymely et Guillon. On décide que la trachéotomie est la seule ressource qui reste à tenter; mais qu'il est prudent d'attendre, pour la pratiquer, que la maladie soit arrivée au dernier terme.

6 janvier. L'asphyxie est tellement imminente qu'on nous envoie chercher pendant la nuit pour ouvrir la trachée.

L'opération se termina sans autre accident qu'une hémorrhagie veineuse qu'on réussit à arrêter au moyen de la compression.

Depuis l'instant où l'air eut un libre accès dans les poumons, par l'ouverture artificielle, la malade éprouva un bien-être auquel elle n'était pas habituée.

10 janvier. Elle se lève, et le 1er février elle veut aller elle-même chez M. le docteur Évrat, son voisin, atteint d'une maladie analogue à la sienne, pour l'engager à se faire opérer.

Pendant cinq mois, le mieux ne se démentit pas. La malade portait constamment une canule dans la trachée, et, pour parler, elle en bouchait l'ouverture avec l'indicateur. Vers le troisième mois, elle avait pu, par ce moyen, articuler quelques paroles à voix assez haute.

En septembre 1835, huit mois après l'opération, une tumeur qui existait, dans le moment de l'opération, au côté gauche et à la partie moyenne du larynx, et qui jusque-là était restée stationnaire, prend subitement un accroissement rapide et ne tarde pas à se montrer entre la canule et le bord supérieur de la plaie. Cette tumeur s'ulcère bientôt et donne lieu à de fréquentes hémorrhagies.

C'est à cette époque que nous fîmes faire son portrait par M. Chazal. Nous l'avons joint à notre Mémoire (planche n° II).

Le 15 novembre, la malade est prise subitement de fièvre, d'un violent point de côté et d'une toux très-fatigante. On reconnaît, dans le côté gauche du thorax, tous les signes rationnels d'un épanchement pleurétique. La fièvre hectique arrive et la malade meurt vers le 10 décembre 1835.

Autopsie. Les poumons offraient en assez grand nombre des tubercules dont plusieurs étaient ramollis.

Un épanchement purulent considérable occupait le côté gauche du thorax.

La glande thyroïde, dont le tissu était sain, était notablement hypertrophiée.

Larynx. Le larynx était le siége de lésions extrêmement graves dont les dessins de M. Chazal (voir les figures nos 1 et 2, pl. II et III) donnent une idée parfaite.

Une multitude de tumeurs d'un volume variable, réunies en grappes ou isolées, occupaient presque tout l'intérieur du larynx, l'épiglotte et une partie de la trachée-artère ; à l'extérieur elles faisaient une saillie considérable au dessus de la canule et au devant du larynx, et avaient le volume d'une pomme de moyenne grosseur. En ce point, elles étaient inégales, anfractueuses, et la peau qui les recouvrait était d'un rouge livide, amincie et ulcérée. Le dessin de M. Chazal, fait du vivant de la malade, donne une idée très-exacte de cette grave altération. (Voir la pl. n° II.)

Sur les parties latérales, du côté gauche principalement, et au devant du corps thyroïde, on voyait disséminées dans le tissu cellulaire une multitude de petites tumeurs analogues.

A l'intérieur du larynx, dans les points que n'occupaient pas les tumeurs, la membrane muqueuse était ulcérée et comme fongueuse. Le ligament aryténo-épiglottique du côté droit était dans l'état sain, à cela près d'un peu de gonflement dans la membrane muqueuse. Celui du côté gauche était converti en une masse irrégulière de la même nature que le côté des tumeurs.

Les cartilages propres du larynx étaient brisés et se retrouvaient en petits fragmens au milieu des tumeurs.

Les deux amygdales, un peu gonflées, étaient saines d'ailleurs. L'œsophage, à son origine, était rétréci au point qu'il n'avait plus que deux lignes de diamètre (fig. n° 2, pl. III).

En incisant les tumeurs diverses qui occupaient le larynx et dont nous avons essayé de donner la description, on reconnaissait que les unes (et c'était le plus petit nombre), consistantes et criant un peu sous le scalpel, avaient à peu près la couleur de la chair d'un marron d'Inde, et une humidité qui les rapprochait plus des tumeurs encéphaloïdes que des tumeurs tuberculeuses, tandis que la netteté et la couleur de leur tranche les rendait plus analogues aux ganglions tuberculeux.

Les autres étaient ramollies et étaient converties en une bouillie jaunâtre, ressemblant assez bien à du fromage de Brie diffluent.

M. Cruveilhier, à qui nous avons montré notre pièce pathologique, a considéré l'affection comme étant de nature cancéreuse.

EXEMPLES DE PHTHISIE LARYNGÉE TUBERCULEUSE.

OBSERVATION XIX (1).

Phthisie laryngée tuberculeuse. — Tubercules pulmonaires suppurés. — Ulcérations profondes du larynx. — Destruction de l'épiglotte.

Un jardinier âgé de trente-tois ans, d'une taille élevée, d'un tempérament lymphatique et sanguin, d'une constitution forte, très-bien conformé, vint à l'hôpital de la Charité, le 6 septembre 1824. Il avait eu, cinq années auparavant, une péripneumonie à la suite de laquelle la respiration était restée parfaitement libre, et depuis une époque plus ancienne encore, il était sujet à un enrouement qui avait lieu tous les hivers. Il accusait un an de maladie, et avait discontinué ses travaux depuis six semaines. Au début : toux, frissons irréguliers, crachats clairs et rares, pareils à de la salive battue. La toux avait continué, les crachats étaient devenus un peu moins clairs et plus abondâns depuis quatre mois. Le malade avait toujours été très-sensible au froid; le moindre abaissement de température lui causait des frissons; il avait eu presque constamment des sueurs nocturnes : elles étaient copieuses et la chaleur augmentée depuis six mois. Dans les

(1) Louis, *Recherches sur la phthisie*, pag. 254.

trois derniers, la voix avait été plus ou moins altérée, la partie supérieure du larynx était devenue le siége d'une douleur plus ou moins vive, et depuis cinq semaines les boissons revenaient quelquefois par le nez. L'appétit avait diminué dès le début; depuis quelques temps la digestion était lente, et parfois il y avait des vomissemens au milieu de la toux. D'ailleurs, aucune sensation pénible à l'épigastre, point de douleur pleurétique, point d'hémoptysie; amaigrissement progressif dans les trois derniers mois.

Le 7 septembre, figure un peu pâle, faiblesse médiocre, sommeil rare, troublé par la toux; enrouement, voix déchirée en quelque sorte, extrêmement voilée. Douleur entre le cartilage thyroïde et l'os hyoïde, constante, piquante, accompagnée de chaleur et de sécheresse, augmentant par la toux, l'exercice de la parole, la flexion du cou et la déglutition : celle-ci était souvent difficile et provoquait le rejet d'une partie des boissons par le nez. La toux était fréquente, l'oppression forte pendant la nuit; un petit nombre de crachats opaques jaunâtres et verdâtres flottait à la surface d'un liquide clair, abondant, ou en occupait le fond. La poitrine rendait un son clair antérieurement des deux côtés. Sous la clavicule gauche, la pression était douloureuse, l'expiration trachéale; sous la droite, la respiration semblait seulement plus forte que dans l'état naturel; entre les épaules elle était bronchique, et la voix très-retentissante. Pouls médiocrement accéléré, chaleur convenable, langue et arrière-bouche dans l'état naturel, épigastre indolent. Le malade avait eu dans la soirée une selle d'une bonne consistance, et ne se plaignait que de sa douleur de gorge. (Looch, potion gommée, deux crèmes de riz.)

La douleur continue : il n'y eut de moins, pendant quelques jours, qu'un peu de chaleur au larynx. L'aphonie fut constante, les crachats verdâtres et épais. La diarrhée survint, continua sans interruption du 15 au 31, jour de la mort du sujet, et l'appétit tomba tout à coup. En même temps l'épigastre fut sensible à la pression, le malade y accusa des douleurs pulsatives. La langue fut toujours dans l'état naturel.

Autopsie. Cou. La base de la langue et les parties inférieures du pharynx offraient plusieurs petites ulcérations généralement éparses, nombreuses et rapprochées dans un seul point.

L'épiglotte, les ligamens latéraux et les cordes vocales supérieures du larynx étaient entièrement détruites; les inférieures ne l'étaient qu'en partie. Presque toute la surface correspondante à cette destruction avait un aspect inégal, une couleur plus ou moins rouge, et une certaine dureté. Les cartilages aryténoïdes étaient sains, et leur surface articulaire mise à nu. La membrane muqueuse de la trachée-artère avait une couleur rose tendre, une épaisseur et une consistance convenable.

Poitrine. Les poumons ne s'affaissaient pas, étaient volumineux, et les vésicules pulmonaires généralement dilatées. Le droit adhérait dans toute son étendue; le gauche était parfaitement libre, offrait à son sommet une espèce de froncement qui correspondait à une petite masse de matière grise demi-transparente, fort dure, placée à un demi-pouce de sa surface, d'où partait un certain nombre de rayons de même nature. Près d'elle se trouvait une cavité tuberculeuse de moyenne grandeur, garnie d'une fausse membrane, et quelques parcelles de poumon hépatisées. Ailleurs, il y avait beaucoup de granulations grises demi-transparentes, dont le nombre et le volume diminuaient du sommet à la base de l'organe. Le poumon droit offrait, dans son lobe supérieur, une excavation assez considérable, communiquant avec une autre, développée dans le lobe inférieur. Toutes deux contenaient un fluide rouge, épais, opaque, étaient tapissées par une fausse membrane grise, ferme, demi-transparente. Dans le reste de son étendue, le lobe supérieur contenait beaucoup de tubercules ramollis et de granulations grises. Ces dernières étaient nombreuses dans le lobe inférieur. Cœur et aorte dans l'état naturel.

OBSERVATION XX (1).

Phthisie pulmonaire, puis, dix-huit mois plus tard, symptômes de phthisie laryngée. — Mort après trois ans de maladie. — Larynx ulcéré. — Poumons tuberculeux.

N..., marchand crieur dans les rues, âgé de quarante ans, très-robuste et de tempérament sanguin, ayant éprouvé dans sa grande jeunesse deux esquinancies, et à l'âge de la puberté des hémorrhagies nasales, éprouva à trente-quatre ans une hémoptysie. Depuis ce temps, il ressentit, à des époques variées, des douleurs dans la poitrine; la toux, d'abord sèche, fut accompagnée ensuite de crachats purulens, et se manifesta par des frissons le soir et des sueurs pendant la nuit; elles affectaient plus spécialement la région thoracique.

Un an et demi après l'établissement de la phthisie pulmonaire, les symptômes de la phthisie laryngée se firent apercevoir, la voix se perdit graduellement, le larynx devint plus volumineux et douloureux au toucher; les liquides passèrent avec douleur; le marasme enfin survint, et le malade succomba après trois ans de maladie.

(1) Extrait de la thèse de M. Laignelet.

Autopsie. Poumons dans quelques points tuberculeux ; dans d'autres ils étaient ulcérés et contenaient des foyers purulens. La membrane laryngienne était très-ulcérée.

OBSERVATION XXI.

Phthisie laryngée succédant à la phthisie pulmonaire. — Aphonie durant depuis dix-huit mois. — Tous les antécédens inconnus. — Mort. — Altération remarquable du larynx. — Excavation tuberculeuse guérie.

Un maçon âgé de quarante-quatre ans entre dans les salles de la clinique de la Faculté de médecine de Paris.

Cet homme était maigre, chétif, et paraissait profondément hypochondriaque ; son intelligence était presque nulle ; lorsqu'on l'interrogeait, il répondait par monosyllabes, et ressemblait tout-à-fait à un idiot. Il n'avait d'ailleurs pas de fièvre.

Il était aphone, et en le pressant de questions, il nous dit que l'aphonie durait depuis dix-huit mois ; d'ailleurs il n'accusait aucune maladie, et il était évident que ses parens l'avaient amené dans l'hôpital pour se débarrasser d'un aliéné qui leur était incommode. Nous apprîmes, en effet, qu'il avait été fou deux fois, et que, tout récemment, après des accès de fièvre, il était tombé dans l'état de prostration où nous le voyions.

Cet homme resta blotti dans son lit pendant trois semaines, sans vouloir se lever, sans manger, sans prononcer un mot, et enfin il s'éteignit épuisé par la faim.

A l'autopsie, le cerveau ne nous offrit aucune altération notable. Les intestins étaient ratatinés et un peu enflammés.

L'appareil respiratoire fixa surtout notre attention; au sommet du poumon gauche on trouva une énorme excavation tuberculeuse, dans laquelle on aurait pu loger le poing. Cette excavation était tapissée, dans la plus grande partie de son étendue, d'une membrane veloutée, analogue aux tissus muqueux, et ses parois, dans certains points, étaient de consistance semi-cartilagineuse; tout autour, le poumon était d'un gris noirâtre et offrait quelques tubercules non ramollis. Dans le sommet de l'autre poumon, il y avait aussi quelques tubercules crus, mais en petit nombre.

Le larynx, détaché avec soin, offrait les altérations suivantes (*voyez* Pl. IV, fig. 1 et 2) :

Les vaisseaux de la base de la langue sont fortement injectés et même dilatés, de manière que toute cette région de la langue offre une couleur générale rosée, au dessous de laquelle ressortent encore de grosses arborisations vasculaires rougeâtres. Le même mode d'injection se remarque sur la muqueuse des régions supérieures et latérales de l'épiglotte, de même que sur celles des excavations prises entre la face externe des ligamens aryténo-épiglottiques et la face interne du cartilage thyroïde; mais, à mesure qu'on se rapproche de la face inférieure de l'épiglotte et de la face interne du larynx, la teinte devient plus pâle et les arborisations plus fines. A la partie inférieure du larynx, la rougeur reparaît et elle devient de plus en plus vive, à mesure que, descendant la trachée, on arrive plus près des bronches.

La couleur est d'un rouge de sang, et elle cache, par son uniformité, les arborisations sous-jacentes. *Dans l'intérieur du larynx* on remarque facilement que les pâles injections qui y existent sont plus marquées, plus arborescentes, au niveau des ventricules et des cordes vocales, que dans tout autre point de cette cavité. Un mucus légèrement coloré en rose recouvre toute la surface muqueuse que nous venons de parcourir. La membrane muqueuse est assez manifestement épaissie, surtout dans l'intérieur du larynx, moins, proportionnellement, dans la trachée; mais dans le larynx même, cet épaississement de la membrane muqueuse est proportionnellement bien plus marqué aux cordes vocales et aux ventricules, que dans leur voisinage.

L'ouverture supérieure du larynx, l'épiglotte dans sa forme, sa position, ses diamètres, n'offrent absolument rien d'anormal.

Les cordes vocales supérieures sont fortement gonflées, surtout celles du côté gauche. Le gonflement remonte jusque sur les côtés de la base de l'épiglotte; mais il y a plus que du gonflement. Cette surface présente, en effet, de petits mamelonnemens, et, plus en arrière, de véritables ulcérations peu étendues, mais distinctes, pouvant recevoir une tête d'épingle; enfin, tout-à-fait en arrière, les cordes vocales supérieures sont interrompues par une ulcération profonde et assez étendue pour y loger un petit noyau de cerise. Du côté droit, cette ulcération offre dans son fond un véritable tissu de cicatrice, irrégulier, blanchâtre, dur, mamelonné; à gauche, au contraire, l'ulcération, plus profonde, est circonscrite par un tissu noirâtre, et conduit dans une sorte d'excavation, dont le fond noirâtre est formé par la face postérieure du cartilage thyroïde ossifié, et atteint d'un commencement de nécrose.

Les ligamens inférieurs de la glotte sont moins ulcérés que les supérieurs, ils offrent moins de gonflement. Cependant le gauche se trouve, dans une bonne partie de sa longueur, comme séparé en deux par une ulcération longitudinale et superficielle, dont le fond est même cicatrisé.

Les ventricules du larynx sont eux-mêmes tuméfiés. Leur capacité n'est que peu diminuée par le gonflement des ligamens sus et sous-jacens. Une teinte un peu noirâtre se remarque de chaque côté de la face intérieure du larynx, au dessous des cordes vocales inférieures et au niveau du cartilage cricoïde. Cette teinte paraît appartenir aux parties profondes ; elle se voit à travers la transparence de la membrane muqueuse. Quant aux parties extérieures du larynx, elles n'offrent absolument aucune altération. »

Dans cette observation, nous voyons une aphonie qui dure depuis dix-huit mois, et une altération profonde de tous les tissus qui constituent le larynx. Très-évidemment ces désordres ont été la suite de la fonte des tubercules pulmonaires dont on voit la trace dans la caverne énorme qui occupait le sommet du poumon gauche. Les parois de cette caverne, recouvertes d'une sorte de membrane muqueuse, indiquaient qu'il y avait déjà fort long-temps que ces tubercules pulmonaires étaient entrés en suppuration.

Le cerveau n'ayant rien présenté de remarquable, on peut croire que la mort de cet homme a été déterminée, en très-grande partie au moins, par la lésion organique du larynx. Celle-ci, produite d'abord par la fonte des tubercules pulmonaires, a persisté quoique les cavernes laissées par ces tubercules aient paru tendre à la guérison.

Peut-être même ne serait-il pas impossible que cette lésion du larynx eût contribué à son tour à produire les tubercules crus qui se remarquaient dans les poumons à l'instant de la mort.

Ici, la phthisie laryngée aurait-elle été successivement effet et cause?

OBSERVATION XXII (1).

Constitution faible, disposition congéniale à la phthisie. — Rhumes fréquemment renouvelés et le plus souvent négligés. — Enrouement, difficulté de la respiration augmentant de plus en plus et menaçant bientôt de l'asphyxie. — Marche assez lente d'abord, rapide ensuite. — Effet d'abord douteux, puis nul, des traitemens employés. — Trachéotomie. — Réussite complète de l'opération. — Menace de tuberculisation des poumons. — Sortie. — Mort d'une phthisie aiguë trois mois après l'opération. — Anatomie pathologique du larynx et de la trachée.

Le 24 juin 1835, on coucha, au n° 45 de Sainte-Martine, le nommé Morin (Joseph), âgé de trente ans, tourneur, né à Saint-Senas, dé-

(1) Communiquée par M. Fournet, interne des hôpitaux *.

* Dans cette observation, nous avons cru devoir conserver textuellement la rédaction de M. Fournet.

partement de l'Aisne, restant ordinairement à Ivry. Ce malade, d'une constitution faible et lymphatique, d'une santé délicate, n'a pu nous donner que des renseignemens incomplets sur l'origine et la marche de sa maladie; cependant il la faisait remonter à plus de dix-huit mois. Depuis cette époque, il était toujours resté sujet à des rhumes fréquens, à des maux de gorge et à de l'enrouement qui augmentait successivement à propos de chaque nouveau rhume. Trois mois avant son entrée à l'Hôtel-Dieu, on fut obligé, pour une pareille recrudescence, de lui appliquer des sangsues à la gorge. D'après quelques autres détails fournis par le malade, il paraîtrait que sa mère et un de ses frères ou sœurs sont morts phthisiques; il paraîtrait de plus que lui-même, dans les derniers temps, a été mis à l'usage de l'iode par un médecin de son pays.

Le 24 juin, au moment de son entrée, il était faible, assez pâle, un peu maigre, voix rauque, cassée, avec sentiment de douleur, ou plutôt de gêne dans la gorge, et dans la région du larynx, à laquelle le malade portait souvent les mains. Expectoration peu abondante, visqueuse, dense, à la suite de quintes de toux et d'étouffemens, d'abord assez éloignées et assez légères. Ces quintes ont acquis insensiblement plus de fréquence et d'intensité. Pendant leur durée, la respiration était accélérée, orthopnéique, bruyante dans les deux temps, quelquefois même un peu sifflante; la face du malade est anxieuse, les traits tiraillés. Hors ce temps, le malade est calme, et la respiration seulement un peu bruyante et un peu accélérée. L'exploration de la poitrine ne donnait que peu de résultat; le son était bon à droite et à gauche, et l'auscultation faisait entendre aux sommets seulement, et surtout à gauche, une respiration obscure, peu expansive, peu vésiculaire, et sans aucun autre bruit anormal qu'un peu de bruit de craquement douteux dans les premiers jours, tant il était faible, mais qui ensuite, au commencement du mois de juillet, parut devenir plus persistant et plus distinct. Le malade offrait un état fébrile vague, peu constant, peu régulier, accompagné d'assez de sécheresse à la peau; des gargarismes, des cataplasmes émolliens sur le cou, des sangsues appliquées sur les parties latérales du larynx en petit nombre et à plusieurs reprises, des bains de pieds, un régime adoucissant à l'intérieur, tels furent pendant les premiers quinze jours les moyens employés. Leur effet, d'abord incertain, comme vacillant entre le mieux et l'état stationnaire, devint ensuite décidément nul, et alors l'aggravation de l'état du malade fut constante.

Le 8 juillet on remarqua que la voix du malade devenait beaucoup plus basse, plus rauque, plus étouffée, et la respiration de plus en plus difficile, laryngée, et sifflante. Les jours suivans, ces symptômes augmentèrent avec une rapidité étonnante. Le malade, dans un état d'orthopnée continuelle, était en proie de temps en temps à des accès de suffocation encore plus menaçans, qui ne cessaient que par l'expulsion convulsive d'une petite masse de mucosités denses et visqueuses. Depuis les premiers jours de juillet, on avait fait frictionner la région laryngée avec la pommade d'Autenrieth. Un assez grand nombre de pustules étaient apparues; elles provoquèrent une cuisson assez vive, mais n'amenèrent aucune amélioration, pas même momentanée, dans la dyspnée. Des sangsues furent appliquées les 10 et 11 juillet sur les parties latérales du larynx, et n'amenèrent aucun résultat.

Le 11 au soir, cherchant à retarder de plus en plus l'imminence de la trachéotomie, en éloignant celle de l'asphyxie, je fis appliquer un vésicatoire sur la partie antérieure du cou. La vésication s'opéra parfaitement, quoique le malade n'en sentît presque pas la douleur; mais le lendemain 12 juillet, au matin, loin d'être dans un meilleur état, il ne fit que tomber dans une orthopnée de plus en plus considérable, et le 12 au soir, sa face est pâle, terreuse, d'une teinte un peu violacée vers les orifices muqueux; la langue est tout-à-fait décolorée et un peu violacée en même temps. Le froid des extrémités, la sueur visqueuse, désagréable au toucher, qui occupait tout le corps et qui déjà joignait à sa viscosité un sentiment de froid cadavérique à la face et sur le haut de la poitrine, tout annonçait que dans peu de minutes le malade n'existerait plus. D'une voix mourante et entrecoupée, il demandait l'opération. Je la pratiquai immédiatement, aidé de deux de mes confrères internes à l'Hôtel-Dieu. Le cas avait été prévu; car, à la visite du matin, les médecins de service, MM. Danyau et Piédagnel, m'avaient engagé à pratiquer l'opération, si, dans l'imminence de l'asphyxie, elle me paraissait offrir encore quelque ressource.

L'opération terminée, le malade se trouva mieux; et après plusieurs accidens dépendans soit du malade, soit des divers modes de pansement employés, la respiration se fit au moyen de la canule laissée dans la trachée, et la convalescence ne tarda pas à s'établir.

Du 3 au 9 août, le malade continua d'être dans un bon état, interrompu cependant de temps en temps par un peu de fièvre générale, de malaise, d'affaiblissement; sur la fin de ce temps, il tomba dans un état d'ennui et de nostalgie qui lui faisait, à chaque instant, désirer de retourner dans son pays. Le 19 août, cédant à ses demandes et aux instances de ses parens, on le laissa sortir; il pouvait alors se suffire à lui-même, sachant très-bien replacer sa canule quand elle venait à se déranger ou à tomber. Les paroles de reconnaissance qu'il nous témoignait à sa sortie étaient prononcées d'une voix plus *haute* et mieux *articulée* que jusque-là. Ce jour-là, l'auscultation de sa poitrine, faite avec le même soin qu'à l'ordinaire, outre l'obscurité, outre l'état fort incomplet de l'expansion pulmonaire, observés jusqu'à ce jour, nous fit entendre en avant du sommet du poumon gauche un léger râle de craquement, mais seulement dans les fortes inspirations; la résonnance de ce côté de la poitrine était parfaitement bonne.

En sortant de l'Hôtel-Dieu, Morin alla habiter Ivry; d'abord ses forces se refirent; son état général parut s'améliorer assez rapidement; mais, malgré les soins dont il ne cessa d'être entouré, malgré le bon régime auquel il fut soumis, l'habitation extrêmement saine dans laquelle il fut placé, et la vie tout-à-fait hygiénique qu'il y mena, cet état fébrile général que nous avions déjà observé plusieurs fois avec inquiétude à l'Hôtel-Dieu, reparut et ne tarda pas à revêtir tout-à-fait le caractère hectique. L'amaigrissement, l'affaiblissement progressif, un dévoiement colliquatif abondant, se déclarèrent, et ce malheureux, après avoir échappé aux dangers d'une opération grave, succomba, vers la fin de septembre, à la marche rapide d'une phthisie aiguë ; il respira jusquà la fin par sa canule, sans qu'il survînt jamais aucun accident de ce côté.

Le médecin d'Ivry, qui fut appelé à lui donner les derniers soins, fit l'ouverture du cadavre, constata une vaste tuberculisation du sommet des poumons, mais surtout du gauche, enleva avec soin le larynx et la trachée, et eut la bonté de nous apporter lui-même la pièce à Paris. Je la montrai à M. le docteur Trousseau, et, de concert avec lui, je la livrai immédiatement, après l'avoir disséquée et examinée sous toutes ses faces, au pinceau exercé de M. Chazal, qui, sous mes yeux, en reproduisit avec la plus grande fidélité toutes les altérations. Pl. V et VI.

L'os hyoïde et la membrane thyro-hyoïdienne n'offraient aucune altération. Les tissus qui recouvraient la partie antérieure du cartilage thyroïde conservaient leur couleur et leur souplesse normales. Mais déjà sur les parties latérales de ce cartilage, le tissu cellulaire devenait un peu plus dense, et les faisceaux musculaires de cette région, appartenant soit aux thyro-hyoïdiens, soit aux constricteurs inférieurs du pharynx, offraient un aspect brun, noirâtre, et étaient légèrement ramollis. L'espace compris entre le bord inférieur du cartilage cricoïde et le premier anneau de la trachée, était occupé par un bourrelet saillant, irrégulier, comprenant dans son épaisseur le cartilage thyroïde, et formé lui-même, comme le montrait la dissection, par l'induration squirrheuse des parties molles de cette région; le tissu cellulaire était converti en un tissu blanc-sale, d'une consistance semi-lardacée, tandis que les muscles crico-thyroïdiens, crico-aryténoïdiens latéraux offraient une substance molle, brune, noirâtre, confondue dans l'épaisseur du tissu précédent.

L'induration, le gonflement de ces parties se continuaient sur toute la partie supérieure de la trachée, surtout sur les bords de la plaie de cet organe; mais cette altération diminuait à mesure qu'on s'éloignait du larynx. Le tissu cellulo-fibreux qui entoure la trachée était sain dans les deux tiers inférieurs de sa longueur.

L'ouverture laissée par l'opération faite à la trachée restait naturellement béante; ses bords, saillans en avant, étaient comme crénelés, et chaque dent de ses crénelures était formée par l'extrémité dénudée des cartilages de la trachée. Aucune membrane de cicatrice n'enveloppait la surface d'incision de ces cartilages. Les intervalles des crénelures étaient limités par le tissu cellulo-fibreux induré; son diamètre transversal était de quatre lignes et le vertical de neuf lignes ; la partie supérieure de l'incision, terminée en pointe, existait au dessus du cartilage cricoïde, qui, dans l'opération, avait été incisé presque jusqu'à son bord supérieur, et dont les deux moitiés, s'écartant inférieurement l'une de l'autre, donnaient à la partie supérieure de la plaie la forme en angle dont je viens de parler ; le reste de l'incision comprenait les trois premiers anneaux de la trachée.

Dilatée dans son diamètre antéro-postérieur, au niveau de la plaie, à cause de l'écartement des bords de l'incision, et resserrée, au contraire, au même niveau dans son diamètre transversal, la trachée, au dessus de ce niveau, était au contraire fortement aplatie d'avant en arrière, et offrait dès lors son diamètre transversal fortement augmenté.

Des ganglions bronchiques, noirâtres, indurés, entouraient l'extrémité de la trachée et le commencement des bronches.

L'épiglotte, presque verticalement placée et fixe dans cette position, était très-fortement recourbée en gouttière. Le gonflement des ligamens aryténo-épiglottiques était tel que l'ouverture supérieure du larynx en était réduite aux diamètres suivans : transversalement quatre lignes et demie ; d'avant en arrière, quatre lignes ; les deux énormes bourrelets qui résultaient de ce gonflement, remplissaient complétement les deux excavations qui existent entre la partie postérieure latérale du cartilage thyroïde et l'ouverture postérieure du larynx ; comprenaient dans leur épaisseur les cartilages aryténoïdes et les parties adjacentes, s'étendaient jusqu'aux bords de l'épiglotte, et allaient même jusqu'à diminuer par leur saillie le diamètre antéro-postérieur de l'œsophage. La tuméfaction était, au contraire, beaucoup moins considérable du côté gauche que du côté droit ; sa nature était œdémateuse ; cependant, dans les parties les plus centrales, les plus profondes, les tissus étaient de plus en plus indurés.

Les cornes postérieures inférieures du cartilage thyroïde (petites cornes) étaient entièrement dénudées et saillantes, au milieu des parties molles, ulcérées, grisâtres, indurées et décollées, qui les entouraient. Cette partie du cartilage, dans l'étendue de sept lignes, était dure, ossifiée, noirâtre, en un mot nécrosée.

Tout l'espace compris entre le niveau et le haut de la trachée était occupé par une vaste excavation arrondie de neuf lignes de diamètre, dont les bords, formés par des tissus dégénérés, d'un noir grisâtre, laissaient voir dans le fond, tout-à-fait à nu, toute la partie postérieure du cartilage cricoïde ossifiée et convertie en nécrose, noirâtre, rugueuse, dont une partie était déjà complétement isolée par le travail d'élimination et contenue dans une espèce d'excavation, à parois solides, mais non osseuses; en un mot, c'était un véritable séquestre.

La paroi postérieure, ou membrane de la trachée, de même que le tissu cellulaire fibreux de la partie extérieure, était fortement épaissie et indurée au point d'offrir trois lignes d'épaisseur, et diminuait d'autant plus qu'on s'éloignait davantage du larynx; la couche musculeuse de cette paroi constituait la plus grande partie de cette épaisseur et offrait des faisceaux séparés par des stries blanchâtres, qui allaient se perdre dans la couche sous-muqueuse et d'autre part dans la couche cellulo-fibreuse extérieure. Ces stries n'étaient autre chose que le tissu cellulaire intermusculaire induré.

Les glandes trachéales étaient augmentées de volume et indurées, et à la partie supérieure de la trachée, où l'altération était plus avancée, elles se trouvaient même tout-à-fait confondues avec l'induration des tissus de cette région.

Toute la partie de l'intérieur du larynx comprise au dessus des cordes vocales supérieures, était gonflée et occupée par des ulcérations fort étendues, mais superficielles, qui donnaient à cette partie un aspect réticulé. Les ulcérations ne comprenaient tout au plus que l'épaisseur de la membrane muqueuse. Dans leur partie antérieure, les cordes vocales étaient gonflées, de manière à réduire à deux petites fossettes les ventricules du larynx; mais dans leur moitié postérieure, les cordes vocales et les ventricules étaient détruits par une vaste ulcération qui, de haut en bas, occupait tout le tiers inférieur des ligamens aryténo-épiglottiques, et s'étendait jusqu'au bord inférieur du cartilage cricoïde, c'est-à-dire, comprenait dans son sens vertical seize lignes d'étendue, tandis qu'elle en présentait treize dans son sens transversal. Le fond de cette vaste surface ulcérée, fort irrégulier, profond de quelques lignes dans quelques points, offrait en haut quelques lambeaux de parties molles, saillans, indurés et noirâtres, et en bas une excavation large et profonde dans laquelle se remarquaient à gauche les fragmens nécrosés du cartilage cricoïde. A droite, cette excavation, beaucoup moins profonde, n'était formée que par le décollement des parties molles autour du cartilage ossifié et nécrosé. C'est dans la portion gauche de cette excavation, à parois lisses, résistantes, comme cartilagineuses, que se trouvait contenu le fragment séquestré dont j'ai déjà parlé plus haut.

Au dessous de la partie antérieure des cordes vocales supérieures, la muqueuse laryngée était parsemée de petites ulcérations superficielles, occupant tout au plus l'épaisseur de cette membrane, et disposées par petites plaques.

Des ulcérations de même forme et de même nature se remarquaient également à la partie supérieure de la trachée, autour de la plaie d'opération faite à cet organe.

Squelette du larynx. Les détails dans lesquels nous sommes entrés plus haut suffisent, avec les figures, pour faire comprendre la nature des altérations de ce squelette.

OBSERVATION XXII bis.

Catarrhes fréquemment renouvelés. — Aphonie. — Inspiration d'alun. — Potions sulfureuses. — Amélioration. — Retour des accidens. — Toucher de la gorge avec le nitrate d'argent sans résultat. — Signes rationnels de phthisie pulmonaire.

Madame M...., âgée de vingt-neuf ans, est née d'une mère qui est morte du choléra et d'un père qui est mort, à l'âge de quarante ans, d'un catarrhe.

Elle eut six enfans dont elle ne nourrit aucun.

De ces enfans, deux sont morts en bas âge, et, de ceux qui restent, l'un, âgé de cinq ans, est scrofuleux, et deux petites filles, l'une de trois ans et la dernière de onze mois, sont rachitiques.

Toute sa vie, la malade fut sujette à des rhumes qui revenaient tous les hivers.

Au mois de juillet 1835, elle prit un rhume plus violent et plus opiniâtre que les autres, et pendant lequel elle a craché quatre ou cinq fois du sang, ce qui ne lui était jamais arrivé.

Le 26 août, elle est dans l'état suivant :

les règles sont supprimées depuis trois mois; toux fatigante, surtout la nuit; sommeil presque impossible, expectoration difficile de crachats visqueux, opaques, adhérens au vase; matité sous les deux clavicules, surtout à droite.

Respiration sans mélange de râle, mais présentant le bruit expiratoire beaucoup plus fort que le bruit inspiratoire.

Dyspnée considérable; faiblesse extrême; pâleur générale.

En même temps que la toux, a commencé un enrouement qui, depuis quinze jours, a dégénéré en une aphonie complète; il n'y a cependant pas de douleur au larynx, ni de difficulté à avaler; la gorge examinée ne montre rien d'anormal.

Pouls, quatre-vingt-cinq.

Appétit presque nul; cependant les alimens ingérés passent bien.

Prescription. Infusion de fleurs pectorales; matin et soir, une pilule avec un grain de poudre de digitale à augmenter progressivement jusqu'à douze grains par jour.

10 septembre, la toux est diminuée; la digitale cause quelques nausées, quelques éblouissemens; les urines coulent en plus grande abondance qu'auparavant; l'état général et l'aphonie sont toujours les mêmes.

On diminue de deux grains par jour la dose de digitale.

19 septembre, un peu d'amélioration, pas de nausées, urines abondantes; pouls, soixante-dix; l'aphonie est toujours complète.

Prescription. Faire dans le larynx trois fois par jour des inspirations de la poudre suivante :

℞ Acétate de plomb cristallisé, 1 partie.
Poudre de sucre candi......., 7 parties.

Cesser la digitale, qui fatigue beaucoup.

21 septembre, Mc.... se plaint que ses inspirations d'acétate de plomb causent des accès de toux longs et fatigans; nous remarquons que ces inspirations sont trop *copieuses*, nous diminuons des deux tiers la quantité qu'elle prenait, et il y a seulement quelques mouvemens de toux qui cessent bientôt; le pouls est à 60; la malade, faible, se trouve assez bien; elle a toujours beaucoup sué, la voix est un peu revenue, elle peut se faire entendre et soutient assez franchement les sons.

Potion avec opium, demi-grain; boire, par jour, quatre cuillerées à café de la solution suivante :

℞ Sulfate de potasse, 12 grains.
Eau distillée......, 4 onces.

Chaque prise étendue dans un demi-verre de lait et d'eau.

23 septembre. Amélioration marquée ; la voix a repris encore plus de résonnance, l'expectoration est facile, peu de toux, l'appétit est meilleur, les forces reviennent.

Même traitement.

26. La malade a repris des forces, elle se lève une bonne partie de la journée; elle dort assez bien, l'appétit est meilleur, l'expectoration offre toujours le même caractère, il y a toujours des sueurs nocturnes, la voix est encore beaucoup plus sonore et plus forte que lors de notre dernière visite.

29. La malade dit que ses forces reviennent, sa voix est toujours un peu voilée, mais presque naturelle (elle a continué les inspirations saturnines sans interruption).

Même prescription.

3 octobre. L'amélioration continue, les forces se soutiennent, l'appétit devient meilleur, la toux est moins violente et moins fatigante ; cependant, il y a eu une hémoptysie considérable ce matin; les sueurs nocturnes n'ont pas cessé.

Même prescription.

8 octobre. Nouvelle hémoptysie qui a beaucoup soulagé; même état progressif d'amélioration, l'auscultation permet d'entendre le bruit respiratoire pur; mais l'expiration est plus sensible que l'inspiration; la voix est dans le même état.

Même prescription, cesser les inspirations saturnines.

Le 11 octobre, le 14, le 17, même état; les forces augmentent, les sueurs nocturnes diminuent, les crachats sont moins abondans et plus muqueux.

Même prescription.

Le 20 octobre. La malade est sortie hier; elle se trouve bien, la voix est un peu plus voilée.

23. Quelques marques de sang dans les crachats, la voix est plus voilée encore, toutes les fonctions se font bien, la toux devient plus rare et moins fatigante.

Même prescription.

27. La voix est presque aussi éteinte que lors de notre première visite.

Même prescription.

30. Même état, même prescription.

5 novembre. Plus de sueurs nocturnes, expectoration facile, les crachats sont de plus en plus muqueux et moins abondans, quelques accès de toux qui fatiguent un peu, un peu de fièvre, la malade sort depuis quelques jours, l'oppression est toujours assez grande, mais n'empêche plus de monter les escaliers; digestion facile, appétit bon *comme en santé;* aphonie presque complète. Nous touchons le larynx avec une solution de : eau ℔ j, alun ℥ j; la malade nous dit que, sur le conseil d'une amie,

elle a fait pendant plusieurs jours des inspirations d'infusé de sureau, et que l'aphonie a paru plutôt augmenter que diminuer.

8 novembre. Même enrouement, toux fatigante, les sueurs nocturnes ont recommencé depuis deux jours, la malade se plaint de leur odeur fade et nauséeuse. On touche la gorge avec la solution d'alun.

Même prescription, potion avec demi-grain d'extrait d'opium.

12 novembre. Aphonie complète, même état général. On touche la gorge avec une solution de : nitrate d'argent, une partie; eau, quatre parties.

15. Il y a eu une hémoptysie abondante hier, moins de sueurs nocturnes; le toucher par le nitrate d'argent n'a produit aucun effet, il est renouvelé.

Même prescription.

20. Aucune modification depuis le 15. On cesse le toucher de la gorge.

23. Même état. Nous appliquons un cautère au bras gauche, continuation de la solution de sulfure de potasse, et de la potion avec opium, demi-grain.

15 janvier 1836. Nous avons cessé de voir la malade depuis près de deux mois; depuis lors, elle a eu plusieurs alternatives de mieux et de

pire. Depuis un mois, les sueurs nocturnes ont reparu avec une nouvelle intensité.

L'oppression est considérable, la toux est fatigante, l'expectoration facile, les crachats sont striés de pus, le pouls est petit, faible, fréquent, et il y a le soir des exacerbations notables.

Nous croyons entendre du gargouillement au sommet du poumon droit; cependant la malade est pleine d'espoir, ses forces lui permettent encore de se livrer à ses occupations journalières; l'appétit, quoique diminué, est néanmoins assez bon; les alimens passent bien, la voix est un peu revenue.

Prescription. Potion avec sulfure de potasse, quatre grains, eau, trois onces.

Le soir, julep avec demi-grain d'opium.

Premier février. L'état est à peu près le même, la malade a cependant eu, pendant huit jours, une dysenterie accompagnée de coliques violentes, mais qui a cessé depuis trois jours. La fièvre hectique ne peut être méconnue, l'appétit diminue de jour en jour, les forces s'affaissent, et il est aisé de prévoir le terme de ce terrible ensemble de symptômes.

Il est difficile d'assigner ici la place que doit occuper la phthisie laryngée, relativement à l'ordre de développement : l'altération du poumon a été observée par nous en même temps que celle du larynx, et la malade disait que l'enrouement et le *rhume* avaient commencé ensemble. Quoi qu'il en soit, on voit que la voix a pu être ramenée presqu'à son timbre naturel par un traitement local, et malgré la persistance de l'affection pulmonaire. Celle-ci sembla d'abord enrayée dans sa marche, l'appétit et les forces revinrent peu à peu, les sueurs nocturnes devinrent moins fortes, le pouls revint à son type normal.

Tout à coup, l'enrouement revient, les moyens employés ne peuvent le modifier, et bientôt l'affection pulmonaire reprend une activité nouvelle.

Il est difficile de ne pas voir ici l'influence exercée par l'affection du larynx sur celle du poumon.

Cet exemple prouve au moins que, si la disposition tuberculeuse avait produit d'abord l'altération du larynx, cette dernière pouvait à son tour imprimer aux tubercules pulmonaires une activité nouvelle. Il prouve en outre qu'on ne doit pas renoncer à tout traitement de la maladie du larynx, par cela seul qu'on la juge sous la dépendance de productions tuberculeuses des organes pulmonaires.

CHAPITRE V.

SYMPTÔMES.

Nous allons indiquer, d'une manière générale, les symptômes de la phthisie laryngée. Puis nous ferons ressortir les formes que chaque espèce affecte plus particulièrement.

Nous essaierons ensuite d'indiquer les rapports qui existent entre telle lésion plus spéciale du larynx et telle ou telle série de symptômes.

Enfin nous passerons rapidement en revue les maladies que l'on pourrait confondre avec la phthisie laryngée, et nous dirons en quoi elles en diffèrent.

Symptômes de la phthisie laryngée en général. — Dans toute la première période de la maladie, les symptômes locaux fixent seuls l'attention du médecin.

Les symptômes généraux ne se manifestent guère que dans le cours des maladies aiguës du larynx qui donnent lieu au développement de la phthisie laryngée, ou lorsque celle-ci à pris un développement menaçant.

C'est donc à l'étude de ces symptômes locaux que nous devrons donner d'abord toute notre attention.

A. Altération dans le timbre de la voix.

— Un des premiers symptômes qui frappent, c'est l'altération dans la voix.

Au début, cette altération est quelquefois un simple affaiblissement, plus souvent un enrouement très-sensible.

Cet enrouement, tantôt est continuel, tantôt ne revient que lorsque les malades fatiguent le larynx ou lorsqu'ils s'exposent à une température très-différente de celle dans laquelle ils vivent habituellement.

Toutefois, et ceci est important à considérer, le passage d'une température moyenne à une température froide, enroue beaucoup moins que la transition du froid au chaud. Ce résultat, tout singulier qu'il semble au premier abord, est la conclusion des faits nombreux que nous avons recueillis, et nous avouerons franchement qu'il nous a étonnés d'autant plus que nous nous y attendions moins. La voix est aussi d'autant plus enrouée que l'on s'éloigne davantage du moment du réveil ; de sorte que, dans le début de l'affection, lorsque l'on voit les malades au lit ou au sortir du lit, on trouve en général une netteté de phonation qui ne s'observe plus le soir.

Cette inégalité dans le timbre de la voix tient ici probablement à ce que le larynx, reposé par le sommeil, se fatigue de nouveau pendant le jour.

Une observation qui a échappé à ceux des auteurs qui ont traité des maladies du larynx, c'est que si le besoin de manger se fait vivement sentir, l'enrouement est ordinairement très-sensible, et qu'il disparaît au contraire complétement, ou presque complétement après le repas, pour revenir bientôt au même point.

Nous ne croyons point inutile d'insister sur ces petits détails, parce que nous nous sommes trompés nous-mêmes bien souvent dans le jugement que nous portions sur l'état du larynx, et cela parce que nous ignorions ces singulières variations et les causes qui y donnaient lieu.

L'époque de la menstruation fait aussi varier l'enrouement; c'est ordinairement la veille ou la surveille de l'apparition des règles que la voix est le plus altérée.

L'usage, l'abus des plaisirs vénériens l'augmente considérablement.

Intermittent dans la première période de la maladie, l'enrouement devient bientôt continu, et il peut rester ainsi jusqu'à la fin, quoique le plus souvent l'extinction de voix survienne dans la seconde période.

Il est difficile de faire comprendre par une description les nuances de l'enrouement. Une oreille exercée reconnaît pourtant ces nuances qui répondent, pour quelques unes du moins, à des altérations particulières du larynx. Ainsi, il y a des enrouemens qui font percevoir à l'oreille un son muqueux et voilé, mais qui indiquent pourtant que la colonne d'air n'est pas libre à son passage, c'est l'enrouement que nous avons appelé *muqueux*; c'est celui que nous entendons dans les plus simples rhumes, et qui, lorsqu'il est persistant, n'indique le plus souvent qu'une inflammation catarrhale.

Mais dans d'autres cas la voix est à la fois enrouée, inégale et comme raboteuse; c'est l'enrouement que nous avons appelé *strident*; celui-ci est un symptôme grave, en ce qu'il répond presque toujours à une ulcération, ou à des végétations dans le larynx.

Quant à l'aphonie, et nous entendons par ce mot l'abolition complète de la faculté de produire des sons, elle survient, disions-nous tout à l'heure, dans la deuxième période de la maladie. C'est par conséquent un symptôme grave.

Toutefois, cette gravité est subordonnée à plusieurs conditions qui la modifient singulièrement.

L'aphonie qui survient d'emblée dans une maladie aiguë du larynx et qui persiste quand le mal est passé à l'état chronique, n'est pas à beaucoup près aussi fâcheuse que celle qui est venue progressivement.

Celle qui succède à l'enrouement *muqueux* n'a pas la même gravité que celle qui survient après l'enrouement *strident*, et ce que nous avons dit plus haut en rend aisément raison.

Chez quelques malades l'aphonie offre des variations bien curieuses. La voix, complétement éteinte le soir, est seulement enrouée le matin, au moment du lever, et immédiatement après le repas. On conçoit que cette forme de l'aphonie doive être l'expression d'une altération organique plus superficielle et, pour l'ordinaire, simplement catarrhale.

L'inégalité de la voix est un phénomène plus commun dans la phthisie laryngée qu'on ne le croit communément, et que les malades ne le croient eux-mêmes. Quand on a le larynx malade, on diminue instinctivement le volume de son à émettre, et, en général, on proportionne l'émission de l'air à l'intensité de la phonation. Il en résulte qu'on ne fait pas ces intonations discordantes et inégales que, pour les instrumens à vent, on appelle des *kouacs* (qu'on nous pardonne cette expression triviale qui seule peut rendre notre pensée). Mais chez les malades qui veulent, malgré l'altération du larynx, donner à leur voix tout le développement qu'elle avait naguère, l'insuffisance de l'instrument vocal donne à la voix des éclats inattendus et discordans. C'est ce que nous avons observé plusieurs fois chez des chanteurs et des avocats : le colonel B***, qui jouit, dans l'armée, d'une haute réputation militaire, en fournit un exemple remarquable.

Il a depuis deux ans une affection chronique du larynx pour laquelle il a réclamé nos soins. Dans la conversation ordinaire sa voix offre le caractère de l'enrouement *strident* à un faible degré, mais elle est parfaitement égale, et, sauf le timbre, elle reste assez flexible pour se prêter encore aisément aux intonations d'une conversation animée. Mais lorsqu'il commande son régiment, sa voix a des éclats inégaux et tellement singuliers, qu'il faut aux officiers et aux soldats tout le respect que le colonel a su se concilier pour ne pas sourire. Les finales pour l'émission desquelles le tuyau vocal a besoin d'être largement ouvert ne peuvent être prononcées sans *kouacs* ; ainsi le mot *lance* (il commande un régiment de lanciers) n'est jamais dit sans que la voix de poitrine, jusque-là large et sonore, ne se convertisse immédiatement en un glapissement criard fort disgracieux.

Cette inégalité a quelques rapports avec ce que l'on observe souvent au moment de la puberté des jeunes hommes : elle en diffère pourtant en ce que, chez ceux-ci, la voix n'est point enrouée, mais seulement discordante et de deux timbres différens.

B. Toux. — La toux, dans la phthisie laryngée, n'offre le plus souvent rien de particulier : elle ne diffère pas de celle qu'on peut observer dans beaucoup de maladies de poitrine.

En général pourtant elle est plus fréquente et plus quinteuse.

Le son de la toux participe toujours de celui de la voix : enrouée chez ceux qui sont enroués, éteinte chez ceux qui sont aphones. Elle prend pourtant chez ces derniers, et chez ceux qui ont *l'enrouement strident*, un son tout particulier et qui est trop important pour que nous négligions de le bien décrire.

Nous avons appelé cette toux *éructante*, parce qu'en effet, quand le malade tousse, il semble qu'il fasse un *rot étouffé*. Ce caractère de la toux est toujours le signe d'une très-grave altération du larynx.

Remarquons en effet que, dans la toux ordinaire, l'air est chassé d'une part par le diaphragme et les muscles expirateurs, et retenu de l'autre par la glotte qui se contracte. La force des muscles expirateurs l'emportant sur celle des constricteurs de la glotte, l'air triomphe enfin de cette résistance, et traverse avec bruit le larynx. Ce bruit brusque est ce qu'on appelle toux.

Lors maintenant que le bruit de la toux, au lieu d'être net et court, s'allonge au contraire et passe par les intonations d'un *rot*, cela tient à ce que la glotte est inhabile à se mouvoir, ou à ce que de profondes ulcérations en rendent l'occlusion impossible ; on voit donc tout de suite pourquoi la *toux éructante* est un symptôme si grave.

Les différences que présentent les malades quant à la fréquence de la toux sont tout-à-fait inexplicables. Les uns sont tourmentés par une toux incessante, et tellement opiniâtre qu'ils ne peuvent goûter un instant de repos, et que les alimens sont rejetés par la contraction des muscles expirateurs ; d'autres, à l'autopsie desquels on trouve les mêmes lésions, ont à peine toussé et n'ont succombé qu'au gonflement croissant de la membrane muqueuse du larynx, et à l'asphyxie qui en est la conséquence. La toux, dans la première période, est ordinairement calmée par l'ingestion des boissons et des alimens ; dans la dernière période il n'en est plus de même, les boissons et les alimens pénètrent en partie dans le larynx et occasionent des quintes convulsives que rien ne peut modérer. La fréquence de la toux n'était pas un signe à beaucoup près aussi grave que sa raucité et que l'altération du timbre de la voix. On voit des malades tousser opiniâtrément pendant plusieurs années, chez lesquels le poumon reste parfaitement libre, et qui n'ont d'ailleurs aucune altération du larynx ; l'un de nos cliens, M. le baron de Trémont, est dans ce cas : il tousse de la manière la plus fatigante, sans que les médications les plus énergiques aient pu le soulager ; mais la voix reste timbrée, et rien n'annonce chez lui l'imminence de la tuberculisation du poumon, ni de l'ulcération du larynx.

C. Signes fournis par l'expectoration. — L'expectoration, dans la phthisie laryngée simple, fournit plutôt des caractères négatifs que des signes positifs : elle est, pour l'ordinaire, purement muqueuse, transparente, peu tenace ; tantôt très-abondante, et c'est une simple phlegmorrhagie ; tantôt peu copieuse, et alors le mucus est un peu moins diffluent.

Quand il existe une ulcération, l'expectoration, sans perdre les caractères que nous venons d'indiquer, offre pourtant quelques signes particuliers. De petites masses puriformes, mêlées souvent de stries de sang, et même tout-à-fait sanglantes, sont expectorées sans effort, plutôt par un mouvement d'exscréation que par un effort de toux. Nous verrons plus bas quelle valeur diagnostique on doit accorder à l'abondance de l'expectoration puriforme.

D. Douleur. — Dans plus de la moitié des cas de phthisie laryngée ordinaire, la douleur est nulle depuis le début jusqu'à la fin de la maladie.

Il est même remarquable que ceux qui avaient souffert un peu quand la maladie était à son début, et que la phlegmasie était encore à l'état aigu, cessent de souffrir quand la membrane muqueuse et les cartilages du larynx sont presque entièrement détruits par l'ulcération ou par la nécrose.

Chez le petit nombre il y a un peu de douleur à la région du larynx et notamment à la naissance de la trachée-artère. Cette douleur peut n'être qu'un sentiment de cuisson; nous ne l'avons jamais vue assez vive pour tourmenter beaucoup les malades. Mais au contraire la douleur est très-vive, chez presque tous, en avalant, et les malades savent très-bien nous dire qu'ils souffrent en avalant et nullement en parlant ou en respirant; que par conséquent chez eux, il n'y a de réellement attaqué que le pharynx.

Si maintenant on examine le pharynx, on ne voit rien qui explique de semblables symptômes; et si l'autopsie permet d'examiner les organes de la voix, on trouve dans le larynx des altérations organiques considérables.

Comment donc expliquer ce défaut de concordance entre les lésions anatomiques et les symptômes? C'est chose facile, selon nous.

Quelles sont ordinairement les parties les plus malades dans le larynx? Si l'on reporte ses yeux sur le chapitre où nous nous sommes occupés de l'anatomie pathologique, on verra que, soit qu'il y ait des ulcères, soit qu'il y ait nécrose ou carie, la membrane muqueuse qui revêt l'épiglotte, les ligamens aryténo-épiglottiques et les cartilages aryténoïdes, est presque constamment le siége d'un engorgement inflammatoire considérable. Or, cette portion du larynx complète précisément le pharynx en avant, et il ne se peut faire aucun mouvement de déglutition sans que le bol alimentaire soit pressé contre ces tissus enflammés et souvent ulcérés.

Quand, au contraire, on touche le larynx en avant et à travers la peau, la membrane muqueuse enflammée se trouve protégée contre nos attouchemens par l'os hyoïde et par le cartilage thyroïde, et par conséquent ne peut percevoir d'impression douloureuse, à moins que l'on ne presse de manière à affaisser les cartilages ou à leur faire exécuter de grands mouvemens. Ajoutons à cela que la membrane muqueuse qui revêt la partie supérieure du larynx a une grande sensibilité, et que la sensibilité au contraire est fort obtuse dans celle qui tapisse l'intérieur de l'organe; nous avons pu nous convaincre de ce fait chez les malades que nous avons été obligés de trachéotomiser.

E. Signes obtenus par la vue. — En faisant ouvrir largement la bouche des malades et déprimant la langue avec le manche d'une cuiller fortement recourbée, de manière à porter en avant la base de cet organe, on distingue parfaitement le voile du palais, la luette, les deux amygdales et le fond du pharynx. L'état de ces parties est assez important à constater, surtout quand il s'agit d'une phthisie laryngée syphilitique : plus bas nous dirons pourquoi. L'état de la luette mérite aussi une attention spéciale, parce que, comme nous l'avons dit en traitant des causes, la procidence de cet organe peut quelquefois occasioner des accidens inflammatoires graves du côté du larynx.

Mais l'exploration de l'épiglotte est surtout d'une importance extrême : comme nous avons eu déjà occasion de le faire remarquer, cet organe, quoique tenant à la langue, doit, dans l'ordre pathologique, être considéré comme une annexe du larynx.

L'anatomie pathologique nous démontre, en effet, que le larynx n'est presque jamais très-gravement malade, sans que l'épiglotte prenne part à cette affection.

Or il est fort peu de malades chez qui l'on puisse aisément voir l'épiglotte. Nous n'en avons trouvé que deux dont la gorge et la langue étaient disposées de manière à ce qu'on pût voir l'épiglotte dans toute sa face supérieure. En commandant au patient de faire quelques cris pendant qu'on l'examine, on voit l'épiglotte se porter en avant à chaque expiration. Chez ces deux malades, atteints de phthisie laryngée encore peu avancée, la membrane muqueuse de l'épiglotte était d'un rouge cerise, et très-notablement épaissie. Il est à présumer que les ligamens aryténo-épiglottiques et que la membrane muqueuse laryngée étaient le siége de la même altération.

Il eût été fort important sans doute d'avoir, pour examiner le larynx, des moyens analogues à ceux que le spéculum nous a fournis. Depuis plusieurs années, nous nous occupons de la confection d'un *speculum laryngis*. On connaît celui de M. Selligue, très-ingénieux mécanicien, qui, atteint lui-même d'une phthisie laryngée, dont il est complétement guéri, exécuta, pour son médecin, un spéculum à deux tubes, dont l'un servait à porter la lumière sur la glotte, et l'autre servait à rapporter à l'œil l'image de la glotte réfléchie dans un miroir placé à l'extrémité gutturale de l'instrument. M. Sanson, coutelier, rue de l'École de médecine, nous a confectionné un spéculum d'après un mécanisme analogue à celui de M. Selligue. Cet instrument, dont il ne faut pas s'exagérer l'utilité, est d'une application très-difficile, et il n'est guère plus d'un malade sur dix qui puisse en supporter l'introduction.

En effet, il est d'un volume tel qu'il remplit l'espace compris entre le bord libre du voile du palais et la face supérieure de la langue. Quand on le place dans la bouche, il provoque des haut-le-corps tellement insupportables, qu'il faut presque aussitôt l'enlever; s'il vient à toucher le fond de la gorge, et il n'est guère possible qu'il en soit autrement, le pharynx se contracte convulsivement, et avec une telle énergie qu'il le chasse dans la bouche.

Dans les cas les plus favorables, quand le spéculum peut être conservé dans l'isthme du gosier, la constriction inévitable du pharynx nuit encore singulièrement à ce qu'on voie les parties profondément situées.

Il est une autre difficulté, qui, à elle seule, suffirait pour dégoûter à jamais de se servir de cet instrument, c'est la présence de l'épiglotte. Cet opercule a une grande largeur, et il recouvre si exactement la partie supérieure du larynx, qu'il empêche totalement que la représentation de cet organe puisse être répétée dans le miroir, et de plus la lumière projetée par l'instrument tombe directement et nécessairement sur la face linguale de l'épiglotte, et l'ombre de celle-ci couvre précisément le larynx et le dérobe complétement à la vue. C'est donc à tort que Bennati prétendait voir la glotte avec le spéculum de Selligue; il ne voyait en général que la partie supérieure de l'épiglotte, très-rarement l'ouverture supérieure du larynx, et cela seulement quand le redressement accidentel de l'épiglotte le permettait.

Pour la glotte, elle est située à une telle profondeur et de telle manière qu'il est impossible de l'explorer même sur le cadavre avec le spéculum; à plus forte raison ne le pourrait-on pas sur le vivant, lors surtout que l'on songe à la révolte convulsive qui accueille son introduction, chez ceux mêmes qui y sont le plus habitués.

Quant au gonflement de la région antérieure du cou, nous ne l'avons encore jamais trouvé dans la phthisie laryngée simple, et cela se conçoit aisément, puisque la membrane muqueuse se trouve séparée du tissu cellulaire sous-cutané par toute l'épaisseur des cartilages. Il est bien remarquable que, dans le cas même de nécrose ou de carie considérable des cartilages, on ne voie le plus souvent à l'extérieur aucun gonflement qui puisse faire soupçonner d'aussi graves désordres.

Nous n'avons vu qu'une fois une tumeur poindre entre le cartilage cricoïde et le cartilage thyroïde; cette tumeur, presque insensible dans les premiers temps, coïncidait pourtant avec une phthisie laryngée très-prononcée.

Il fallut faire la trachéotomie pour prévenir

l'asphyxie, qui était imminente, et plus tard nous vîmes s'accroître cette tumeur, qui devint un énorme cancer. Obs. n° 18, planches n°s II et III.

F. Signes obtenus par le toucher. — En palpant le larynx, on perçoit quelquefois une crépitation qui avait été notée par quelques auteurs, notamment par M. Laignelet, comme un signe très-évident de phthisie laryngée.

Ce signe nous avait d'abord séduits, d'autant plus qu'il semblait devoir être produit par le frottement des portions de cartilage nécrosées. Mais l'expérience nous a appris qu'il se rencontre le plus souvent, même quand le larynx est parfaitement sain; il perd donc une grande partie de sa valeur. On ne devra pas cependant le négliger tout-à-fait; mais il faudra mettre une grande attention à distinguer si la crépitation est produite par le frottement des cartilages du larynx sur la partie antérieure de la colonne vertébrale, ou si elle est le résultat du frottement des parties de ces cartilages séparées les unes des autres par la carie ou la nécrose. Dans ce dernier cas, le bruit serait probablement plus sec et pourrait être produit en serrant le larynx entre les doigts; tandis que, dans le premier, il n'a jamais lieu que quand on fait mouvoir le larynx en totalité.

Nous avouons n'avoir jamais perçu bien distinctement la crépitation résultant de l'état pathologique du larynx.

Quant au toucher par la bouche, il est conseillé dans presque tous les travaux où il est question de l'angine laryngée œdémateuse.

Et d'abord, pour ce qui regarde l'exploration de la glotte, la chose est physiquement impossible, le doigt ne pouvant pénétrer dans un larynx.

Il ne peut donc s'agir ici que de l'exploration de l'épiglotte et de la partie supérieure du larynx.

Or cette exploration est beaucoup plus laborieuse que ne l'imaginent ceux qui la conseillent sans l'avoir probablement pratiquée chez un grand nombre de sujets.

Il s'en faut de beaucoup que le toucher de ces parties soit aussi simple que le toucher du col utérin; aussitôt que le doigt a franchi la base de la langue, et qu'il touche seulement l'épiglotte, il survient un spasme si énergique et si général de toutes les parties touchées, que l'application du doigt dure à peine une seconde ou deux, et qu'on ne peut saisir ainsi que des altérations extrêmement grossières, telles que des végétations ou des tumeurs.

Quant aux ulcérations des ligamens aryténo-épiglottiques, on ne peut, par ce moyen, en constater l'existence; au moins est-ce fort difficile; car nous ne l'avons jamais pu, quoique nous soyons assez habitués à ce genre d'exploration.

Nous avons lu, avec étonnement, ce qu'ont dit quelques uns des auteurs qui ont écrit sur l'angine laryngée œdémateuse. A les entendre, il serait bien facile de reconnaître cette grave maladie par le toucher.

Nous pensons, nous, que c'est chose sinon impossible (nous sommes parvenus à la pratiquer sur quelques sujets et notamment chez M. P... Obs. 49), du moins extrêmement difficile, et nous en avons tout à l'heure exposé les raisons.

Le toucher n'est donc que rarement applicable au diagnostic des maladies du larynx.

G. Signes fournis par la respiration. Nous arrivons aux signes les plus importans, après ceux qui sont relatifs à la voix et qui sont déjà analysés. Dans la première période de la phthisie laryngée, la respiration ne présente, en général, aucun trouble, si ce n'est dans quelques circonstances et quand le malade fait un exercice très-violent; le bruit inspirateur, dans ce cas, est un peu bruyant; rien de semblable ne se remarque pour le bruit expirateur. Nous verrons plus tard qu'il n'en est pas de même dans la deuxième période.

Disons encore que si, par hasard, dans le cours ou au début de la première période, il survient subitement un surcroît d'inflammation laryngée, alors se manifestent les symptômes du croup aigu; ce cas est tout-à-fait exceptionnel.

Mais à mesure que la maladie fait des progrès, l'oppression va croissant; et elle peut être due à deux causes.

Si la maladie du larynx a amené la consomption par le mécanisme que nous indiquerons plus bas, ou bien parce qu'il existe en même temps des tubercules pulmonaires, cause bien plus puissante de phthisie laryngée, le malade a de l'essoufflement, de l'anhélation sous l'influence du moindre exercice et quelquefois même en état de repos. Dans ce cas, l'oppression ne diffère en rien de celle qui s'observe chez les gens très-débiles et chez les autres phthisiques. Mais il est une autre forme de dyspnée très-essentielle à connaître, c'est celle qui tient au rétrécissement du larynx.

Celle-ci a des caractères particuliers, et nous essaierons de dire sous quelle forme elle se présente et quelle marche elle suit.

Lorsque l'affection a duré long-temps et que l'obstacle à l'entrée et à la sortie de l'air commence à devenir considérable, les malades, qui jusqu'ici n'avaient eu que l'anhélation inséparable de leur faiblesse, commencent à éprouver ce qu'ils nomment des accès d'asthme. Les premiers accès se manifestent d'abord pendant la deuxième moitié de la nuit, c'est du moins ce que nous avons observé chez le plus grand nombre de nos malades ; quelquefois quatre ou cinq nuits de suite ils sont éveillés par des paroxysmes, dont l'intensité augmente de jour en jour. Pendant la journée, ils vont mieux. Cependant, ils ont une difficulté de respirer inaccoutumée, et ils l'éprouvent surtout quand ils montent un escalier ou quand ils font un exercice violent.

Plus tard ils ne peuvent rester couchés dans le lit, ils demeurent assis et soutenus par des oreillers. Le jour ils éprouvent aussi des accès semblables à ceux de la nuit, et à partir de ce moment, l'inspiration est habituellement sifflante et l'expiration longue et bruyante.

Mais peu de jours s'écoulent avant qu'il survienne des paroxysmes tellement violens, que le sentiment d'une suffocation imminente jette les malades dans une sombre anxiété. L'accès se calme et l'orthopnée continue. Puis surviennent de nouveaux paroxysmes de plus en plus rapprochés, de plus en plus forts, jusqu'à ce qu'enfin les malades périssent suffoqués.

Ces accès ont vraiment quelque chose d'effrayant. Le patient, la face livide, la bouche ouverte, les narines béantes, l'œil humide et saillant, la peau ruisselante de sueur, marche avec véhémence tout autour de l'appartement, s'accrochant de temps en temps aux meubles, au chambranle des cheminées, à l'espagnolette des croisées, pour respirer plus aisément; tantôt la tête basse et la face tournée vers la terre, tantôt, et le plus souvent, le cou tendu et la tête renversée en arrière; puis, accablé de fatigue, il s'assied pour se relever bientôt.

Vous le voyez débarrasser la tête, le cou et la poitrine de tous les vêtemens qui les couvrent, et se jeter avec avidité au devant de l'air froid des croisées, qu'il ouvre lui-même avec une sorte de rage.

Cependant l'inspiration est sifflante, assez courte, et exécutée par tout l'appareil des muscles inspirateurs; mais l'expiration, quoique moins bruyante, est très-longue et tout aussi laborieuse que l'inspiration. Dans l'état ordinaire, l'expiration est passive; ici elle est aussi active que l'inspiration elle-même.

Enfin les malades tombent dans un accablement profond : la respiration, plus fréquente, est plus courte et semble moins difficile; l'air expiré n'est plus chaud, tout le corps se refroidit en même temps; la face, de livide qu'elle était, devient pâle et luisante, les yeux s'éteignent et la mort arrive au milieu d'une sorte de calme.

Le temps qui s'écoule depuis le premier accès d'orthopnée jusqu'à la mort est ordinairement de quinze à vingt jours. C'est environ cinq jours avant la mort que les accès commencent à revenir plus d'une fois dans l'espace de vingt-quatre heures.

Toutefois il y a de nombreuses exceptions. Il arrive qu'au milieu d'une laryngite chronique, il survienne tout à coup un paroxysme tel, que la mort en peut être la conséquence presque immédiate. Nous rapportons deux exemples remarquables de cette sorte de terminaison. Le premier a été observé par M. Marjolin et par nous : le second appartient à Morgagni. On pourra le lire sous le n° 32. Nous croyons devoir insérer ici le second.

OBSERVATION XXIII.

Quarante-deux ans. — Bonne santé antérieure. — Accidens primitifs commençant par le larynx. Attaque subite d'angine suffocante. — Voix enrouée, presque éteinte. — Gonflement croissant des lèvres de la glotte. — Imminence d'asphyxie. — Tubercules pulmonaires encore à l'état cru.

M. le docteur C..., médecin à Calais, vint à Paris au mois d'octobre 1835, pour consulter M. Marjolin, qui nous fit l'honneur de nous adjoindre à lui, pour voir le malade.

Celui-ci est âgé de 42 ans, sa vie est très-occupée et très-laborieuse. Sa santé a toujours été invariablement bonne.

En mars 1835 il commença à éprouver une

petite toux sèche, qui devint de plus en plus fréquente, mais qui pourtant ne s'accompagnait pas d'expectoration. Il s'y joignit bientôt un peu de difficulté de respirer, difficulté qui pourtant n'était pas assez forte pour empêcher M. C... de faire tous les jours, à pied, trente ou quarante visites médicales.

Au mois d'août dernier, il se sent pris, *un matin dans la rue, d'un accès de suffocation qui augmente si rapidement qu'il n'a pas le temps de regagner son logis*. On le saigne, il respire avec moins de difficulté et on le reconduit chez lui. On le saigne de nouveau et on lui applique au cou des sangsues et des révulsifs.

Après quinze jours de soins et de régime, il se rétablit en partie, et peut reprendre ses occupations. Cependant il conserve une toux quinteuse, sèche, rauque, enrouée, la respiration devient plus courte. Bientôt le malade ne peut monter un étage sans éprouver un essoufflement considérable. Sur ces entrefaites, il se décide à faire le voyage de Paris.

Quand nous le vîmes, l'altération des traits était assez considérable, le malade nous dit qu'il était beaucoup maigri depuis l'invasion des accidens.

L'expiration est facile, l'inspiration laborieuse et sifflante; la toux avait exactement le son d'un *rot enroué*.

Nous le fîmes lire; le timbre de sa voix était rauque et enroué; quand, après avoir lu une phrase, il reprenait haleine, le bruit inspiratoire se faisait entendre de loin et s'accompagnait d'un fort sifflement.

Nous explorâmes avec attention les poumons à gauche et à la partie supérieure, il y avait une matité notable. Bruit de souffle dans l'expiration; expansion pulmonaire nulle en ce point, quelques craquemens humides rares.

Le diagnostic ne pouvait être douteux; évidemment il y avait des tubercules pulmonaires; mais c'est à peine si quelques uns d'entre eux étaient ramollis, puisqu'il n'y avait pas d'expectoration : et cependant le larynx était tellement malade que déjà il y avait eu menace d'asphyxie, et que l'oppression maintenant faisait tous les jours de nouveaux progrès.

Nous nous bornâmes à conseiller à M. C... des moyens qui ne pouvaient avoir aucun heureux résultat, et deux jours après il retourna à Calais.

Une quinzaine s'était à peine écoulée, que nous apprîmes d'un pharmacien du pays que M. C... était de nouveau en proie à une horrible suffocation, et cette fois les moyens les plus énergiques restèrent sans effet.

A ces faits nous en opposerons un autre, c'est

celui de M. P... dont on peut lire l'observation sous le n° 49.

Cet homme est resté plusieurs mois dans un état d'orthopnée habituelle, et pourtant il a guéri : mais nous avouerons que pendant long-temps nous pensions qu'il n'existait pour lui d'autre ressource que la trachéotomie ; il en est de même de la femme *** et de mademoiselle Basinet (observ. 49 *bis* et 49 *ter*) qui, il est vrai, étaient comme M. P....., atteintes d'angine laryngée présumée syphilitique.

La marche et l'ordre de ces symptômes sont d'autant plus importans à connaître que par là seulement le médecin sera apte à juger de l'opportunité d'une opération chirurgicale.

Il faut qu'il sache, en effet, quelle est la durée commune de la période dyspnéique, et il faut qu'il connaisse exactement à quels signes on pourra juger la mort imminente, pour se tenir prêt à la trachéotomie et ne la pas pratiquer plus tôt ou plus tard qu'il ne le faudrait.

Nous dirons plus bas, en parlant du traitement, quand et comment doit être pratiquée cette opération.

Revenons à la respiration et aux formes qu'elle présente dans la dernière période de la maladie.

On a dit, et Bayle et M. Thuillier ont particulièrement insisté sur ce signe, savoir, que, quand les ligamens aryténo-épiglottiques étaient œdématiés, l'inspiration était beaucoup plus difficile que l'expiration, et ils en ont fait un caractère fort essentiel.

A cela nous dirons que, prévenus de ce symptôme et le cherchant avec beaucoup de soin et d'attention, nous ne l'avons jamais trouvé.

Il est vrai que dans l'inspiration il y a un sifflement très-prononcé, et que dans l'expiration ce sifflement ne s'observe pas; mais remarquons que cette espèce de sifflement a lieu dans tous les cas où le larynx est rétréci, en quelque point qu'existe ce rétrécissement et de quelque manière qu'il s'opère; en voici la raison : dans le mouvement inspirateur, l'air traverse la glotte deux fois plus vite que dans le mouvement expirateur; c'est ce dont il est facile de s'assurer, en comptant avec une montre à secondes le temps exact des deux mouvemens, chez l'homme sain et chez l'homme malade; il en résulte que l'air traversant deux fois plus vite un espace donné, doit, dans ce cas, produire un bruissement beaucoup plus fort que dans l'expiration, dont le mouvement s'accomplit beaucoup plus lentement. Cette difficulté de l'inspiration ne tient donc pas à ce que le bord libre et œdématié des ligamens aryténo-épiglottiques s'enfonce dans le larynx pendant l'inspiration et diminue d'autant l'aire de la glotte, tandis qu'il est repoussé pendant l'expiration.

Remarquons ensuite que cet engouffrement des bords supérieurs du larynx n'est pas aussi facile qu'on le suppose. En effet, dans *l'œdème* inflammatoire, et nous avons démontré que l'œdème est presque toujours inflammatoire, la consistance de la membrane muqueuse, et surtout du tissu cellulaire sous-jacent, n'est pas tellement minime qu'il y ait une grande flaccidité; au contraire il y a presque toujours, sinon toujours, une tension extrême.

Il est vrai que sur le cadavre on trouve quelquefois ces parties œdématiées assez flasques pour qu'elles tremblotent et qu'elles puissent obéir à la pression de l'air inspiré; mais, outre que cette flaccidité est fort rare, encore aurions-nous à rechercher si elle n'est pas un effet purement cadavérique, et si elle ne tient pas à ce que, par le fait de la mort, le sang encore contenu dans les vaisseaux abandonnant les parties engorgées, il en résulte une flaccidité qui n'existait pas pendant la vie. Ce phénomène, d'ailleurs, s'observe au dehors sur les tissus qui, pendant la vie, étaient tuméfiés et rénitens, et qui après la mort sont affaissés et flasques.

Il nous reste à traiter la grande question de l'intermittence des accès et du spasme des bronches.

L'autopsie démontrait un fait qui ne pouvait expliquer les symptômes, savoir : l'oblitération non complète du larynx.

En effet, les observateurs attentifs reconnaissaient que jamais la glotte n'était entièrement fermée, et qu'il restait encore une voie pour le passage de l'air. On en tira cette conclusion, qu'il y avait là un spasme des bronches qui avait compliqué la maladie du larynx, et qui avait été, en définitive, la cause de la mort. Cette idée semblait d'autant plus raisonnable qu'on voyait de l'intermittence dans les paroxysmes.

Répondant au fait anatomique invoqué par les partisans de cette idée, nous dirons d'abord que le gonflement de la membrane muqueuse, considérable pendant la vie, s'affaisse notablement après la mort ; que, par conséquent, l'ouverture de la glotte peut, à l'autopsie, être un peu plus grande qu'elle ne l'était réellement. Mais, admettant que la glotte ait eu avant la mort la même capacité que sur le cadavre, il ne s'ensuivrait pas que la vie n'eût pu s'éteindre, sinon par asphyxie dans la rigoureuse acception du mot, du moins par insuffisance d'air, ce qui n'est pas tout-à-fait la même chose.

Il est absurde de supposer que, sur le vivant, la glotte puisse jamais être entièrement fermée ; car l'occlusion de la glotte n'amène pas la mort par asphyxie lente, comme il arrive dans le croup et dans la phthisie laryngée, mais par asphyxie immédiate, et dans l'espace de deux, et quelquefois même d'une minute. De toute nécessité, il faut que le passage de l'air reste libre jusqu'à un certain point.

Il n'en est pas de même de l'insuffisance de la respiration. Si la glotte, au lieu d'une capacité représentée par quatre n'en a plus qu'une représentée par deux, et s'il faut, pour hématoser le sang, le volume d'air en rapport avec la capacité normale de la glotte, n'est-il pas évident qu'avec une capacité moitié moindre, la glotte ne recevra que moitié moins d'air qu'il n'en faut pour la sanguification.

Dans cette hypothèse, le sang veineux ne s'artérialisera pas complétement, et le malade se trouvera précisément dans le cas de l'animal de Bichat, dont le sang coulait vermeil dans les carotides, quand on laissait complétement ouvert le robinet placé à la trachée, plus brun quand on fermait à moitié le robinet, et tout-à-fait noir quand on ne laissait pas pénétrer d'air : lors donc que, par une cause quelconque, le larynx est à moitié obstrué, le sang prend les caractères de celui d'un animal qui ne respire pas une quantité d'oxygène suffisante, et il doit s'ensuivre une asphyxie qui, pour être lente, n'en est pas moins une asphyxie réelle.

Il est facile de faire sur soi-même une expérience analogue à celle que Bichat faisait sur les animaux.

Si l'on respire à travers un tube dont l'ouverture est égale, par exemple, à celle d'une des narines, ont sent que la respiration s'exécute à merveille, et que les fonctions se conservent dans leur plénitude. Mais si l'on prend un tuyau de plume, la respiration, d'abord facile, devient de plus en plus laborieuse, bientôt il survient une véritable orthopnée et un sentiment d'asphyxie imminente.

Songeant maintenant à l'influence que le sang exerce sur les centres et sur les conducteurs nerveux, et à l'action de ces derniers sur la respiration, nous comprenons tous les phénomènes spasmodiques, tous les accidens nerveux qui vont survenir, et nous comprenons l'intermittence en tant que propre à la plupart des névroses, et nous n'avons pas besoin de recourir à un spasme des bronches que personne n'a vu, et sur lequel nous voulons nous expliquer nettement.

Quand, faute d'avoir fait les réflexions que nous venons de mettre sous les yeux du lecteur, on a cru devoir expliquer l'asphyxie par un spasme des bronches, il a bien fallu trouver dans ces canaux un élément anatomique qui rendît possible l'explication de ce spasme. On a trouvé des muscles, et personne ne doute aujourd'hui, sur la foi de Reissessen et de M. Cruveilhier, que les bronches ne soient semi-cartilagineuses et semi-musculeuses.

Nous avouons d'abord qu'en s'aidant de la loupe et des instrumens d'anatomie les plus parfaits, on trouve dans les bronches des fibres qui ressemblent beaucoup, par leur disposition fasciculée, aux fibres des muscles membraneux les plus évidens, à ceux, par exemple, qui revêtent les intestins.

Mais il ne suffisait pas d'une ressemblance anatomique qui, à notre sens, est plutôt dans la couleur que dans la texture; il fallait, de plus, une ressemblance fonctionnelle, et c'est précisément ce qui manque, comme nous avons essayé de le démontrer par des expériences.

Si les bronches étaient pourvues de muscles de la vie organique, elles devaient être contractiles : d'ailleurs, ceux dont nous combattons l'opinion l'admettent, puisqu'ils parlent d'un spasme; et cette contractilité devrait se manifester par des mouvemens comme dans tous les muscles du même ordre.

Or, nous avons fait à plusieurs reprises l'expérience suivante, qui nous semble propre à démontrer la non-existence de fibres contractiles dans les bronches.

Nous avons abattu plusieurs chevaux, en leur

assénant un coup de marteau sur la tête ; immédiatement, on ouvrait le ventre, puis, par une large et rapide incision, on détachait le diaphragme, et, sans perdre de temps, on allait au fond de la poitrine, détacher la trachée-artère, les poumons et le cœur.

Avec de longs ciseaux boutonnés, nous incisions rapidement les principales divisions bronchiques, et en les stimulant de toutes les manières, nous cherchions à y éveiller des mouvemens musculaires. Or, jamais, de quelque manière que nous nous y soyons pris, nous n'avons pu apercevoir le moindre signe de contraction musculaire ; tandis que le cœur, les muscles de la vie de relation, les intestins, la vessie, offraient encore pendant long-temps des signes évidens de cette contractilité. Objectera-t-on que la couche musculaire bronchique est douée d'une contractilité peu énergique, et qu'à ce titre elle perd promptement la faculté de manifester cette contractilité? A cela, nous répondrons que, dans le même animal, les muscles qui perdent le plus rapidement la contractilité, sont précisément ceux qui sont doués de la plus grande énergie ; qu'ainsi la mort commence par les muscles de la vie de relation, puis, par le cœur, et dans le cœur, d'abord par le côté gauche, puis, par le ventricule droit, puis enfin, par l'oreillette droite. Le tube digestif meurt ensuite, et dans cet appareil, d'abord l'œsophage et ensuite les intestins.

Si maintenant nous étudions ce phénomène sur les autres classes de vertébrés, nous voyons que les oiseaux, qui sont doués de la vie extérieure en apparence la plus énergique, perdent aussi, après leur mort, l'excitabilité musculaire avec une extrême rapidité ; viennent ensuite les mammifères, qui la conservent un peu plus long-temps, et les reptiles, où elle persiste long-temps après la mort apparente ; enfin, les poissons ; et l'on trouve encore le cœur d'une anguille contractile vingt-quatre et même trente-six heures après la mort.

Si maintenant des vertébrés nous arrivons aux insectes, nous voyons que quelques uns d'entre eux conservent l'excitabilité musculaire pendant un temps extraordinaire, au point que la tête d'un cerf-volant, séparée du corps, garde quelquefois pendant quatre, six, et même huit jours, une puissance musculaire capable de rapprocher les cornes avec une grande énergie.

Si donc la couche musculeuse des bronches possédait une propriété contractile quelconque, cette propriété ne s'éteindrait pas en deux ou trois minutes.

On dira, peut-être, que nous ne pouvons apprécier au juste l'influence du système nerveux sur les organes qu'il régit ; que, peut-être, les rapports de ce système sur les bronches sont tels, que la cessation de l'influx encéphalo-rachidien suffit pour anéantir immédiatement la contractilité musculaire.

Mais, outre que cette objection est absurde, en ayant égard seulement aux lois de l'analogie, on peut la résoudre par un fait direct et bien palpable.

Rien n'est si facile que de mettre à nu la trachée d'un cheval dans l'étendue de plusieurs pouces. Si alors on coupe, on lacère, on stimule de toutes les manières ce conduit aérien, il n'est pas possible d'y apercevoir la moindre contraction musculaire.

Dans les nombreuses trachéotomies que nous avons faites chez les enfans atteints du croup, nous n'avons jamais non plus aperçu de contraction musculaire dans les fibres de la trachée-artère, et lorsque nous pénétrions dans les bronches avec de petites baleines armées d'éponges, jamais, non plus, nous n'avons senti la baleine pressée par la contraction de ces bronches, et pourtant nos éponges étaient souvent imbibées d'un liquide extrêmement irritant.

En présence de tous ces faits, comment admettre le spasme des bronches? pourquoi, pour expliquer des phénomènes qui s'expliquent si simplement par l'occlusion incomplète du larynx, aller fausser toutes les lois de l'analogie dans l'ordre anatomique et pathologique?

Allons plus loin. Si cette orthopnée était due au spasme des bronches, comment la trachéotomie la ferait-elle cesser à l'instant même? Certes la chose serait bien singulière.

En interrogeant les lois les plus simples de la physique, on comprend bien mieux encore combien cette théorie du spasme est peu fondée.

Dans l'orthopnée, quand les puissances inspiratrices agissent pour faire le vide dans la poitrine, la pression de l'air extérieur est telle, surtout chez les enfans, qui ont les côtes très-flexibles, que le bas du sternum s'enfonce, et va presque toucher la colonne vertébrale.... Or, nous le demandons, si l'air pénétrait librement dans la poitrine, quelle énergie ne faudrait-il pas à la contraction spasmodique des bronches pour résister au poids énorme de l'atmosphère? Et ce serait ce plan musculaire, dont personne n'a jamais constaté la contractilité, qui tout d'un coup acquerrait une si prodigieuse force!

Cette explication par le spasme a presque tout envahi : un chirurgien éprouvait-il une difficulté soudaine à introduire dans les points lacrymaux un siphon d'Anel, il faisait aussitôt intervenir le spasme, plutôt qu'une simple congestion sanguine déterminée par ses manœuvres. Autant vaudrait dire vraiment que les fosses nasales, ces conduits osseux revêtus d'une membrane muqueuse, fine, sont prises de spasme, quand tout à coup, sans cause appréciable, et surtout sans qu'il s'y soit sécrété de mucus, et tout simplement par un boursouflement subit de la membrane olfactive, il survient de l'enchifrenement, et l'impossibilité de respirer par le nez.

Encore une fois, il n'est donc pas besoin de recourir au spasme, quand il est si facile d'expliquer les accidens par le gonflement de la membrane muqueuse. Mais, dira-t-on, pourquoi ces rémissions, ces intermittences singulières, si la maladie n'était pas nerveuse, si elle tenait à une lésion organique fixe, inamovible?

A cela nous répondrons en rappelant une loi de l'organisme, loi qui n'est que la conclusion formulée des faits. Un cancer est inamovible; les douleurs sont intermittentes : un calcul demeure dans la vessie; les accidens ne sont pas continus. L'inflammation intestinale est toujours présente dans la dysenterie; les coliques laissent entre elles de longs intervalles. Le produit de la conception, pendant l'enfantement, reste dans l'utérus; les douleurs sont intermittentes; le collet du sac herniaire étrangle l'intestin d'une manière continue. Les vomissemens, les syncopes, les coliques sont paroxystiques.

Sans doute il y a dans tout cela quelque chose

de nerveux; mais il y a bien loin de cette concession à admettre que tout est nerveux.

Le lecteur voudra bien nous pardonner d'être entrés dans cette longue discussion.

Il était nécessaire de bien établir nos principes, et nous tenions à approfondir une question qui, bien long-temps et vivement débattue, n'est point encore résolue pour beaucoup d'excellens esprits.

Quant à nous, dans une semblable discussion, nous eussions craint de n'opposer qu'assertion à assertion; nous avons voulu, par des expériences qui nous ont semblé assez concluantes, asseoir nos convictions et celles des médecins.

Des signes fournis par le mode de déglutition. — Chez quelques malades atteints de phthisie laryngée, outre la douleur dans l'acte de la déglutition, douleur que nous avons notée plus haut, et dont nous avons indiqué la cause, on observe encore un accident fort grave; c'est l'impossibilité d'avaler des alimens liquides, ou ceux qui, extrêmement divisés, ne peuvent se résoudre en un bol alimentaire homogène. Notre attention a dû naturellement se porter sur ce point de diagnostic. La plupart des auteurs attribuaient ce phénomène à la destruction de l'épiglotte. Ils pensaient que, cet opercule ne recouvrant plus exactement l'entrée du larynx, les alimens, au moment où ils franchissaient la base de la langue, devaient tomber dans les voies aériennes.

Les faits que nous avons observés ne nous ont rien appris sur le mécanisme de ce trouble fonctionnel.

Ils nous ont prouvé seulement que la destruction de l'épiglotte n'empêchait pas certains malades d'avaler parfaitement, et que d'autres, dont l'épiglotte était intacte, ne pouvaient exécuter aucun mouvement de déglutition, sans laisser pénétrer des alimens dans le larynx.

Les deux observations que nous allons rapporter en fourniront l'exemple.

OBSERVATION XXIV.

Detmer, corroyeur, homme autrefois vigoureux, de caractère vif et emporté, tempérament bilieux, est né de parens tous deux morts jeunes : son père est mort subitement, dans un accès de manie auquel il était sujet : sa mère a succombé à une fièvre typhoïde.

Le malade, qui est actuellement dans sa 40e année, est sujet, depuis huit à dix ans, à des rhumes qui reviennent tous les hivers, et qui le fatiguent beaucoup; quelquefois, ces rhumes s'accompagnent de point de côté. Il y a trois ans, il fut traité pour une pleurésie. Depuis ses indispositions catarrhales, il a eu cinq à six fois des *maux* de *gorge* qui cédaient facilement à des moyens simples.

En décembre 1834, il prit comme d'ordinaire un *rhume* qui, ainsi que les précédens, le fatigua beaucoup; pendant son cours, pas plus que pendant les autres, il ne cracha de sang. Ce rhume fut accompagné, dès le début, d'un mal de gorge assez intense et d'un enrouement que rien ne put modifier, qui augmentèrent jusqu'en juin, époque à laquelle on toucha les amygdales avec de l'alun calciné, et où l'on fit prendre de l'extrait de ciguë à la dose de 8 et 10 grains par jour. Ces moyens ayant échoué, on les abandonna après huit jours, et on pratiqua la résection de l'amygdale du côté gauche. Même insuccès. On fit dans la gorge des insufflations d'une poudre dans laquelle entrait du nitrate d'argent crystallisé. Nul soulagement ne suivit cette nouvelle médication. Ce fut alors que nous vîmes le malade.

22 septembre 1835.

État actuel : maigreur générale, pâleur de la face et des tégumens. Aphonie complète depuis quatre mois, douleur vive à la gorge, quand le malade avale des alimens solides ou liquides. L'amygdale droite est profondément ulcérée, ainsi que ce qui reste de la gauche. Le fond de la gorge présente une rougeur violacée, peu intense. Le larynx n'est le siége d'aucune douleur, même au toucher; seulement, lorsqu'on porte le doigt sur le bord supérieur droit du cartilage thyroïde, on sent une petite éminence grosse comme la tête d'une épingle et qui est sensible à la pression. La respiration n'est pas sifflante, et l'air paraît entrer sans obstacle dans les poumons. Dyspnée considérable aussitôt que le malade fait quelques pas; toux fréquente, fatigante; expectoration assez abondante de crachats, les uns comme striés de pus, les autres visqueux, petits, opaques, arrondis, et nageant dans une sorte de mucilage. Poitrine sonore partout; gargouillement sous les clavicules; insomnie causée par la toux; sueurs nocturnes sur le front et la poitrine; pouls petit, fréquent, faible; appétit irrégulier; fonctions digestives assez bonnes; ni diarrhée, ni constipation; urines faciles.

23 septembre. Nous conseillons au malade d'entrer à l'Hôtel-Dieu; il est admis dans le service de M. Guéneau de Mussy, le 23 septembre.

L'état décrit ci-dessus constaté par nous, on prescrit :

Gargarisme avec eau d'orge ℔ j, miel rosat ℥ ij, acide hydro-chlorique gouttes xx; tisane gommeuse, julep diacodé, potages.

28 septembre. Même état. Peut-être un peu plus de faiblesse. Même prescription. (Les on-

gles ne sont pas recourbés, ou au moins, ceux qui le sont, ne montrent pas cette courbure spéciale, fréquente chez les phthisiques.)

Même prescription.

5 octobre. Même état, même prescription.

9 octobre. Le malade est affaibli, ses traits altérés; le ventre est tuméfié, indolent; il y a constipation depuis huit jours.

Mort à 7 heures du soir.

Autopsie 39 heures après la mort.

Les poumons sont farcis d'une grande quantité de tubercules à tous les états; leurs sommets sont occupés par de nombreuses cavernes.

Larynx (planche VII). Les follicules de la base de la langue sont hypertrophiés; la membrane muqueuse qui les revêt est le siége d'ulcérations aplaties et irrégulières, surtout vers la base de l'épiglotte. Le repli muqueux qui, de l'épiglotte, gagne la base de la langue, est érodé et boursouflé; le bord libre de l'épiglotte est détruit en partie, et irrégulièrement déchiqueté. Le tissu de ce fibro-cartilage est altéré vers la partie supérieure, au point qu'un manche de scalpel, promené sur le rebord libre, en emporte de petits fragmens jaunes, de consistance caséeuse.

Les replis aryténo-épiglottiques sont tuméfiés, boursouflés, et présentent l'aspect chagriné des vieux ulcères; les cartilages-aryténoïdes paraissent en partie détruits. A la base de celui du côté gauche, on remarque une petite ulcération profonde, d'aspect noirâtre, et de laquelle il découle, par la pression, un pus ichoreux.

Toute la membrane muqueuse laryngée présente l'aspect jaune chagriné et le boursouflement analogue à celui que présentent les ligamens aryténo-épiglottiques; les ventricules du larynx sont presque entièrement effacés par cet épaississement. A la partie supérieure de l'angle rentrant, formé par les deux lames du cartilage thyroïde, existe une ulcération qui a détruit la membrane muqueuse et le cartilage dans toute son épaisseur; elle a pour base le périchondre extérieur, qui est notablement ramolli en cet endroit.

La dissection des différentes parties que nous venons de décrire, telles qu'on les apercevait au premier coup d'œil, nous a montré la membrane muqueuse qui revêt la face laryngée de l'épiglotte, presque entièrement détruite; les cordes vocales supérieures, confondues avec la muqueuse qui les recouvre, étaient en grande partie transformées en un tissu comme lardacé, et criant sous le scalpel; les cartilages aryténoïdes étaient détruits dans leurs deux tiers supérieurs.

Avant de disséquer le larynx, nous avons

abattu l'épiglotte sur l'ouverture supérieure du larynx, et nous avons vu que cette ouverture n'était obturée que dans ses deux tiers environ, par le fibro-cartilage. Cette remarque est importante, en ce que, *le matin même de sa mort, Delmer a bu, devant nous, sans manifester la moindre gêne à avaler.*

Cette observation a la plus grande analogie avec celle de M. Louis, relative à un phthisique chez lequel l'épiglotte était complétement détruite (*Recherches sur la phthisie*, pag. 251); observation que nous avons rapportée sous le n° 19). Mais chez notre malade, la déglutition était facile, les boissons ne tombaient jamais dans le larynx; chez celui de M. Louis, la déglutition était difficile. Le malade, en buvant, rendait souvent ses boissons par le nez; il ne pouvait, à la fin de sa vie, avaler que des liquides.

Dans l'observation qui va suivre, nous verrons, au contraire, un malade chez qui l'épiglotte était entière, qui rendait cependant les alimens et les boissons par le nez, et qui les laissait pénétrer dans le larynx.

OBSERVATION XXV.

Eczéma général disparaissant à la suite d'un traitement rationnel. — Douleur du larynx. — Enrouement, toux sèche, expectoration abondante, puis dysphagie. — Amélioration spontanée. — Réapparition des accidens à la suite d'un rhume. — Amaigrissement. — Aphonie complète. — Accès de dyspnée répétés. — Trachéotomie. — Mort aussitôt après l'opération. — Poumons tuberculeux. — Ulcérations du larynx et de la trachée. — Ossification des cartilages.

M. L***, de Dunkerque, âgé de 50 ans, vint en août 1835, à Paris, pour consulter M. Marjolin. Il avait une extinction de voix. M. Marjolin reconnut de suite une affection grave du larynx, et il nous l'adressa. Nous continuâmes donc à le traiter conjointement, et, jusqu'à sa mort, qui eut lieu le 9 décembre 1835, il resta soumis aux médications que nous lui avons conseillées.

M. L*** a servi dans la marine militaire, puis dans la marine marchande, en qualité de capitaine au long cours, depuis l'âge de quinze ans jusqu'à 40 ans. Ce fut à cette époque, c'est-à-dire en 1825, qu'il vint se fixer à Dunkerque et qu'il s'y maria.

Jusque-là, il avait toujours joui d'une excellente santé, et ne s'était presque jamais enrhumé; et ni lui ni personne de sa famille n'avait jamais offert le moindre accident du côté des organes thoraciques. Il a eu aussi trois enfans, qui jamais n'ont eu de scrofules ni d'affections tuberculeuses.

Au mois d'août 1825, peu après s'être établi à Dunkerque, M. L*** éprouva sur tout le corps une éruption que, d'après sa description, nous avons crue être d'une nature eczémateuse. D'abord, cette éruption, qui avait envahi tout le corps, resta confinée à la face, où elle fut traitée infructueusement pendant un an; enfin, en octobre 1826, elle se dissipa; mais peu après, il survint une douleur de gorge avec sentiment d'oppression, et le malade eut pendant quelque temps une expectoration fétide et d'assez mauvais caractère.

Deux vésicatoires qui furent appliqués aux bras dissipèrent tous ces accidens. En 1828, la maladie de peau céda, pour ne plus se montrer qu'à des intervalles très-éloignés, et avec un caractère de bénignité extrême. En 1829 et 1830, on saigna le malade au printemps; en 1831, un des vésicatoires fut supprimé. — Tout alla bien jusqu'en juillet 1833. — Cette année-là, on n'avait pas saigné le malade comme les années précédentes.

A cette époque, M. L***, sans cause connue, commença à éprouver dans la région du larynx une douleur avec toux sèche. Vers la fin de l'année, la voix s'enroua, et il survint une expectoration très-peu abondante et très-tenace, qui ne pouvait être expulsée que par des efforts considérables. A partir du mois de décembre 1833 jusqu'en mai 1834, le malade fut forcé de garder la chambre, et la douleur du larynx était très-vive, surtout dans les mouvemens de déglutition. Il ne pouvait avaler que des liquides, et encore avec beaucoup de peine; il en pénétrait toujours quelques gouttes dans le larynx, et il s'ensuivait une toux extrêmement fatigante. Cependant, aux mois de mai et de juin 1834, la toux et l'enrouement augmentèrent, et enfin l'aphonie devint complète. Mais au mois de juillet, les accidens s'amendèrent complétement, l'appétit se réveilla, la déglutition devint facile, la toux cessa presque entièrement, les forces se rétablirent, et la voix revint, mais rauque et faible. Ce bien-être continua jusqu'en août 1835; M. L*** prit alors un gros rhume pour s'être exposé au froid. Aussitôt la déglutition devint douloureuse et difficile; la toux quinteuse et opiniâtre, l'expectoration assez abondante.

Trois mois après, le malade se décida à venir à Paris, et c'est alors que nous le vîmes.

Il est amaigri, pâle, quoique encore assez bien musclé; ses forces sont beaucoup diminuées depuis quelques mois.

Toux fréquente et sans éclats, ne faisant entendre qu'un son creux et métallique; aphonie complète, quelques efforts que fasse le malade; déglutition des liquides impossible, si ce n'est par une espèce de lapement, et seulement quand le malade tient la tête penchée. Malgré ces précautions, il arrive encore souvent qu'il entre dans le larynx quelques gouttes qui donnent lieu à une toux opiniâtre et comme convulsive; larynx douloureux à la pression. En examinant avec attention le fond de la gorge, on voit que les amygdales sont un peu tuméfiées, et que la membrane qui tapisse la partie postérieure du pharynx, est comme couverte d'une multitude de petits follicules hypertrophiés.

La poitrine fut examinée avec la plus scrupuleuse attention, en percutant, en auscultant à plusieurs reprises, il ne nous fut pas possible d'entendre rien qui décélât une lésion organique du poumon.

Toutefois il y avait une expectoration verdâtre, homogène, se délayant en partie dans l'eau, gagnant le fond de la cuvette, et en tout semblable à celle des tuberculeux. Cette expectoration était abondante, plus abondante qu'elle n'eût dû l'être, si elle eût procédé uniquement du larynx.

En outre, les doigts avaient cette conformation spéciale qu'ils offrent souvent chez les tuberculeux (*tabidis ungues adunci*, Hippocrate), et ce signe, ajouté aux autres, prenait alors de l'importance.

Quant à l'auscultation, elle manquait d'un signe dont la valeur est immense ; nous voulons parler de la résonnance de la voix, et comme le malade était aphone, nous ne pouvions constater les modifications que pouvait offrir cette résonnance, et comme d'ailleurs il y avait beaucoup de sifflement dans le larynx, on ne pouvait apprécier les divers bruits respiratoires.

Nous mîmes le malade à l'usage du lait d'ânesse et des eaux Bonnes artificielles; nous fîmes faire au devant du larynx des frictions irritantes, puis stupéfiantes; nous insufflâmes dans le larynx du sous-nitrate de bismuth, de l'alun, du sucre candi, du calomel, de l'acétate neutre de plomb; nous touchâmes à plusieurs reprises la partie supérieure du larynx avec une solution de nitrate d'argent. Tout fut inefficace. Enfin, après trois mois de séjour à Paris, M. L*** repartit pour Dunkerque, où il se mit à l'usage du lait et des eaux Bonnes.

Il est bon de dire qu'il avait un cautère à l'un des bras, un vésicatoire à l'autre et une fistule hémorrhoïdale qui suppuraient assez abondamment.

Jusque-là il n'y avait jamais eu de fièvre. Vers le commencement de novembre, le pouls s'accéléra, la chaleur de la peau devint un peu plus vive. En même temps, l'appétit se perdit, l'amaigrissement se prononça davantage; il survint de temps en temps un peu de diarrhée; en un mot, tous les signes de la consomption se manifestèrent. Cependant, vers le 24 novembre 1835, le malade éprouva, le matin vers trois heures, un accès de dyspnée légère.

Il n'en fut pas autrement inquiété, l'accès se dissipa au bout de deux heures. Le 25, pendant la journée, léger paroxysme.

Le 26, deux accès peu violens.

Le 27, au matin, paroxysme beaucoup plus fort. A partir de ce moment, la gêne de la respiration devint continue. Chaque jour, les accès devenaient beaucoup plus longs et plus violens. Le malade ne pouvait plus monter les escaliers sans éprouver une grande suffocation. La nuit, il ne dormait qu'assis et appuyé sur des oreillers.

Quoique dans notre consultation nous eussions prévu cette aggravation de symptômes, et que nous eussions fait pressentir la nécessité d'une opération chirurgicale (la trachéotomie), la famille restait dans une dangereuse sécurité, et M. L*** lui-même, qui nous écrivit le 2 décembre, ne mentionnait que pour mémoire *une gêne un peu plus grande de la respiration, qui ne survenait, disait-il, que lorsqu'il montait son escalier.*

Mais le 5 décembre, un accès de suffocation

survint avec tant de violence, vers quatre heures du soir, que l'on manda pour la première fois M. le docteur Delherbe, médecin ordinaire de la famille. Celui-ci trouva le malade dans un état d'asphyxie imminente.

M. Delherbe reconnut immédiatement la nécessité de la trachéotomie. Il ne voulut pas toutefois prendre sous sa responsabilité cette grave opération, et, d'accord avec M. L***, il nous écrivit de venir en toute hâte la pratiquer.

Nous ne reçûmes la lettre que le 7, à deux heures de l'après-midi. Nous partîmes pour Dunkerque à sept heures du soir, et, quelque diligence que nous voulussions mettre, nous ne pûmes arriver que le 9 à trois heures du matin, deux heures après la mort de M. L***.

Voici les détails qui nous furent donnés par M. Delherbe : La nuit du 5 au 6 fut très-orageuse. Comme on s'était aperçu que les accès revenaient plus violens à la chute du jour, on crut devoir administrer du sulfate de quinine à haute dose.

La journée du 6 fut passable. La nuit du 6 au 7 fut encore plus mauvaise que la précédente. Le 7, il y eut deux accès qui faillirent emporter le malade. Le 8, la matinée fut horrible. A deux heures de l'après-midi il y eut un peu de calme jusqu'à sept heures du soir ; puis la suffocation recommença avec une nouvelle intensité. A neuf heures, M. L*** reçut la lettre que nous avions écrite de Paris deux heures avant notre départ, par laquelle nous annonçions notre arrivée pour dix heures. Cette espérance fit quelque bien au pauvre malade. A onze heures, la suffocation devint tellement imminente, que M. Delherbe se tint prêt à l'opération. A une heure du matin, le 9, pendant que nous étions retenus à la porte de Bergues par la sévérité des réglemens militaires, qui interdisent pendant la nuit le passage des places de guerre, le malade, sur le point de rendre le dernier soupir, autorisa enfin M. Delherbe à pratiquer la trachéotomie.

Cette opération fut faite avec habileté et suivant les règles posées jusqu'ici dans tous les traités de médecine opératoire. On introduisit une canule de gomme élastique par l'ouverture artificielle; mais cette canule s'obstrua presque immédiatement, et la mort survint peu d'instans après l'opération.

A neuf heures, c'est-à-dire huit heures après la mort, nous procédâmes à l'autopsie, de concert avec MM. Delherbe et Boudinier.

Les poumons contenaient un grand nombre de masses tuberculeuses à l'état cru; quelques unes étaient suppurées et excavées, notamment au sommet de l'organe. Il n'y avait pas d'adhérences, pas de traces de pleurésie ni de pneumonie.

Nous enlevâmes avec soin la langue, le pharynx, le larynx et la trachée.

Les amygdales étaient saines ; la langue *était énormément tuméfiée*. (Cette altération n'a pas été rendue dans le dessin de M. Chazal, qui a laissé se putréfier la langue.) A la base de cet organe, sur les côtés de l'épiglotte, les cryptes muqueuses étaient plus grosses, plus arrondies que dans l'état ordinaire.

En examinant le larynx en arrière et sans l'ouvrir, on voyait :

1° (Pl. VIII, fig. 1re.) L'épiglotte relevée, gonflée, dure, le tissu cellulaire sous-muqueux œdématié et dur comme dans l'œdème des nouveau-nés. (Il semblait que ce fût de la circ.) La couleur de la membrane muqueuse était d'un blanc rosé. L'épiglotte, revenue sur elle-même, était recroquevillée dans le sens de sa concavité inférieure.

Les ligamens aryténo-épiglottiques, de même couleur que l'épiglotte, tuméfiés, durs comme elle ; le gonflement de la membrane muqueuse s'étendait jusque sur le cartilage cricoïde, en arrière et latéralement dans tout l'espace compris entre la concavité de l'os hyoïde et du cartilage thyroïde.

Le ligament aryténo-épiglottique du côté droit était ulcéré sur son bord, et ces ulcérations se continuaient avec celles de l'intérieur du larynx. Ces ulcérations pourtant étaient superficielles.

A l'intérieur (fig. 3), toute la membrane muqueuse qui tapisse le larynx était ulcérée et parsemée de bourgeons charnus. A peine reconnaissait-on les ventricules, qui ne se dessinaient que par une ligne inégale, frangée, sans profondeur. En promenant le bistouri au milieu des sillons profonds de ces ulcérations, on sentait des arêtes osseuses, saillantes, dont le siége sera indiqué plus bas.

Le long de la trachée-artère, il y avait également des ulcérations nombreuses, mais superficielles.

La membrane muqueuse était notablement gonflée, et d'un rose non pointillé.

Dans beaucoup de points correspondans aux ulcérations de la trachée, et dans d'autres points non correspondans aux ulcérations, il y avait des ossifications dans les cerceaux cartilagineux.

Nous fîmes peindre cette pièce par M. Chazal, puis nous la fîmes cuire, afin de bien mettre à nu les cartilages.

L'épiglotte n'a offert aucune altération.

Le cartilage thyroïde, postérieurement et inférieurement, est complétement ossifié; antérieurement et supérieurement, il est encore cartilagineux. Les parties cartilagineuses en sont friables, se fondant insensiblement avec les parties ossifiées. Antérieurement et du côté gauche, le tissu, qui est resté cartilagineux, se brise sous la moindre pression, et s'enlève par petits fragmens avec le tissu cellulaire sous-muqueux.

Les aspérités osseuses que nous avons signalées au milieu des ulcérations qui recouvraient la surface intérieure du larynx, étaient intimement unies au tissu cellulaire sous-muqueux, au milieu duquel elles semblaient prendre naissance, et n'appartenaient en rien au cartilage thyroïde, mais bien au périchondre.

Le cartilage cricoïde était complétement ossifié, si ce n'est en avant et dans toute l'étendue de son bord inférieur. L'anneau était donc fermé en avant par un isthme de tissu cartilagineux friable. Les parties qui étaient restées cartilagineuses s'engrenaient entre les lames osseuses des parties ossifiées, et après avoir été soumises à l'ébullition, elles s'enlevaient exactement comme des épiphyses, et laissaient un enfoncement inégal et anfractueux.

Beaucoup de cartilages de la trachée étaient également ossifiés.

Bonnet regardait l'induration squirrheuse de l'épiglotte comme la cause de cette difficulté extrême dans la déglutition : *Epiglottidem adeò quandoque induratam deprehendi, ut non solum loquelæ abolitionem inferat, verum etiam non nisi frusta magna deglutire œgrum posse efficiat. Potus et omnia quæ cochleari exhibentur, tracheam intrant, rigidiore ab epiglottide non satis clausam.* (*Sepulcretum, liv. III, sect.* 4, obs. VI.)

Cette opinion de Bonnet nous semble tout aussi admissible que celle qui attribue le trouble dans la déglutition à la destruction plus ou moins complète de l'épiglotte.

Les symptômes énumérés par M. Louis (*loc. cit.*, p. 245), comme indiquant les ulcérations de l'épiglotte, sont les suivans :

Douleur fixe à la partie supérieure du cartilage thyroïde, ou immédiatement au dessus ; gêne de la déglutition, et sortie des boissons par le nez, le pharynx et les amygdales étant parfaitement sains.

Ces signes, recueillis par M. Louis sur 18 malades atteints d'ulcérations de l'épiglotte, sont quelquefois infidèles, et nous venons d'en donner la preuve, puisqu'ils peuvent exister tous sans qu'on trouve d'ulcération de l'épiglotte (Obs. nº 25), et manquer tous, l'épiglotte étant détruite (Obs. nº 24).

Nous regrettons beaucoup que M. Louis, dont les observations sont si exactes et si détaillées, n'ait pas tenu note de l'introduction des alimens dans le larynx, et ne se soit occupé que de leur passage à travers les fosses nasales.

Au milieu de l'incertitude qui régnait sur les causes de l'introduction des alimens dans le larynx, pendant l'acte de la déglutition, nous n'essaierons pas de donner une explication de ce phénomène; car il nous est impossible, quant à présent, de le rapporter à une lésion constante.

Des différences que présentent les symptômes, suivant les espèces de phthisie laryngée.

Nous venons d'indiquer dans les paragraphes qui précèdent les symptômes généraux de la phthisie laryngée simple. Ces symptômes, à peu d'exceptions près, se trouvent dans toutes les espèces.

Le timbre de la voix, la toux, le gonflement local, le mode de respiration et de déglutition sont exactement les mêmes, à quelque espèce de phthisie laryngée que l'on ait affaire, parce que ces symptômes dépendent d'une modification organique commune à toutes, savoir : l'inflammation, l'ulcération et le rétrécissement du larynx. Mais chaque espèce peut offrir en outre quelques symptômes spéciaux qu'il est assez intéressant de noter, et que nous allons passer rapidement en revue.

Phthisie laryngée syphilitique. Nous avons

dit, en parlant de la douleur, qu'en général elle était presque nulle dans la phthisie laryngée simple. Il n'en est pas de même de la phthisie laryngée syphilitique. Quelquefois la douleur est très-vive, surtout dans l'acte de la déglutition, plutôt que lorsqu'on presse la partie supérieure du larynx.

Cette douleur s'explique par les conditions anatomiques dans lesquelles on trouve ordinairement l'arrière-bouche et les amygdales. Le plus souvent, ces parties sont couvertes d'ulcères ou profondément sillonnées par des cicatrices; le voile du palais est quelquefois ulcéré. Dans tous les cas, il existe un érythème considérable de la membrane muqueuse, et assez fréquemment un gonflement plus ou moins notable du tissu cellulaire sous-muqueux. Quelquefois on rencontre un œdème de la luette et des piliers antérieurs du voile du palais. Le toucher, que nous avons vu si peu utile dans la phthsie laryngée simple, est souvent ici d'une bien grande importance. On ne devra donc jamais le négliger toutes les fois qu'il sera possible. Ainsi, dans l'observation qui concerne M. P...., et que nous avons rapportée n° 49, on voit que l'introduction du doigt dans le fond de la gorge permit de constater la présence de végétations syphilitiques énormes dans le pharynx et sur l'ouverture supérieure du larynx lui-même.

Il est tout simple que, lorsque l'ulcération syphilitique ne siége que dans le larynx, et notamment dans les ventricules, elle ne se distingue vraiment par aucun signe particulier, et il n'est plus permis de reconnaître la vérole que par les antécédens du malade et par les symptômes qui peuvent exister conjointement sur la peau, dans les os, etc.

La marche de la phthisie syphilitique n'est pas non plus celle de la phthisie laryngée simple. Dans cette dernière, le mal débute ordinairement par le larynx ou par la trachée-artère; la phthisie laryngée syphilitique est, au contraire, dans le plus grand nombre des cas, l'extension des lésions du pharynx ou des fosses nasales si communes dans la vérole. Aussi, faut-il avoir grandement égard à cette allure spéciale de la laryngite syphilitique; car l'expérience démontre qu'ordinairement le larynx est le siége de lésions analogues à celles que l'on observait naguère dans la gorge. Ainsi à une syphilide érythémateuse des fosses nasales et du pharynx succède une laryngite non ulcéreuse, et au contraire on a lieu de présumer qu'il existe dans le larynx des ulcères syphilitiques et une nécrose, lorsque l'on observe dans les fosses nasales une lésion analogue, et que les amygdales et le voile du palais ont été profondément ulcérés.

Phthisie laryngée tuberculeuse. Nous admettrons l'existence de la phthisie laryngée tuberculeuse toutes les fois qu'il y aura en même temps phthisie pulmonaire confirmée.

De là résulte que, dans cette espèce, outre les caractères communs à la phthisie laryngée simple, on trouvera ceux de la phthisie pulmonaire. C'est donc par les signes stéthoscopiques, par la nature et l'abondance de l'expectoration, et par la rapidité de la consomption, que se distingue cette espèce de phthisie laryngée.

Nous dirons dans un autre chapitre comment nous concevons qu'une phthisie laryngée simple donne lieu à une phthisie pulmonaire tuberculeuse.

Les tubercules une fois développés, l'affection laryngée marchera d'autant plus vite. Nous voyons, en effet, que, chez les tuberculeux, les phlegmasies les plus simples, quant à leur cause, ont une tendance funeste à s'aggraver et à prendre des caractères d'incurabilité. Ainsi, la plus légère entorse devient cause occasionelle d'une tumeur blanche, comme aussi la plus légère phlegmasie du larynx devient cause occasionelle de phthisie laryngée.

C'est pourquoi, quand il s'agit de porter un pronostic sur les maladies du larynx, on doit faire l'attention la plus sévère aux moindres signes qui révèlent la tuberculisation des poumons, et ne pas croire à la guérison, alors que l'on n'a fait que pallier momentanément la maladie. L'observation qui concerne M. L***, de Dunkerque, que nous avons rapportée plus haut (nº 25), en est la preuve évidente. L'histoire que l'on va lire est analogue ; nous avons obtenu une guérison qui n'est qu'apparente, et sur laquelle nous ne comptons pas.

OBSERVATION XXVI.

Phthisie laryngée tuberculeuse commençante. — Trente-sept ans. — Issu d'une mère phthisique. — Hémorrhagies laryngées. — Enrouement. — Signes de tuberculisation. — Guérison apparente.

M. F. S., avocat à M...., éprouve, au mois de mars 1833, une vive douleur dans la région du larynx ; pendant huit jours, fièvre et des crachats ensanglantés, qui, très-évidemment, venaient du larynx. Un traitement antiphlogistique énergique fut mis en usage, et tous les accidens cessèrent au bout de huit jours. La voix fut d'abord un peu enrouée, puis se rétablit complétement. De temps en temps, M. S. éprouva quelques rhumes, qui ne durèrent jamais plus de trois à quatre jours.

Tout alla bien jusqu'au commencement de 1835. A cette époque, il survint une petite toux sèche, accompagnée d'un sentiment de picotement au larynx. La voix d'ailleurs était pure et sonore. En juin 1835, les mêmes accidens que ceux de 1833 se renouvelèrent, et cessèrent au bout de quatre jours, à la suite d'une violente diarrhée; puis, quinze jours après, ils reparurent, mais avec moins d'intensité. Comme les crachemens de sang continuaient, M. S... vint à Paris, et il se confia à nos soins.

La voix était fort affaiblie, enrouée, et la respiration un peu courte. La région du larynx était un peu douloureuse ; le malade y éprouvait un sentiment de chaleur et de picotement. Deux ou trois fois par jour, il éprouvait un peu d'embarras dans le larynx, et par un petit mouvement d'exscréation plutôt que de toux, il rendait un petit crachat demi-sanglant, demi-puriforme, de la grosseur d'une pièce de cinq sous : c'était là tout ce qu'il crachait.

Nous appelâmes en consultation MM. les docteurs Andral et Louis ; ils examinèrent attentivement la poitrine ; nous reconnûmes en arrière et à droite un peu de matité et de résonnance de la voix, sans aucun signe de ramollissement de tubercules.

Nous jugeâmes néanmoins que le malade avait des tubercules pulmonaires, mais que le larynx était chez lui le siége d'une irritation plus vive. En un mot, nous exprimâmes la crainte qu'il ne survînt bientôt des ulcérations laryngiennes, si déjà il n'en existait. Le malade fut condamné au silence ; il dut boire du lait d'ânesse et des eaux de Bonnes artificielles pendant l'automne; insuffler dans le larynx, d'abord du sous-nitrate de bismuth, puis une poudre contenant un huitième d'acétate neutre de plomb, sur sept huitièmes de sucre candi en poudre.

Ces moyens furent suivis avec exactitude, et tout récemment nous avons reçu de M. S... une lettre dans laquelle il nous annonce son complet rétablissement. Sans doute nous ne croyons pas que les tubercules soient guéris, mais enfin le mal reste sans se révéler par aucun symptôme.

Ici nous avons évidemment guéri une phthisie laryngée tuberculeuse à son début, et nous avons fait, pour le larynx, ce que nous faisons si souvent pour l'intestin. En effet, lorsque la phthisie pulmonaire tuberculeuse n'est pas encore très-avancée, il nous est facile de guérir les diarrhées qui reconnaissent pour cause une altération commençante des follicules de Peyer et de Brunner. Mais quant la cachexie tuberculeuse a fait des progrès, la moindre irritation des cryptes de l'intestin acquiert, en un instant, une tendance invincible à l'ulcération.

Chez le malade dont nous venons de rapporter l'observation, il est probable que, lorsque les tubercules pulmonaires seront ramollis, la phthisie laryngée commençante, que nous avons pu guérir une première fois, résistera à toutes nos médications, si énergiques et si bien entendues qu'elles puissent être, et qu'elle marchera à une terminaison fatale, en même temps que la maladie du poumon.

Phthisie laryngée cancéreuse. Cette forme de phthisie laryngée ne diffère réellement pas, quant à ses symptômes, de la phthisie laryngée simple. L'exemple que nous avons rapporté plus haut, dans le chapitre où nous traitons des espèces (Observ. n° 18), en offre la preuve la plus évidente. La nature de la douleur devrait être un caractère important, si l'on en juge par analogie; mais en consultant le seul fait de ce genre que nous ayons observé, nous voyons que jamais cette tumeur n'a causé les moindres élancemens, et qu'elle est arrivée au degré où la montrent les dessins que nous avons joints à notre Mémoire (planches II et III), sans que la malade ait accusé autre chose que la gêne inséparable d'une semblable lésion.

La présence de la tumeur pourra donc seule conduire au diagnostic, et encore faudra-t-il qu'elle soit arrivée au degré où l'était celle que nous avons observée; car, dans un moindre développement, il est impossible de la distinguer de toute autre tumeur. A quels signes, par exemple, la distinguerait-on de la tumeur tuberculeuse que nous avons observée dans le larynx de M. de Serry (obs. n° 1, planche I, fig. 1

et 2). Certes, ce diagnostic différentiel eût été tout-à-fait impossible.

Nous disions plus haut, dans le chapitre où nous cherchions à établir les espèces de la phthisie laryngée, qu'il ne serait peut-être pas ridicule d'admettre une phthisie laryngée dartreuse. Nous désirons justifier par quelques réflexions l'opinion que nous venons de hasarder.

Il est un fait qui ne peut avoir échappé aux praticiens qui s'occupent de la pathologie du larynx; savoir, que les personnes qui ont eu pendant long-temps une affection chronique de la membrane muqueuse des fosses nasales, éprouvent souvent des phlegmasies du pharynx et du larynx, qui alternent avec la maladie du nez ou qui paraissent n'en être que l'extension. Nous en avons cité un cas, Obs. n° 44. Il nous serait facile de les multiplier. Or, si ces phlegmasies chroniques de la membrane muqueuse des fosses nasales sont le plus ordinairement un eczéma chronique, est-il si ridicule d'admettre, pour le larynx, quelque chose d'analogue? Nous laissons à nos lecteurs le soin de décider cette question pathologique.

Diagnostic différentiel. Il est trois maladies avec lesquelles il serait possible de confondre la phthisie laryngée; ce sont : la phthisie trachéale, l'angine laryngée œdémateuse, et l'asthme.

Pour ce qui est de la phthisie trachéale, à notre avis, elle ne peut, dans la plupart des cas, être distinguée de la phthisie laryngée, avec laquelle elle se trouve presque toujours unie, comme nous l'avons démontré (*voy.* chap. II).

M. Cayol, qui a soutenu, en 1810, sa thèse sur la *phthisie trachéale*, pense, contrairement à notre opinion, que cette maladie a des symptômes qui lui sont propres, et les symptômes qu'il indique sont tellement ceux de la phthisie laryngée, qu'il serait véritablement impossible de les distinguer. Nous avons maintenant cette thèse sous les yeux, et, après avoir relu attentivement les observations qu'elle renferme, nous sommes demeurés convaincus que l'examen du larynx avait été fait très-superficiellement : et nos lecteurs sans doute partageront notre opinion quand ils verront chez les malades de M. Cayol, morts pour la plupart avec des accès d'orthopnée, *le larynx dans l'état sain*, et, dans la trachée, des ulcérations *qui n'en diminuaient pas le calibre*.

L'*angine laryngée œdémateuse* est à peu près dans le même cas. Quand cette affection est aiguë, elle ne peut être confondue qu'avec le croup, et personne, que nous sachions, ne pourrait la mettre en parallèle avec la phthisie laryngée. Quand elle est chronique, ce qui est bien plus fréquent, elle est le plus souvent une des terminaisons de la phthisie laryngée, et dans ce cas elle n'est plus qu'un symptôme de cette dernière affection. Ce n'est pas ici le lieu de discuter les rapports qui existent entre la phthisie laryngée et l'œdème de la glotte ; nous avons consacré, dans notre chapitre des terminaisons, un long paragraphe à la discussion de ce point important de pathologie.

L'asthme. Par asthme, nous n'entendons pas parler de cet état habituel de gêne dans la respiration qui se remarque chez les personnes atteintes d'une maladie du cœur ou des poumons. Il ne nous paraît pas possible que l'on confonde jamais cette forme de la dyspnée avec celle qui est produite par la phthisie laryngée ; aussi nous abstiendrons-nous d'en indiquer les signes différentiels.

L'asthme dont il peut seulement être question ici, est cette névrose singulière de l'appareil de la respiration, caractérisée surtout par des paroxysmes d'orthopnée, qui sont suivis d'un calme plus ou moins complet dans la respiration.

Quand on est témoin de deux accès d'orthopnée causés l'un par l'asthme, l'autre par le rétrécissement du larynx dans la phthisie laryngée, on est tout d'abord frappé d'une grande conformité de phénomènes. L'attitude du malade, l'expression du visage, l'effort des puissances musculaires, tout est semblable ; mais un signe pathognomonique suffit seul pour établir entre les deux maladies un intervalle immense : dans l'asthme, la voix est sonore ; dans la phthisie laryngée, la voix est éteinte. Si maintenant, au lieu de ne considérer que le temps de l'accès, on veut comparer entre eux les autres symptômes, on verra à quel point ils diffèrent. Dans l'asthme, l'oppression arrive subitement, sans précédent, sans cause appréciable ; puis elle cesse au bout de quelques heures, et, comme elle avait surpris le malade en quelque sorte au milieu de la santé la plus florissante, elle le laisse avec un peu de fatigue, mais sans aucun autre symptôme inquiétant. Ces accès d'asthme ont été précédés d'autres accès semblables et sont encore suivis de paroxysmes qui ne diffèrent en rien des autres.

Mais, dans la phthisie laryngée, l'orthopnée vient graduellement, dans l'immense majorité des cas, et a été préparée ordinairement par une gêne plus ou moins notable dans la respiration, par une altération dans le timbre de la voix. Quand le paroxysme est passé, la respiration est loin d'être nette : puis les accès vont en se succédant en augmentant d'intensité, jusqu'à ce qu'enfin le malade arrive à un tel degré d'asphyxie, que la mort soit imminente et qu'il faille, le plus souvent, le secours d'une opération chirurgicale.

Il est donc impossible, ce nous semble, de

confondre deux maladies dont la marche et la forme sont si essentiellement différentes.

CHAPITRE VI.

TERMINAISONS.

§ 1er. Avant de dire comment la phthisie laryngée simple devient cause de mort, il est convenable de rechercher d'abord comment meurent en général les phthisiques.

La consomption pulmonaire tuberculeuse, à elle seule, peut amener la mort du malade ; cette proposition, soutenue jadis par de grandes autorités, semblait tellement évidente au premier coup d'œil, que personne ne se donnait la peine de l'examiner ; et elle avait pris en quelque sorte droit de cité dans la pathologie. — Cependant, nous nous permettrons, à ce sujet, quelques observations qui, jadis paradoxales, ont aujourd'hui l'assentiment de presque tous les médecins.

La phthisie (consomption) ne serait à bon droit *pulmonaire,* dans le sens strict et littéral, que si la suppuration de l'organe respiratoire, son inflammation chronique et sa fonte tuberculeuse, faisaient passer lentement le malade par tous les degrés du marasme, jusqu'à ce qu'enfin la vie s'éteignît, sans qu'aucun autre organe de l'économie eût été atteint.

Mais rarement il en est ainsi. La vie ne s'éteint ordinairement que par les nombreuses sympathies éveillées, soit par la phlegmasie pulmonaire, soit par la résorption des produits morbides. Et, sans parler ici des lésions dynamiques, telles que l'accélération du pouls, l'augmentation de la chaleur, etc., nous voyons survenir une multitude de lésions organiques plus ou moins profondes et qui, bien que secondaires, n'en sont pas moins quelquefois plus immédiatement funestes que l'affection primitive elle-même. Ainsi la diarrhée colliquative des phthisiques, expression symptomatique d'une phlegmasie du tube digestif, ne mène-t-elle pas plus rapidement à la mort que la suppuration des tubercules ramollis, si abondante qu'elle puisse être? L'accident secondaire a donc ici plus de valeur que la lésion primitive, si l'on ne veut avoir égard qu'au danger.

Ceci bien établi, savoir, que dans la phthisie pulmonaire, quoique les premiers désordres apparaissent évidemment dans le poumon, la mort arrive ordinairement par suite de troubles fonctionnels graves et de lésions organiques plus graves encore, troubles et lésions étrangers à l'appareil respiratoire, il deviendra plus facile, ce nous semble, d'assigner à la phthisie laryngée tuberculeuse la véritable place qu'elle doit avoir dans le cadre nosologique.

En effet, on ne demandera plus que la lésion chronique du larynx soit à elle seule, et sans la participation d'aucun autre organe, la cause de la mort; il suffira que la lésion laryngée ait été long-temps l'affection principale, qu'à elle seule elle ait amené des désordres sérieux; et quand, autour d'elle, se grouperont des altérations dans d'autres organes plus ou moins connexes, il ne faudra pas refuser de croire à l'existence d'une phthisie laryngée.

Dans ce cas, la priorité bien constatée des lésions sera pour nous le principal titre à l'appellation de la maladie.

Si le poumon se prend le premier, et que consécutivement le mésentère et les follicules de l'intestin deviennent le siége de désordres plus immédiatement mortels que ceux du poumon, nous n'en appellerons pas moins la maladie *une phthisie pulmonaire*. Si, au contraire, le gonflement tuberculeux des ganglions mésentériques a signalé le début de la maladie, que l'ulcération de l'intestin grêle suive peu à peu, et qu'enfin, dans les dernières scènes de la vie, des tubercules pulmonaires se développent et se ramollissent, nous dirons que notre malade avait une *phthisie mésentérique* (suivant l'expression de nos devanciers), comme tout à l'heure nous disions qu'il y avait une *phthisie pulmonaire*. Par la même raison, quand la série des phénomènes locaux et généraux aura évidemment débuté par le larynx, et que plus tard, la lésion laryngée faisant toujours des progrès, le poumon, les intestins, le mésentère, viendront à présenter les signes de la tuberculisation, nous n'en dirons pas moins que le malade a une *phthisie laryngée*. Il aura, si l'on veut, une phthisie laryngée, plus une phthisie pulmonaire, plus une entérite tuberculeuse, plus une atrophie mésentérique; mais enfin il aura une phthisie laryngée.

Hâtons-nous de convenir, pourtant, qu'il y a une différence immense entre la phthisie laryngée et la phthisie pulmonaire. Cette différence est moins dans la cause qui leur a donné naissance (car l'une et l'autre ont été supposées tuberculeuses), que dans l'étendue et l'importance de l'organe malade, que dans le nombre des sympathies que l'un ou l'autre peuvent éveiller. De toute évidence, il faut long-temps pour qu'une maladie chronique du larynx devienne cause de mort par la *consomption*; tandis que nous savons avec quelle effroyable rapidité tuent les phthisies pulmonaires auxquelles on a donné le nom de *galopantes*. Nous ne voulons donc point assimiler entre elles ces deux espèces de phthisies, mais seulement montrer les points de contact qu'elles peuvent avoir.

Jusqu'ici, nous n'avons pris nos objets de comparaison que dans les affections tuberculeuses, et nous ne nous dissimulons pas ce que nos raisonnemens ont pu avoir de vicieux; en effet, la tuberculisation est un fait général dans notre économie, et si, de tous les organes, le poumon est celui qui en est le plus souvent affecté, il n'en est pas moins vrai que presque tous les organes y peuvent participer. Nous en dirions de même du cancer. Il s'ensuit que la simultanéité des lésions dans les divers appareils ne prouve en aucune manière qu'il y ait eu un rapport nécessaire entre la lésion primitive, ou, pour mieux dire, entre l'organe primitivement lésé, et ceux qui l'ont été ultérieurement. Lors donc qu'il existe simultanément des tubercules dans les poumons, dans le larynx, dans l'intestin, dans les ganglions mésentériques, dans les divers parenchymes, on n'est pas fondé à dire que le malade était atteint de *phthisie pulmonaire ou laryngée*; mais bien d'*une phthisie tuberculeuse*, ce qui est tout autre chose; mais l'usage a prévalu, et l'on désigne l'espèce de phthisie par l'organe le plus vivement affecté; nous nous conformons à cet usage, quelque vicieux qu'il soit, en observant toutefois, comme nous disions tout à l'heure, plutôt l'ordre de priorité que l'ordre de gravité.

De tout ce qui vient d'être dit, il résulte que, pour la *phthisie laryngée tuberculeuse*, nous reconnaissons que la mort par consomption est moins due à la lésion du larynx elle-même qu'aux autres lésions organiques qui sont concomitantes plutôt que consécutives.

C'en est assez sur la phthisie laryngée tuberculeuse, qui n'est, à vrai dire, que l'expression locale d'un état général.

Etudions la phthisie laryngée simple, et voyons de quelle manière elle peut causer la mort.

Nous n'avons, *nous*, pas observé un seul cas de maladie chronique du larynx qui ait amené la mort par consomption; mais ce qu'une longue fréquentation des hôpitaux, ce qu'une pratique civile assez étendue ne nous a pas permis de voir, d'autres praticiens l'ont vu, de qui le témoignage est si grave, que l'on ne pourrait le révoquer en doute sans un scepticisme que rien ne justifie. Les observations que nous avons citées sous les nos 8, 9, 10, 11, 12, 13 et 14 (p. 92 et suiv.), et qui sont annexées au chapitre des espèces comme types de phthisies laryngées simples, prouvent assez que la lésion du larynx peut à elle seule causer la mort par consomption.

Mais ce que nous avons observé souvent, ce que d'autres praticiens ont vu avant nous, ce sont des maladies chroniques du larynx causant une fièvre qui avait tous les caractères de l'hectique, amenant un amaigrissement et un affaiblissement considérables ; et si le gonflement de la membrane muqueuse du larynx, et la suffocation qui en était la conséquence, causaient la mort en dernier lieu, il n'en est pas moins vrai qu'il était survenu une consomption très-notable avant que l'orthopnée ne commençât. De ce degré de consomption à celui qui caractérise la phthisie confirmée, il n'y a vraiment qu'un pas.

Or, dans la forme simple de la phthisie laryngée, comment arrive la mort? En consultant les observations que nous citions il n'y a qu'un instant, on voit que la fièvre hectique, l'abondance de l'expectoration, la férocité de la toux, l'insomnie, et finalement des troubles divers de la digestion, ont lentement épuisé la vie, sans qu'à l'autopsie on ait trouvé, pour expliquer tous ces symptômes secondaires, aucune autre altération grave que celles qui existaient dans le larynx.

Ici, véritablement, on est en droit d'attribuer la mort à une *phthisie laryngée* dans toute la rigueur du mot.

Mais ces cas sont très-rares ; il faut le reconnaître avec M. Andral (1).

Dans les circonstances les plus ordinaires, l'affection du larynx, tant qu'elle n'est pas très-

(1) *Clinique médicale*, tom. II, pag. 220.

avancée et qu'elle ne donne lieu ni à une toux opiniâtre, ni à de la fièvre, ni à de l'oppression, ne cause presque pas d'amaigrissement; mais quand surviennent les phénomènes dont nous venons de parler, les malades tombent promptement dans un état général très-grave. Bientôt la dyspnée fait des progrès, et la mort survient par asphyxie. C'est le mode de terminaison le plus ordinaire.

Ici, évidemment, il n'y a pas eu, à proprement parler, *phthisie laryngée*, puisqu'il n'y a pas eu consomption; mais l'usage a prévalu, et on laisse ce nom à la maladie, parce que, sans l'oblitération des voies aériennes, le malade serait passé lentement par tous les degrés de la consomption.

A vrai dire, il semble difficile, au premier coup d'œil, de comprendre par quels moyens une phlegmasie chronique et ulcéreuse du larynx peut, par elle seule, amener la consomption. La surface de la membrane muqueuse est si peu étendue, la suppuration est, en général, si peu abondante, les douleurs si minimes, les relations sympathiques de l'organe si peu importantes, qu'il ne faut rien moins, pour y croire, que l'imposante autorité des noms que nous avons cités au chapitre *Espèces*, dans lequel nous établissons l'existence de la phthisie simple.

On comprend, en effet, comment l'inflammation chronique, l'ulcération et la suppuration des reins, de l'intestin, de la vessie, d'une grande masse de tissu cellulaire, peuvent spolier chaque jour la masse du sang, susciter des réactions fébriles, et jeter le malade dans le marasme.

Mais ici il faut considérer autre chose : la continuité de la toux, qui fatigue et le poumon et tous les muscles expirateurs, et qui empêche les malades de goûter un instant de sommeil ; la gêne, souvent considérable, de la déglutition ; l'impossibilité où sont quelquefois les malades d'avaler la moindre substance alimentaire, sans être pris à l'instant de toux convulsive et de suffocation ; en un mot, l'insomnie d'une part, l'inanition de l'autre, suffisent, ce nous semble, pour expliquer le marasme et la mort.

La phthisie laryngée simple fait donc mourir, le plus souvent, autrement que les deux autres phthisies ; autrement que les suppurations profondes et continues des autres organes, indépendantes d'une lésion tuberculeuse.

Un mode assez fréquent de terminaison de la phthisie laryngée est la phthisie pulmonaire.

Nous disions tout à l'heure comment celle-ci produisait souvent des désordres graves dans les organes plus ou moins éloignés ; il ne répugne pas davantage à croire qu'elle puisse être elle-même provoquée par une cause analogue, et être, dans ce cas, consécutive.

Nous avons rapporté des observations qui démontrent, suivant nous, la justesse de cette manière de voir. Nous ne pouvons mieux faire que d'y renvoyer. (Obs. n°s 23 et 33.)

Mais, parmi ces observations, il en est une beaucoup plus importante que les autres en faveur de l'opinion que nous défendons; c'est celle que nous avons extraite du mémoire de M. Bulliard (1). (Obs. n° 33 bis.)

Le sujet de cette observation, après avoir été trachéotomisé à l'occasion d'une angine laryngée aiguë, porte une canule en permanence pendant quinze mois. Huit mois avant la mort, l'auscultation pratiquée avec soin n'indique pas l'existence de tubercules pulmonaires, et l'autopsie montre de nombreux tubercules suppurés dans les poumons; il est donc difficile de croire que la phlegmasie du larynx n'a pas été la cause du développement de ces productions morbides.

Si l'on rapproche ce fait de celui de Mme Petit (obs. n° 18, chap. *Espèces*), on verra la même cause produire le même effet. Cette dame, auscultée avec attention *par M. Louis* et par nous, ne présente aucun symptôme de tubercules pulmonaires; une canule à demeure est lais-

(1) *Journal hebdomadaire de médecine*, 1829.

sée dans la trachée, et, indépendamment de la tumeur cancéreuse développée dans le larynx, on trouve après la mort des tubercules pulmonaires en partie ramollis.

Dans ces deux cas, les conditions où se trouvaient les malades étaient fort différentes. L'un était atteint d'une phlegmasie chronique simple du larynx; il était ivrogne et débauché; sa profession l'obligeait d'être exposé souvent aux intempéries des saisons; l'autre vivait dans l'aisance, avait toujours mené une vie régulière, et elle portait une tumeur cancéreuse du larynx. Il n'y avait donc de commun entre ces deux individus que la présence, chez chacun d'eux, d'une canule d'argent dans la trachée. Et cependant, quoique, dans les premiers temps, les poumons parussent sains chez tous les deux, ils furent trouvés, après la mort, farcis de tubercules en partie suppurés.

Pour madame Morin, dont nous allons succinctement rapporter l'observation, les mêmes réflexions trouvent leur place; quand nous donnâmes pour la première fois nos soins à cette malade, le larynx était évidemment le siége presque exclusif des désordres morbides, et les petites hémoptysies qui avaient lieu pouvaient raisonnablement être attribuées à la férocité de la toux. L'auscultation, pratiquée avec le soin le plus minutieux, ne permettait de constater aucune modification dans la résonnance du thorax, ni dans les bruits respiratoires. Le teint était excellent, l'embonpoint était considérable. Cependant, quelques mois plus tard, l'affection pulmonaire éclate avec violence, et la malade meurt en crachant du pus et avec tous les symptômes de la phthisie pulmonaire.

L'observation suivante nous paraît être encore plus probante. Mademoiselle Longet, âgée de trente-deux ans, s'enrhume violemment pendant l'hiver de 1834 à 1835. Il y a de la fièvre, de l'amaigrissement et une aphonie qui dure pendant six semaines. Des soins hygiéniques bien dirigés, un traitement antiphlogistique modéré, conjurent les accidens, et, au bout de deux mois, la santé était parfaitement rétablie. Cependant, un an après, la malade prend un nouveau rhume au sortir d'un bal; les mêmes accidens se développent : fièvre, expectoration abondante, extinction de voix. Une application de sangsues, l'usage continué des émolliens font de nouveau cesser la fièvre et l'expectoration; mais l'aphonie et la toux persistent.

Six mois plus tard, la respiration devient sifflante, laborieuse, et tout indique que le larynx est le siége d'un rétrécissement considérable. La mort par suffocation était imminente. Les frictions mercurielles, pratiquées au devant du cou ; font cesser cette oppression. Ce fut alors que nous pûmes ausculter avec soin la malade. M. Louis, appelé par nous en consultation, examina lui-même la poitrine, et nous trouvâmes un peu d'obscurité du son et de la respiration bronchique en arrière et à gauche.

Évidemment, il y avait des tubercules ; mais on n'entendait ni gargouillement, ni craquemens humides ; il n'y avait pas la moindre expectoration.

Ce fait est parfaitement analogue à celui d'une femme que M. Fournet trachéotomisa dans le service de M. Andral, et qui, lors de son entrée, n'offrait aucun des signes de la phthisie pulmonaire, mais seulement une oppression telle que la bronchotomie dut être pratiquée. Quelque temps après l'opération, la phthisie pulmonaire se déclara, et la malade mourut poitrinaire.

Peut-on dire de ces malades que la lésion du poumon a été la cause de l'affection du larynx, lorsque celle-ci a existé long-temps avant que l'autre éclatât ; lorsque les désordres les plus graves existaient déjà du côté du larynx, et que l'examen le plus approfondi ne permettait pas de constater encore le ramollissement de la matière tuberculeuse?

Ces faits sembleraient donc témoigner en faveur de l'opinion de Borsieri et de Portal, qui regardaient la phthisie laryngée comme produisant assez souvent la phthisie pulmonaire. Tout au moins, ils sont directement contre celle de M. Louis ; car, suivant ce dernier, les ulcérations de la trachée et du larynx sont dues au passage du pus, ce qui est inadmissible pour les cas que nous venons de citer, puisque les tubercules n'étaient point encore suppurés.

M. Louis, en expliquant les ulcérations du larynx et de la trachée-artère par l'irritation que produit le pus venant des poumons, n'est pourtant pas absolu dans cette opinion, car il ne la donne que comme très-probable ; et, à défaut de cette explication, qui, très-satisfaisante *en général*, ne l'est pas dans les cas dont nous nous occupons, ne pourrait-on pas invoquer la diathèse, et admettre tout simplement la simultanéité des lésions pulmonaire et laryngée, sans les regarder comme causes les unes des autres?

On voit souvent une articulation devenir le siége d'une tumeur blanche, et peu après se déclarer la phthisie pulmonaire ; dans d'autres cas, une diarrhée chronique persiste pendant plusieurs mois, due à l'ulcération tuberculeuse des glandes de Peyer, et ce n'est que long-temps après que les poumons deviennent malades. Dans les cas ordinaires, c'est le ramollissement tuberculeux du poumon qui persiste, et la lésion intestinale qui suit. A notre sens, ces altérations diverses ne sont pas causes l'une de l'autre; mais seulement sont le produit de la diathèse tuberculeuse qui frappe le plus souvent le poumon en premier lieu, mais qui, dans certains cas assez rares, se prend d'abord à un autre organe, et n'affecte le poumon que secondairement; et l'on comprend aisément d'ailleurs qu'il y ait entre le larynx et les poumons une solidarité plus étroite encore qu'entre ceux-ci et tout autre appareil de l'économie.

Ce ne serait donc plus, comme Borsieri le pense, la phthisie laryngée qui serait cause de la phthisie pulmonaire, pas plus que ce ne serait, comme le croit M. Louis, la lésion pulmonaire qui produirait les désordres laryngés. La question est simplement de constater lequel du poumon ou du larynx a été le premier affecté; et cette question est difficile à résoudre.

Avant que Laënnec eût découvert l'auscultation, l'opinion de Borsieri, qui attribue souvent l'antériorité à la lésion laryngée, devait nécessairement prévaloir; on ne pouvait, en effet, reconnaître la présence des tubercules pulmonaires que lorsqu'ils étaient déjà fort avancés, tandis que les signes de la maladie du larynx frappent les médecins les moins expérimentés. Mais de nos jours, l'examen des organes contenus dans la cavité de la poitrine se fait avec tant de précision, que les altérations du poumon se révèlent souvent, avant que la toux, l'hémoptysie et l'expectoration purulente rendent évidente la phthisie tuberculeuse.

Il n'est pourtant pas donné à tous les médecins de constater avec facilité les désordres encore peu avancés dont le parenchyme pulmonaire peut être le siége; il faut une grande habitude de l'auscultation et la pratique constante dans les hôpitaux pour distinguer ces nuances dans l'intensité des bruits respiratoires et du retentissement de la voix, qui ont une si grande valeur diagnostique. Ajoutons que, dans le cas même où il existerait une altération facilement appréciable dans la résonnance d'une portion du poumon, dans le bruit de la respiration ou dans celui de la voix, il n'en faudrait pas toujours conclure à la tuberculisation; mais, en répétant souvent l'examen du malade, et en suivant les progrès des signes fournis par l'auscultation, on arrive en peu de temps à une presque certitude.

L'aphonie, le rétrécissement du larynx et l'oppression qui en est la conséquence, sont de grands obstacles à l'auscultation. D'une part, on ne peut explorer le retentissement de la voix, qui fournit de si précieux moyens de diagnostic; d'autre part, le sifflement qui s'opère dans le larynx, masque tellement le bruit de la respiration, qu'il devient tout-à-fait impossible de constater ces nuances légères dont nous parlions tout à l'heure. C'est ce qui nous est arrivé pour M. L***, de Dunkerque, dont nous avons rapporté l'observation sous le n° 25. Le son était peu clair, sans cependant être obscur, et comme cette demi-obscurité s'observait dans toute la poitrine, elle ne pouvait servir à juger la prédominance relative de la lésion pulmonaire (l'autopsie prouva, en effet, que les poumons étaient également farcis de tubercules dans toute leur étendue). Quant aux bruits respiratoires, ils disparaissaient complétement au milieu du gargouillement bronchique et laryngé, et l'aphonie, qui était complète, ne permettait pas de constater la résonnance de la voix. Cependant la phthisie pulmonaire tuberculeuse était évidente : l'abondance de l'expectoration purulente, la fièvre hectique, la diarrhée, l'amaigrissement, les sueurs nocturnes, tout concourait vers ce diagnostic, que nous ne pouvions établir par les signes stéthoscopiques. Il en était exactement de même d'un M. Prévot, parent de M. le docteur Honoré. Ce malade, quand M. Honoré nous fit l'honneur de le confier à nos soins, était atteint de la phthisie pulmonaire et laryngée au dernier degré ; et cependant ni la percussion ni l'ausculation ne permettaient de reconnaître la présence et le ramollissement des tubercules, et cela pour les mêmes motifs qui rendaient impossible le diagnostic stéthoscopique chez M. L***, de Dunkerque.

Concluons 1° que, le plus souvent, la phthisie pulmonaire tuberculeuse se montre la première, et que le larynx ne se prend que dans les derniers temps;

2° Que, dans les cas les plus rares, la lésion tuberculeuse commence par le larynx et n'envahit le poumon que secondairement;

3° Que quelquefois la phthisie laryngée et la phthisie pulmonaire marchent simultanément.

4° Que, dans ce cas, la lésion semble quelquefois exister exclusivement dans le larynx, à cause de la prédominance des symptômes laryngés et de la difficulté de constater la lésion des poumons par les signes stéthoscopiques.

Nous avancions, il n'y a qu'un instant, que le marasme est rarement la suite de la phthisie laryngée. Parmi les causes qui amènent la mort avant que le marasme soit arrivé, nous citions le gonflement de la membrane muqueuse du larynx, produit par son ulcération ou son inflammation chronique.

Comme cette cause de mort est l'une des plus fréquentes et l'une des plus graves, nous croyons devoir consacrer un paragraphe particulier à étudier les rapports qu'il y a entre ce gonflement de la membrane muqueuse laryngienne, dont on a fait une maladie spéciale, et la phlegmasie aiguë ou chronique des parties qui entrent dans la composition du larynx.

§ 2. *Rapports de l'angine laryngée œdémateuse avec la phthisie laryngée.*

Notre but, dans ce paragraphe, est de prouver que l'angine laryngée œdémateuse ne diffère presque jamais (1), *quant à sa nature*, de l'angine laryngée œdémateuse inflammatoire décrite par les auteurs, et dont Boërhaavé nous a laissé un tableau si fidèle et si énergique dans les aphorismes suivans, que nous croyons devoir reproduire textuellement ici.

Aph. 801 « Si sola laborat pulmonalis fistula, » illæsis aliis, in internâ membranâ suâ muscu- » losâ tunc oritur ibi tumor, calor, dolor, febris » acuta calida, ceterùm externa signa nulla ; vox » acuta, clangosa, sibilans ; inspiratio acutè do-

(1) Nous disons *presque jamais*, parce que, dans les exemples assez nombreux de maladies du larynx que nous avons vus ou que nous avons lus dans les auteurs, nous n'en avons trouvé qu'un seul qui pût être incontestablement regardé comme appartenant à l'angine laryngée œdémateuse de Bayle. Le voici : Une petite fille de huit ans avait eu la scarlatine. Huit jours après la terminaison de l'exanthème, elle fut prise d'une anasarque générale ; la face, les lèvres et la bouche s'infiltrèrent, et bientôt après, apparurent tous les symptômes d'une angine œdémateuse ; les laxatifs et les diurétiques furent employés vigoureusement ; la diaphorèse s'établit, les urines coulèrent en abondance, l'anasarque disparut, et avec elle tous les symptômes de suffocation.

» lens; respiratio parva, frequens, erecta, cum » summo molimine; hinc circulatio sanguinis per » pulmones difficilis; pulsus mirè et citò vacil- » lans, angustiæ summæ; cita mors. Estque hæc » una ex iis quæ funestissimæ, nec externa dant » signa : quò verò propiùs glottidi et epiglottidi » malum, eò sanè magis lethale. »

Aph. 802. « Si larynx imprimis acutè in- » flammatur, et sedem habuerit malum in mus- » culo albo glottidis et simul in carnosis ei clau- » dendæ inservientibus, oritur dirissima, subito » strangulans, angina. Signa ut priora (801), » dolor in elevatione laryngis ad deglutitionem » ingens, auctus inter loquendum atque vocife- » randum; vox acutissima, stridula, citissima, » cum summis angustiis, mors. Estque hæc, sine » signis externis, omnium pessima. »

Bayle est le premier qui ait tracé l'histoire de la grave maladie qui nous occupe. Bichat (1) avait parlé, comme d'un fait connu des médecins, de l'infiltration à laquelle sont sujets les ligamens aryténo-épiglottiques; voulait-il parler des observations rapportées par Morgagni? Nous l'ignorons, mais nous avouons ne pas connaître d'autre recueil antérieur à Bichat où il en soit fait une mention spéciale.

Bayle, donc, lut à la société de médecine de Paris, le 18 août 1808, un mémoire sur une

(1) *Anatomie descriptive*. Paris, 1823, tom. II, pag. 404.

maladie à laquelle il imposa le nom d'œdème de la glotte (1), et qu'il regardait comme différant essentiellement de l'angine laryngée inflammatoire.

En 1815, un élève de la faculté de Paris, Thuilier, soutint la même opinion dans sa thèse inaugurale ; et, dès lors, l'*œdème de la glotte* eut droit de cité comme maladie spéciale dans le cadre nosologique.

Ce ne fut qu'en 1825 que M. Bouillaud osa contredire l'opinion de Bayle et de Thuilier, et, depuis cette époque, aucune monographie remarquable n'ayant été publiée sur ce sujet, la question est restée indécise, balancée entre quelques observations isolées, qui prouvaient, suivant leurs auteurs, tantôt pour l'ancienne manière de voir, tantôt pour la nouvelle. Nous croyons donc qu'il ne sera pas sans intérêt de discuter aujourd'hui les deux opinions émises : plus riches que nos devanciers de tous les faits publiés depuis leurs travaux, et, peut-être, mieux placés qu'eux pour observer les maladies

(1) Notons ici, en passant, que la dénomination d'œdème de la glotte est tout-à-fait impropre, non pour les raisons qu'a données M. Olivier des Brulais dans sa thèse inaugurale soutenue à la Faculté de médecine de Paris le 11 octobre 1835 ; mais parce que la *glotte est une ouverture*, et qu'elle ne peut en conséquence s'œdématier ; il faudrait dire *œdème des parois de la glotte*. Nous nous servirons dans la suite de l'expression : angine laryngée œdémateuse.

qui se rattachent aux premières voies de la respiration, nous espérons être assez heureux pour jeter quelque jour sur la question en litige.

Morgagni, cité par Bayle et par M. Bouillaud, parle évidemment, dans sa quatrième lettre, d'altérations du larynx qui se rapportent à l'angine laryngée œdémateuse.

Nous ne parlons pas du charcutier dont il est question, lett. 43, art. 24; de toute évidence, la maladie de cet homme se rapporte à l'angine aqueuse ou catarrhale ténue dont parle Boërhaave (aph. 791), et nous sommes surpris que ni M. Bouillaud ni Bayle n'aient fait cette remarque.

Quant au cultivateur de l'art. 26 (lett. 4), voyons ce que dit Morgagni des altérations que révéla l'examen de sa gorge après sa mort.

« Ore autem denique aperto, primùm in » conspectum venit tumor nuci juglandi fermè » par, qui dexteram palati partem quà molaris » dens erat plurimùm vitiatus, et exesus, cum » continente gingivâ occupabat, et pure ex parte » cocto turgebat. Porro membrana quâ uvula et » contiguæ partes, atque exterior larynx ad ex- » tremum usque epiglottidis apicem conteguntur, cum in summo livida erat, tum concisa, » innumeras quasi cellulas sub se ostendit, qua- » rum tenues et subrubri parietes quâdam, ut » sic dicam, *gelatinâ*, cellulas complente, dis-

» tendebantur. Quæ his cellulis suberant, ea quidem sana apparebant; at interior tamen laryngis facies subrubro colore propè glottidem infecta erat, ipsaque glottidis latera quæ ceteroquin albicabant, ut solent, *multa magis quam soleant connivebant.* »

Comment est-il possible que Bayle n'ait pas aperçu qu'ici la tumeur suppurée de la bouche était le point de départ de tous les accidens? Comment n'a-t-il pas reconnu, par la couleur livide de l'épiglotte, par l'injection sanguine de la membrane muqueuse laryngée, les caractères d'une inflammation de ces parties? Si quelque chose nous étonne, c'est que M. Bouillaud, en combattant Bayle, ne se soit pas servi de l'arme que celui-ci lui avait mise dans les mains en citant cette observation.

Quand on lit avec attention le mémoire de cet auteur si judicieux, tel qu'il l'a reproduit (*Dictionnaire des sciences médicales*, tom. XVIII, pag. 504), on est frappé des nombreuses contradictions qui s'y trouvent.

Ainsi, nous lisons page 506 : « L'angine laryngée œdémateuse ne peut pas être confondue avec l'angine laryngée inflammatoire, si bien décrite par Boërhaave, § 801 ; la violence de la fièvre dans cette dernière maladie, son absence dans l'œdème de la glotte, suffisent pour

»distinguer ces deux affections dont la marche »est d'ailleurs très-différente. »

Et page 507, après avoir dit que l'angine laryngée œdémateuse est primitive ou consécutive, il ajoute : « Quand cette angine est primi»tive, elle paraît tenir à une affection catarrhale »ou inflammatoire du larynx..... » et plus bas, en traitant des causes de l'angine laryngée œdémateuse, on lit : « Ce sont (les causes) toutes »celles des maladies *inflammatoires et catar»rhales agissant chez un individu prédis»posé à une irritation* du larynx. Mais quelle »est cette prédisposition dernière? en quoi dif»fère-t-elle de celle qui produit l'angine laryn»gée inflammatoire? je l'ignore....., etc. »

Ainsi, voilà une angine non inflammatoire qui paraît tenir à une affection *catarrhale* ou *inflammatoire*, et produite par toutes les causes susceptibles d'occasioner les inflammations; et pourquoi cette maladie doit-elle être séparée de l'angine inflammatoire de Boërhaave? parce que dans celle-ci il y a toujours de la fièvre, tandis que celle-là « n'en est pas *ordinairement* accompagnée » (page 505).

La fièvre, cette réaction générale de l'organisme contre les agens de trouble, ne dépend-elle donc pas, quand elle est consécutive, de la gravité de la lésion locale qui y donne lieu, et en même temps, de la disposition actuelle du sujet? Quand cette lésion locale sera faible, ou que l'individu qui en sera atteint portera une constitution débile, ou qu'il aura été épuisé par de longues et pénibles maladies, cette réaction ne participera-t-elle pas de la faiblesse du sujet ou du peu d'importance de la lésion? Personne, nous le pensons, ne répondra négativement à ces questions, et cependant, c'est ce qu'on ferait en admettant que les deux angines que nous comparons ne sont pas de même *nature*, par cela seul que l'une est avec fièvre, et que l'autre manque ordinairement de ce symptôme.

Dans le passage que nous avons cité plus haut, Bayle se demande en quoi cette disposition à l'angine laryngée œdémateuse diffère de celle à l'angine inflammatoire. Mais il a soin de nous le dire lui-même, ainsi que Thuilier : c'est que tous les sujets chez lesquels ces deux médecins ont observé la maladie, étaient « des personnes affaiblies par des maladies antérieures », et, par conséquent, chez lesquelles la réaction fébrile devait être faible ou nulle.

Quant à la couleur blanche des ligamens aryténo-épiglottiques remarquée chez les sujets ouverts par Bayle et Thuilier, elle s'explique, nous le pensons, suffisamment, par les réflexions suivantes :

1° Ces ligamens étaient *infiltrés* de pus ou de matière séro-purulente; il n'est donc pas étonnant que leur couleur ait été celle des liquides qu'ils contenaient. Dailleurs, on ne connaît guère, que nous sachions, d'exemple de pus *formé* sans inflammation préalable, et cet argument de la couleur blanche des parties qui sont le siége de l'infiltration, serait totalement en faveur de ceux qui regardent l'angine laryngée œdémateuse comme de nature inflammatoire.

2° Cette coloration blanche n'est pas constante; et quand le malade est mort promptement, et surtout que sa maladie l'a saisi au moment où il jouissait d'une santé intacte, ou que, comme le malade de la 2e observation de M. Bouillaud, que nous rapportons textuellement sous le n° 28, à la fin de ce chapitre, il était en proie à une maladie inflammatoire (érysipèle de la face), les parties ont été souvent trouvées rouges et enflammées.

3° Il n'est pas étonnant que les ligamens aryténo-épiglottiques s'infiltrent de pus à la suite d'une inflammation, et soient trouvés pâles après la mort, puisqu'on remarque tous les jours ce phénomène dans les parties pourvues d'un tissu cellulaire lâche et lamelleux, dans les paupières, par exemple, à la suite des érysipèles.

4° Enfin, quand les ligamens de l'épiglotte, gonflés, seraient trouvés blancs, sans contenir de pus dans le tissu cellulaire qui unit leurs deux lames muqueuses, cela ne devrait pas plus surprendre que de voir, comme il arrive souvent, la conjonctive pâle ou jaune chez des individus morts pendant le cours d'un chémosis, le pharynx pâle ou jaune chez des sujets morts en proie à une angine pharyngienne; ou la face décolorée sur les cadavres d'individus qui ont succombé à un érysipèle intense de cette partie.

En vain arguëra-t-on du caractère spécial de l'inspiration, ou de l'altération de la voix.

Dans l'angine inflammatoire, la voix est altérée, comme dans l'angine œdémateuse; et quant à l'inspiration, elle sera plus gênée si la tumeur occupe les ligamens aryténo-épiglottiques, et si, étant molle, elle peut être entraînée dans le larynx par l'air inspiré, que quand elle occupera la partie inférieure du larynx. Dans ce cas, l'expiration pourra être plus difficile que l'inspiration, et on ne pourra pas dire pour cela que la *nature* de la maladie a varié avec le lieu sur lequel elle est fixée.

Qu'on nous passe cette digression, qui pourra, pour quelques instans, paraître étrangère à la phthisie laryngée, notre objet principal; mais nous en avions besoin pour établir la nature inflammatoire (causes spéciales à part) de l'angine laryngée œdémateuse primitive de Bayle.

Nous allons maintenant passer à l'examen de l'angine laryngée consécutive, que cet auteur n'a fait qu'indiquer, et qui, par sa fréquence et sa gravité, l'emporte de beaucoup sur la première.

Lorsqu'une partie du corps est le siége d'une plaie ou d'un ulcère, les environs de la perte de substance ne tardent pas à s'infiltrer de liquides, à s'engorger, et à former à l'entour une tumeur variable par son volume, par sa sensibilité, et par sa couleur, suivant le lieu où elle est placée, suivant la constitution du sujet, et, souvent aussi, suivant la *nature* de la lésion qui y a donné lieu. On donne alors à cette tumeur le nom d'engorgement inflammatoire, non parce que le lieu qu'il occupe est enflammé, mais parce que l'engorgement est provoqué par l'inflammation d'un lieu voisin. Tant que cet engorgement occupe des parties peu essentielles à la conservation de l'individu, on y fait peu d'attention, parce qu'on sait qu'il est un effet naturel de l'inflammation par laquelle l'organisme travaille à réparer le mal, et qu'il disparaîtra avec la perte de substance; celle-ci, dans ce cas, reste donc toujours l'affection principale, et c'est à la guérir que doivent tendre tous les efforts du médecin.

Aussi l'homme de l'art s'assurera toujours de la nature de la lésion, et, sans s'occuper de l'engorgement consécutif, il opposera un traitement approprié, et variable suivant qu'il aura affaire à une plaie, à un ulcère simple, dartreux, scrofuleux, syphilitique, etc.

Mais quand l'engorgement aura lieu sur une partie où sa présence peut donner lieu aux accidens les plus graves; quand un chancre, en causant l'infiltration du prépuce, aura occasioné un phimosis ou un paraphimosis; quand une éraillure de la conjonctive oculaire aura donné lieu à un chémosis qui menace d'abolir la vision; qu'une lésion, traumatique ou non, aura infiltré les bords supérieurs du larynx, ou le tissu cellulaire sous-jacent à la membrane muqueuse qui en tapisse la cavité; l'engorgement, alors, devient momentanément l'affection principale, parce que sa présence causerait des accidens plus graves que la maladie primitive elle-même; et c'est contre cet engorgement que doivent être dirigés tous les moyens thérapeutiques.

Dans ce peu de mots est contenue l'histoire de l'angine laryngée œdémateuse consécutive; nous croyons que c'est faute d'avoir poussé assez loin leurs réflexions sur cette seconde espèce d'angine, que Bayle a soutenu qu'elle n'est pas de nature inflammatoire, et M. Bouillaud, qu'elle l'est toujours.

Expliquons notre pensée : quand une ulcération existe dans le larynx, sur l'épiglotte, ou sur les ligamens latéraux, l'inflammation peut bien se propager assez loin au pourtour de l'ulcération, pour provoquer un afflux considérable de sang, et produire ainsi dans les ligamens une véritable tumeur inflammatoire; et c'est, en effet, ce que nous voyons arriver chez le malade cité dans la 1re observation du mémoire de M. Bouillaud (voir Obs. nº 27).

Mais aussi il peut arriver, et ce cas est le plus fréquent, que la tuméfaction du tissu cellulaire qui revêt l'extrémité supérieure des voies aériennes ne soit que le résultat de l'infiltration du pourtour de la plaie. Dans ce dernier cas, l'angine, pour être véritablement séreuse, devra-t-elle être considérée comme indépendante de toute inflammation? Nous ne le pensons pas, car s'il n'eût pas existé d'inflammation préalable, l'infiltration n'aurait pas eu lieu.

Le chien dont parle Bichat (1) était atteint d'une angine inflammatoire s'il en fut jamais. Un corps étranger traversait son épiglotte, et la tiraillait fortement. Cependant, l'infiltration des parties voisines était due à de la sérosité.

(1) *Anat. descript.*, tom. II, pag. 404. — Bichat avait passé une ficelle dans l'épiglotte, et avait tiré par ce moyen toute la partie supérieure du larynx à travers une plaie faite au devant du cou. Le lendemain, il trouva l'animal mort. Les ligamens aryténo-épiglottiques étaient le siége d'une *infiltration séreuse*. C'est à cette infiltration que Bichat attribue la mort.

Le malade cité dans la thèse d'Olivier des Brulais, observation rapportée par nous sous le n°. 30 (1), celui qui fait le sujet de la 6me observation de Bayle, et enfin celles que nous rapportons sous les n°s 1, 22, 24, 25 et 31, sont dans le même cas, ou à peu près.

Nous avons été assez heureux pour rencontrer, dans les malades que nous avons nous-mêmes observés, cinq cas qui nous montrent tous les degrés de l'angine laryngée œdémateuse consécutive. L'inspection des dessins qu'en a faits M. Chazal, et que nous avons joints à ce Mémoire, sous les n°s 1, 5, 6, 7, 8 et 9, sera plus propre que toutes les descriptions à montrer en quoi consiste la maladie qui nous occupe, et quelles sont les lésions diverses qui peuvent y donner lieu.

Nous résumons donc notre opinion sur l'angine laryngée œdémateuse dans les propositions suivantes :

Bayle a eu raison de distinguer deux espèces d'angine œdémateuse, l'une primitive et l'autre consécutive.

Quand elle est primitive, elle est presque constamment le résultat d'une fluxion inflammatoire du larynx ou des parties voisines, et ne

(1) Nous engageons le lecteur à lire avec attention la relation de l'autopsie et les réflexions qui la suivent.

diffère nullement, *par sa nature*, de celle qui a été décrite par Boërhaave (Aph. 801 et 802).

Quand elle est consécutive, c'est-à-dire occasionée par une lésion organique du larynx ou de ses annexes, elle peut être inflammatoire ou active, ou bien non inflammatoire ou passive.

Dans le premier cas, l'inflammation s'est propagée du point lésé jusqu'aux ligamens aryténo-épiglottiques ou jusqu'à la membrane muqueuse laryngienne.

Dans le second, la sérosité, accumulée dans ces parties, n'est due qu'à l'engorgement des liquides autour de la perte de substance.

Dans l'un comme dans l'autre des deux cas, l'angine laryngée œdémateuse, ayant pour point de départ un point ulcéré, ne saurait être regardée comme indépendante de l'inflammation.

Enfin, la phthisie laryngée doit être considérée, quelle que soit sa cause, comme l'*occasion* la plus fréquente de l'angine laryngée œdémateuse.

Elle peut la produire : 1° dès son début, quand les parties qui devront s'ulcérer par la suite ne font que commencer à s'enflammer, et alors l'engorgement, étant la seule lésion appréciable, peut être regardé comme primitif; 2° quand, ayant causé dans tout le larynx des désordres plus ou moins considérables, elle produit l'accumulation des liquides dans ces parties, et alors l'angine œdémateuse est consécutive.

Dans ce dernier cas, l'engorgement produit par l'ulcération peut être actif; et c'est ce qui arrive quand les accidens marchent vite, comme dans l'observation première de M. Bouilland, citée par nous sous le n° 27; ou il peut être passif quand l'ulcère a suivi une marche chronique, comme dans la sixième observation de Bayle.

Cette dernière espèce d'angine laryngée œdémateuse consécutive est la plus fréquente; c'est celle dont nous avons vu et dont nous rapporterons le plus d'exemples.

§ III. *Terminaison par la guérison.* — La phthisie laryngée peut se terminer par la guérison. C'est surtout à son début et avant que des désordres organiques considérables aient profondément altéré les tissus qui entrent dans la composition du larynx et de la trachée, qu'on peut concevoir le plus d'espérance de succès. En effet, quand la maladie est fort avancée, qu'elle a déjà débilité l'économie par une dyspnée habituelle, par une toux quelquefois très-vive, par une abstinence prolongée, et que déjà il se manifeste des signes du marasme commençant, il reste peu d'espoir de sauver le malade.

Cependant l'observation de Morgagni (1) nous montre qu'il ne faut pas désespérer d'obtenir un résultat heureux par cela seul que les désordres locaux seraient considérables, et auraient duré long-temps. Il s'agit dans cette lettre d'un vieillard qui avait eu souvent la vérole, et qui éprouvait depuis long-temps une dyspnée habituelle. Après sa mort, on trouva des cicatrices qui couvraient la base de la langue. L'épiglotte avait été érodée sur ses bords, et ressemblait actuellement à celle des chiens. Enfin la surface interne du larynx, et celle même de la trachée, offraient également des cicatrices qui, par leur forme, témoignaient de la profondeur des ulcères qui les avaient précédées.

Il est vrai qu'ici la nature très-probablement syphilitique des ulcérations avait permis d'obtenir un succès sur lequel il serait téméraire de compter dans les cas ordinaires.

On verra, dans le chapitre où il est question du traitement, des observations assez nombreuses et qui donneront, mieux que tout ce que nous pourrions dire ici, une idée de ce que le médecin peut craindre ou espérer suivant l'espèce, suivant la cause, suivant le degré de la maladie.

(1) *De sedibus et causis morborum*, ep. 44, art. 15.

Passons maintenant aux observations qui viennent à l'appui des propositions que nous avons développées dans ce chapitre.

OBSERVATION XXVII (1).

Inflammation aiguë du larynx et du pharynx, angine œdémateuse de Bayle.— Mort par asphyxie le septième jour après l'invasion de la maladie.

Plagne Louise, âgée de trente-quatre ans, cuisinière, grande et fortement constituée, fut transportée à l'hôpital Cochin, le 29 décembre, sur les six heures du soir. Voici le tableau des symptômes très-graves qu'elle nous présenta : orthopnée, impossibilité d'ouvrir la bouche et d'avaler, râle guttural, voix rauque, éteinte, parole entrecoupée, sentiment de suffocation; visage décoloré, légèrement bleuâtre et terne, exprimant la frayeur et l'anxiété, œil abattu, livide et comme inanimé, résolution des forces, pouls petit, enfoncé, médiocrement fréquent. Cette femme nous rapporta, non sans beaucoup d'efforts, qu'elle n'était malade que depuis quatre jours; qu'à cette époque, après s'être exposée à un froid assez vif pendant qu'elle était en sueur, elle fut saisie de frissons, de tremblemens et d'un mal de gorge des plus violens, et

(1) Première observation de Bouillaud.

que, malgré l'application de cinquante sangsues (en deux fois) à la gorge et à la partie supérieure de la poitrine, sa maladie n'avait cessé de faire des progrès. Bien que cette malheureuse nous parût dans une position désespérée, on lui proposa une nouvelle application de sangsues : elle s'y refusa d'abord, sous prétexte que sa faiblesse était extrême ; mais enfin elle y consentit. Quinze sangsues furent donc posées à la partie antérieure du cou, et l'on prescrivit une potion calmante. Cependant la nuit fut très-orageuse : la malade, tourmentée par les angoisses d'une suffocation prochaine, ne goûta pas un instant de repos. Le lendemain 30, la déglutition était un peu moins gênée. La malade *expirait* pour ainsi dire, plutôt qu'elle n'expectorait, des matières purulentes mêlées de sang. Le râle était moins fort, le murmure respiratoire était faible dans toute la partie antérieure du thorax, la seule qu'il nous fût possible d'explorer en l'état d'anxiété et de *jactitation* où se trouvait la malade ; l'orthopnée persistait, le pouls était toujours mince et comme embarrassé, la peau était plus froide que chaude ; fatiguée par une longue et douloureuse insomnie, cette infortunée tombait de temps en temps dans un long assoupissement dont la violence de la dyspnée ne tardait pas à la retirer ; elle demandait du vin et du bouillon pour se soutenir ; mais on ne lui permit de prendre autre chose que deux juleps calmans qu'elle avala avec peine.

A une heure après minuit, son visage était presque cadavérique; pâleur générale, sentiment d'une chaleur brûlante coïncidant avec un refroidissement marqué de la peau, yeux mourans, râle plus bruyant, étouffement imminent; pouls filiforme et se dérobant au doigt fréquemment; conservation de l'intelligence. Le 31, à sept heures du matin, perte de connaissance, peau couverte de sueur froide, pouls à peine sensible, fugace, agonie, mort quelques minutes après.

Autopsie cadavérique trente-six heures après la mort :

1° *Habitude extérieure* : Cadavre d'une femme très-robuste et ayant beaucoup d'embonpoint.

2° *Organes digestifs et respiratoires.* La membrane muqueuse du pharynx et celle du larynx présentent une rougeur vive et une belle injection. Cette rougeur s'arrête brusquement vers l'œsophage, mais se prolonge dans la trachée-artère. Dans le larynx et du côté gauche, existe une ulcération à fond grisâtre, à bords rouges relevés, et tout-à-fait semblable à un chancre. L'épiglotte, enflammée, est épaisse de plus de trois lignes; il en est de même de ses ligamens. Le tissu cellulaire environnant est considérablement épaissi, infiltré et engorgé, en sorte que la glotte a moins l'apparence d'une fente que d'un véritable trou. La cavité du larynx est remplie d'une mucosité écumeuse et filante : les muscles intrinsèques de cet organe paraissent sains. Les amygdales sont rouges et enflammées; la gauche est singulièrement tuméfiée et ulcérée, et infiltrée d'un pus qui donne à son parenchyme une couleur grisâtre. Toute la partie antérieure du cou est tuméfiée, et le tissu cellulaire interposé entre les muscles de cette partie est infiltré d'un pus dont la quantité augmente à mesure qu'on s'approche de l'os hyoïde et du larynx. Le corps thyroïde, mou, est comme infiltré d'une humeur visqueuse jaunâtre. Les deux poumons sont généralement crépitans, si ce n'est à leur bord postérieur, où leur tissu, compacte, facile à déchirer, d'une couleur rouge mêlée de gris, parsemé de pus, est véritablement enflammé. La membrane muqueuse des bronches, remplies de mucosités, est injectée et d'un rouge très-vif : les mucosités elles-mêmes ont une teinte rouillée et sont écumeuses. Le péritoine est parsemé de granulations mélaniques, suite probablement d'une ancienne péritonite. La membrane muqueuse de l'estomac est rouge et injectée, surtout vers la région pylorique, où se remarquent de longues ulcérations superficielles et irrégulières. La membrane muqueuse des intestins est saine dans toute son étendue.

3° *Organes circulatoires*. Le cœur, très-robuste, mais d'ailleurs bien conformé, est enveloppé d'une grande quantité de graisse. Ses cavités, l'aorte et les grosses veines sont remplies de caillots fibrineux, les uns blancs, les autres rouges.

OBSERVATION XXVIII (1).

Inflammation aiguë du pharynx et du larynx, angine œdémateuse de Bayle. — La malade refuse les sangsues, et meurt suffoquée le septième jour après l'invasion de la phlegmasie.

Eléonore Lemindre, couturière, âgée de trente-quatre ans, d'un tempérament lymphatico-sanguin, était entrée à l'hôpital Cochin pour une maladie du cœur dont elle était convalescente, lorsque, le 23 février 1822, après avoir mangé plus qu'à son ordinaire, elle fut saisie d'un violent frisson suivi de plusieurs vomissemens. Le lendemain, 24, le visage était le siége d'un érysipèle, la langue était rouge, la soif vive, la peau chaude, le pouls fréquent (eau de gomme édulcorée). Les 25 et 26, l'érysipèle s'étend vers le cou et le cuir chevelu; les yeux sont complétement fermés par les paupières tuméfiées. Le 27, les progrès de l'érysipèle continuent : douleur vive à la gorge, dé-

(1) Deuxième observation de Bouillaud.

glutition difficile, respiration gênée, haute et précipitée (on veut appliquer des sangsues, mais la malade s'y oppose avec une opiniâtreté invincible). Le 28, le gonflement inflammatoire très-considérable de la région antérieure du cou étrangle, pour ainsi dire, la malade : la respiration, la parole et la déglutition sont de plus en plus difficiles; la malade éprouve des alternatives d'agitation et d'assoupissement, et n'ayant déjà plus la force de tousser ni de cracher, elle porte continuellement les doigts dans le fond de sa bouche, comme pour arracher l'obstacle qui l'empêche de respirer. Le lendemain, 1er mars, la tuméfaction du cou est énorme, la suffocation imminente, l'aphonie presque complète. La malade, trop justement effrayée de la gravité des symptômes qu'elle éprouve, se décide enfin à l'application des sangsues; mais il n'était plus temps : en effet elle mourut dans un état d'asphyxie deux heures après l'application.

Autopsie cadavérique, vingt-quatre heures après la mort.

Embonpoint encore très-considérable. La membrane muqueuse des bronches, du larynx et du pharynx, est rouge et enflammée : l'épiglotte et ses ligamens sont considérablement épaissis; la glotte se présente sous la forme d'un trou très-étroit, ce qui provient à la fois et du gonflement de toutes les parties environnantes et des mucosités amassées entre les lèvres de cette ouverture. Le tissu cellulaire du larynx, celui du cou, de la face, et surtout celui des paupières, sont gonflés, injectés, rouges, œdémateux et infiltrés de pus. Les poumons sont généralement bien crépitans et peu engorgés, même à leur partie postérieure. La membrane muqueuse de l'estomac offre, particulièrement dans la région pylorique, une rougeur qui se prolonge dans le duodénum, le jéjunum et l'iléum, où elle se termine par une sorte de dégradation. Le gros intestin est contracté et sain.

OBSERVATION XXIX (1).

Inflammation aiguë du pharynx et du larynx (angine œdémateuse). — Application tardive des sangsues. — Mort six jours après l'invasion.

Un marbrier nommé Charles Garnier, ayant éprouvé autrefois un grand nombre de fluxions de poitrine, avait été traité à l'hôpital Cochin pour des douleurs rhumatismales, et était sur le point de sortir parfaitement guéri, lorsque, les 10 et 11 novembre 1822, il se plaignit de mal de gorge, et nous présenta les symptômes d'une angine qui avait pour cause probable l'action d'un courant d'air auquel le malade était exposé. Le 11, la fièvre était forte : ce-

(1) Troisième observation de Bouillaud.

pendant, l'élève qui faisait la visite ce jour-là en l'absence du médecin, se contenta de prescrire un pédiluve sinapisé. Le 12, les symptômes étaient très-graves : l'air passait difficilement à travers le larynx ; le malade, oppressé, respirait la bouche ouverte et avec râle ; sa parole était embarrassée, comme empâtée, ce qui annonçait un gonflement considérable des amygdales : aussi avalait-il avec une extrême difficulté (18 sangsues à la gorge). Dans la nuit du 13 au 14, le malade fut agité et eut le transport, suivant l'expression de ses voisins. Le 14, à la visite du matin, il était assoupi; son visage était terne, blême et livide, ses lèvres décolorées, un peu bleuâtres ; respiration fréquente, précipitée, avec râle semblable à celui des agonisans ; nez effilé, dilatation et contraction alternatives des ailes de cet organe ; bouche toujours fortement entr'ouverte, extrémités froides, pouls accéléré, vif et comme convulsif.

Bien que la mort par suffocation nous parût presque inévitable malgré tous les moyens, nous lui fîmes appliquer vingt-cinq sangsues à la gorge. Ce malheureux, dont les angoisses devaient être horribles, méconnaissait ou semblait méconnaître tellement le danger mortel de son état, qu'il prétendait n'avoir aucune peine à respirer.

A la visite du soir, il nous dit que les sangsues l'avaient soulagé, et que sa respiration n'était point gênée. Cependant elle l'était au dernier degré, et toujours accompagnée d'un râle guttural : on entendait un râle sec et ronflant dans les deux côtés de la poitrine ; le visage était toujours livide et froid, le pouls petit, fréquent, misérable, le décubitus en supination, la prostration telle que le malade ne pouvait expectorer ni même cracher ; le 15, son état était encore plus désespéré, l'assoupissement était plus prononcé (large vésicatoire à la partie antérieure du cou). Le soir, à cinq heures, le râle trachéal est plus bruyant ; le malade, dont le corps est découvert et dont les membres sont froids, nous dit, avec un sourire qui donnait une singulière expression à son visage vraiment cadavérique, qu'il va de mieux en mieux : tout annonçait cependant sa mort prochaine. Il était immobile, son pouls était filiforme ; il parlait avec tant de peine que la plupart de ses expressions étaient inintelligibles... A peine étions-nous sortis de la salle, qu'on vint nous dire qu'il n'était plus ; il s'éteignit à six heures du soir.

Autopsie cadavérique vingt heures après la mort. Peau décolorée, maigreur.

Organes respiratoires et digestifs. La glotte présente environ la moitié de son étendue naturelle. Son rétrécissement est produit par le gonflement œdémateux de ses lèvres, qui sont énormément épaissies : le muscle aryténoïdien lui-même est sensiblement infiltré. A l'endroit qu'occupent les amygdales, on ne trouve qu'une surface ulcérée, grisâtre ; il ne reste de ces organes que leur partie externe, qui est ramollie, infiltrée de sang et de pus, et presque semblable à une portion de cerveau ramollie : l'injection du pharynx est d'ailleurs à peine marquée.

Le tissu cellulaire qui entoure immédiatement les amygdales est rouge et en suppuration ; celui qui environne le pharynx et le larynx est œdémateux et présente en même temps quelques gouttes de pus infiltrées dans ses aréoles. La membrane muqueuse laryngée est recouverte d'un mucus purulent ; elle est injectée, mais bien moins rouge que celle de la trachée-artère, des bronches et de leurs ramifications.

Le poumon gauche est crépitant et sain, tandis que le droit, plus pesant, est infiltré, gorgé de sang à sa base et à sa partie moyenne. Des tubercules, des adhérences plus ou moins intimes entre les faces contiguës de la plèvre, sont des traces des anciennes fluxions de poitrine que le sujet avait éprouvées.

La membrane muqueuse de l'estomac présente une teinte rosée qui augmente vers la région pylorique, où elle est recouverte d'une épaisse couche de mucosité.

La membrane muqueuse des intestins grêles n'est rouge que dans la fin de l'iléon. La surface interne du cœcum est pâle et présente deux tubercules peu volumineux. Le colon est sain.

La portion externe de la membrane fibreuse de la rate est transformée en une membrane fibro-cartilagineuse de plus d'une ligne d'épaisseur.

Organes circulatoires. Le péricarde est recouvert de plaques blanchâtres, pseudo-membraneuses, à droite. Le cœur est d'un volume ordinaire; sa membrane interne est rougeâtre; ses cavités droites sont distendues par des caillots de sang, en grande partie blancs et semblables à des fausses membranes gélatineuses; on dirait même que des vaisseaux commencent à s'y former.

OBSERVATION XXX (1).

Angine laryngée œdémateuse. — Laryngotomie. — Mort le quatrième jour après l'opération. — Œdème des ligamens aryténo-épiglottiques et des cordes vocales inférieures. — Carie du cricoïde.

M. Barbe, capitaine au cabotage, âgé de quarante-cinq ans, tempérament lymphatique, soumis autrefois à un traitement mercuriel fort long, opéré par ponction de l'hydrocèle aux

(1) Extrait de la thèse inaugurale de O. des Brulais, 11 avril 1835.

deux testicules, portant encore dans le scrotum deux tumeurs dures, lourdes, dont l'une, à droite, est très-volumineuse, a eu, vers la fin de septembre 1832, un abcès ouvert au fond de la bouche; on en voit encore la cicatrice béante sur le pilier droit.

Depuis cette époque, souffrance habituelle dans la direction du larynx et au dessus du sternum; voix enrouée.

Vers le 10 mars 1833, on a mis inutilement un vésicatoire à la nuque. Le 20 mars, il est parti de Bordeaux pour conduire son navire à Nantes. A l'époque de son départ, son mal de gorge était plus violent, et cette augmentation de douleurs avait commencé vers janvier. Arrivé par un temps pluvieux à l'embouchure de la Loire, il a senti ses douleurs augmenter encore, et cependant il était obligé de commander la manœuvre à bord. Le 26 mars, il s'est présenté, à Nantes, chez le docteur G***, accusant une douleur profonde à la région sus-sternale; aucun symptôme capable d'alarmer prochainement ne frappa ce médecin lors de ce premier examen; il a conseillé six sangsues au cou et des bains de pieds. Le lendemain, le malade a fait appeler M. G***, qui a trouvé la respiration calme, le pouls naturel, la voix toujours enrouée et le larynx douloureux; il a prescrit six autres sangsues, qu'il a fait recouvrir de ventouses, et ordonné un vésicatoire au dessus de la fourchette (*loco dol.*). Enfin hier, l'orthopnée, la raucité de la voix et de l'inspiration, l'étouffement même de la voix, et tous les symptômes d'un œdème de la glotte se sont démasqués, et sont devenus si inquiétans, que le malade, éloigné de sa famille, presque isolé dans une chambre garnie, a reçu de son médecin le conseil d'entrer à l'Hôtel-Dieu, dans un cabinet.

Le 29 mars, à deux heures du soir, il nous est présenté. La respiration est anxieuse, rauque, sonore; l'inspiration difficile, l'expiration assez facile; il y a suffocation imminente, aphonie ou voix presque étouffée; la peau est moite, le pouls petit, accéléré; le faciès exprime la douleur. Le malade est doué de courage, et voit avec sang-froid son état, qu'il pense être désespéré. Les muqueuses sont décolorées, le teint jaune, les chairs molles, les formes assez musculeuses encore; sauf une légère dysphagie, les fonctions digestives se font bien; l'arrière-bouche et toute la cavité buccale est pâle. Les amygdales ne sont pas gonflées; le pilier postérieur du côté gauche seulement paraît rouge et grossi, mais fort peu; le droit offre la cicatrice notée.

Ipéca. gr. xxx. Garg. émoll. avec miel rosat ℥ j, laudanum gtt. xx.

A six heures, plusieurs livres d'eau ont été vomies sans soulagement marqué, l'orthopnée est continue, la peau moite, le pouls accéléré.

A huit heures, les accidens marchent toujours; la face devient par moment violette, et la vivacité du pouls augmente alors. La position est habituellement assise et la tête renversée en arrière, surtout pendant les inspirations.

Sinapismes aux bras et aux jambes; insufflation dans l'arrière-bouche d'alun ʒj.

Ce sel produit des nausées, des mouvemens convulsifs de despuition, un soulagement fugitif.

A neuf heures, l'orthopnée est plus violente, la suffocation plus imminente. Je parle devant le malade, presque suffoqué, du seul moyen qui puisse l'arracher à une asphyxie certaine.

A dix heures, M. Barbe me fait appeler; il réclame instamment la prompte exécution de la proposition qu'il m'a parfaitement entendu ouvrir. Le pouls donne cent vingt-cinq, petit, filiforme; la face est baignée de sueur, les lèvres violettes; le tronc droit, tendu, le cou raide; la bouche béante; la trachée soulevée : toutes les puissances respiratrices en convulsion pour produire quelques inspirations courtes, rauques, déchirantes à l'oreille, éloignées, saccadées, incomplètes. A dix heures et demie, la face étant presque cyanosée et couverte d'une sueur froide, une incision verticale est faite sur la ligne médiane du cartilage thyroïde, et, de la saillie de ce cartilage, va tomber sur celle du cricoïde, comprenant un pouce en longueur de peau et de tissu cellulaire sous-cutané; le bord inférieur du thyroïde et le supérieur du cricoïde se trouvent mis à nu par cette première incision; les muscles étant écartés par la tension du cou spontanément rejeté en arrière, un second coup de bistouri coupe le tissu cellulaire qui tapisse immédiatement la membrane crico-thyroïdienne; l'ongle de l'indicateur gauche, porté sur cette membrane, la reconnaît, l'explore; et sur cet ongle le bistouri, glissé à plat, fait en pressant, et de gauche à droite, une incision transversale, très-près du bord supérieur de l'anneau du cricoïde. Aucune artère ne donne, peu de sang veineux s'écoule d'abord. Sur la lame du bistouri, tenue transversalement et à plat, est introduit un tuyau de plume d'oie, long de deux pouces, taillé par un bout en bec de flûte, arrondi, et traversé, à l'extrémité qui doit rester au dehors, d'un double fil ciré. C'est en vain qu'on essaie de réunir les lèvres de la plaie, aucun agglutinatif ne colle sur une peau flottante, privée de tissu cellulaire, dépouillée de son épiderme par le vésicatoire : la plaie est donc simplement recouverte de linge sec, percé pour le passage de la canule.

A peine celle-ci a-t-elle été placée que la raucité bruyante des inspirations a cessé, l'air a été profondément appelé dans les bronches, avec un soulagement immédiat; la face reprend sa coloration, le pouls sa plénitude. La première heure qui suit est marquée par de la toux, des efforts répétés d'exspuition.

Un peu de sang s'écoule dans la trachée, ce que prouvent les crachats, et, pour parer à cet accident, je n'ai d'autre ressource que de porter la bouche sur l'ouverture de la canule et d'aspirer moi-même le liquide à mesure qu'il me paraît obstruer les bronches.

Vers onze heures, cette hémorrhagie s'arrête; les puissances inspiratrices paraissent se plier à ce nouveau mode de respiration.

Potion avec sirop diacode ℥ j, sirop de fleurs d'oranger ℥ j, eau de gomme ℥ iv, par cuillerées: la déglutition s'en fait bien. Enfin vers minuit, le malade s'endort.

La respiration par la voie artificielle est alors calme, semblable, pour le bruit, à celle d'un homme endormi qui respire par l'ouverture nasale.

Vers trois heures du matin, le malade se réveille le corps moite, la face en sueur, disant que le tuyau de plume n'est plus assez large. Il articule à voix basse pourvu que nous y portions le doigt. En effet, du mucus, épaissi par le passage de l'air, arrêté d'ailleurs par le fil transversal, l'obstruait. Le chaton d'un stylet d'argent sert à l'écouvillonner. La respiration redevenue libre, le malade se rendort. Le pouls est toujours plein, nullement accéléré; aucun écoulement de sang n'a plus lieu. La respiration paraît-elle moins libre par instans, il suffit, pour y rémedier, de désobstruer le tuyau. Le malade parvient ainsi jusqu'au jour sans accès de dyspnée.

30 mars à sept heures du matin. La respiration se fait parfaitement par l'ouverture artificielle; le pouls est plein, peu fréquent, la peau d'une chaleur et d'une coloration naturelles; le malade est gai; il y a quelques crachats rougeâtres qui provoquent, avant leur expulsion, une toux rare. La langue est pâle, mais non blanche. Le stéthoscope fait entendre une respiration bronchique.

Prescription : diète, saignée de bras, pot. gomm., lav., purg., gargarisme avec alun gr. xxx, acide hydr. gtt. xv, miel rosat ℥ j, eau dist. ℥ iv.

Pendant le cours de cette journée, le gargarisme est injecté de temps en temps à l'aide d'une seringue. Le lavement donné à deux heures provoque deux bonnes selles. Il y a de la toux, des crachats muqueux sortent par la plume et par la canule.

A quatre heures du soir, on fait, avec alun porphyrisé ʒ j, huit ou dix insufflations. Vingt-quatre pastilles de calomel, de chaque 1 grain, sont données à prendre de demi-heure en demi-heure. Il sort beaucoup de crachats par le tube. Si l'on intercepte le passage de l'air en y posant le doigt, les inspirations se font par la glotte, mais sont difficiles et fatigantes. La déglutition est libre et facile.

A six heures. Si l'on bouche de nouveau le tube, les inspirations ne peuvent plus s'effectuer par la glotte. Le sang de la saignée du matin est très-séreux, le caillot petit et très-couenneux. Nouvelle saignée de bras de douze onces, sinapismes aux jambes.

31 mars, à six heures du matin. Pendant la nuit, douze grains de calomel ont été pris. Le gargarisme a été injecté trois fois. Il y a eu calme parfait, et des instans prolongés de sommeil jusqu'à trois heures du matin; depuis, la respiration a commencé à devenir anxieuse. Le tube est libre, et cependant peu d'air pénètre dans le poumon : on dirait qu'il y a un *spasme calme* des bronches. La main, placée devant l'ouverture artificielle, ne sent sortir qu'un souffle faible et peu prolongé.

Le pouls a baissé; saignée du bras de ʒ viij, sentiment de faiblesse; mais la respiration est devenue plus libre à mesure que le sang a coulé:

elle est plus prolongée, plus profonde. Le malade se dit soulagé ; le pouls se relève. Peu après, évacuation alvine de matières un peu verdâtres, sans excrétion d'urine. Sinapismes aux pieds et aux jambes.

A sept heures, calme, respiration si faible que M. Ambr. Laënnec ausculte et ne trouve plus de signes de catarrhe bronchique ; les crachats sont blancs, spumeux, peu épais ; ils sortent par le tube et par la bouche, et il y a de la toux. Le tube obturé, le malade respire un peu par la glotte, mais difficilement et avec bruit. La langue est blanche. La déglutition se fait ; mais chaque cuillerée de potion gommeuse provoque de la toux, tandis que la déglutition des pastilles de calomel, fondues lentement dans la bouche, se fait facilement sans toux. Il y a douleur légère dans l'abdomen.

Prescription : crème de riz, quatre cuillerées, une pomme cuite, pot. gom. avec sirop d'opium ℥ j, lavemens émolliens avec teinture de musc ʒ ß, insufflation d'alun, gargarisme avec acide hydrochlorique et miel rosat, continuation du calomel.

Pendant le cours de cette journée, le malade prend les douze grains de calomel qui restaient d'hier, et la potion opiacée, dont la déglutition provoque de la toux ; celle-ci même est fréquente, suivie de crachats blancs, glutineux, qui se tiennent par masse, sortent par la bouche et par la canule ; si l'on obture celle-ci après l'inspiration, et même sans cela, l'exspuition s'en fait en partie par la bouche. On expérimente que, par momens, soit que l'on ferme la voie artificielle, soit qu'on la laisse libre, l'air pénètre jusqu'au poumon par la voie naturelle, et que dans d'autres momens, au contraire, si l'on ferme la première, la respiration ne se fait plus, et la suffocation aurait lieu si l'on continuait de l'oblitérer. Le lavement a été rendu deux heures après son injection. De l'alun insufflé à plusieurs fois n'a provoqué que des nausées. Il y a eu plusieurs instans de sommeil paisible, et un, le plus long, vers quatre heures, avec sueur. Le pouls s'est accéléré par momens, mais en général il est resté paisible et assez fort pour permettre de saigner encore, si le spasme revenait. Tout le calomel est pris.

A six heures du soir. Depuis quatre heures et demie deux selles claires, verdâtres, sueur, pouls fréquent. Douze autres tablettes de calomel, gargarisme avec macération de kina ℥ vj, acide hydrochlorique gtt. xxx, miel rosat ℥ j, à injecter pendant la nuit.

1er avril à sept heures du matin. Il y a eu pendant la nuit plusieurs heures de sommeil. Les douze grains de calomel ont été pris. L'abdomen n'est que peu douloureux ; il n'y a pas de salivation ; la langue est blanche. Le tube étant bouché, la respiration se fait par la glotte, mais péniblement. On ne peut espérer que l'ouverture artificielle pourra être bientôt fermée. La respiration auscultée est faible dans les deux poumons ; il y a du râle muqueux dans les gros troncs bronchiques seulement ; les crachats sont moins abondans, la toux moins fréquente. Le vésicatoire au centre duquel l'opération a été faite suppure encore.

Prescription : crème de riz, limonade citriq., pot. gomm., sirop diac. ℥ j, lavement pav. et amid.

A deux heures du soir, la respiration s'embarrasse, devient spasmodique, très-faible ; il y a des soubresauts dans le bras gauche. Saignée de ℥ viij, julep avec eau de gomme ℥ iij, teint. de musc gtt. x, éther gtt. xx, sp. de limons ℥ ß. Sous l'influence de cette médication, la dyspnée cesse, les inspirations deviennent plus profondes.

A six heures du soir, tendance au sommeil. Les crachats deviennent de moins en moins fréquen

A dix heures, assoupissement continuel. L'ouverture faite à la membrane crico-thyroïdienne reste béante lorsqu'on retire le tuyau de plume.

A onze heures, nouvel accès de dyspnée ; la

voix est libre, et cependant l'air ne pénètre pas dans le poumon. Le pouls est accéléré, le bras gauche agité de mouvemens convulsifs. On parvient avec peine à faire boire une cuillerée de la potion avec diac. prescrite le matin; le spasme cesse, une profonde inspiration a lieu; bientôt assoupissement.

2 avril, à six heures du matin, encore dyspnée; spasme subit avec agitation convulsive et saccadée des deux bras. La nuit s'est écoulée sans autre accident qu'un assoupissement comateux, d'où il fallait tirer le malade pour lui donner à boire et le gargariser. On lui donne *illico* deux cuillerées d'une potion gommée avec éther gtt. xx, et teint. de musc gtt. xij. A peine sont-elles prises que le spasme cesse de nouveau par une profonde inspiration: « Me voilà encore sauvé! » dit le malade. Sinapismes aux pieds, lavement purgatif.

A sept heures, exaltation morale. Le lavement vient d'être rendu; point de spasme. Le malade veut chanter pour prouver qu'il est mieux, puis un instant après, il ferme les yeux et semble s'assoupir.

A huit heures, délire, chute du lit. Toute la potion avec l'éther et le musc est prise. On fait ôter les sinapismes et mettre six sangsues à chaque jugulaire.

Prescription : diète, orangeade demi-pot.

gomm. avec éther gtt. xx, teinture de scille gtt. xv.

L'ouverture artificielle restant béante d'elle-même, la canule est supprimée. L'expectoration ne se fait plus, le vésicatoire se sèche; le malade semble par momens s'assoupir, et alors tantôt la respiration se suspend tout-à-fait, tantôt elle se fait par une série de petites inspirations et expirations opérées coup sur coup, et suivies d'un repos complet.

A dix heures, prostration, respiration si faible qu'à peine la main en sent le souffle.

A deux heures du soir, profonde altération des traits; yeux vitrés, entr'ouverts, respiration presque nulle, par secousses, entrecoupée; dyspnée complète, pouls presque insensible. Mort à quatre heures du soir.

Autopsie dix-huit heures après la mort. Chairs pâles. Les deux testicules sont squirrheux, perdus dans un tissu blanc, homogène, qui a envahi le scrotum, et où se remarquent des tubercules. Le poumon gauche est engoué; il y a bronchite. L'estomac et les intestins, le foie et la rate n'offrent rien de remarquable, non plus que les reins et la vessie.

Larynx. Corps thyroïde sain; muqueuse, au dessus de l'épiglotte, blafarde, sans fausse membrane; os hyoïde sain; la membrane thyro-hyoïdienne n'offre rien de remarquable : on rencontre à ses bords postérieurs deux noyaux d'ossification. Epiglotte pâle, un peu épaissie; muqueuse et glande épiglottiques à l'état naturel; ligamens épiglotti-aryténoïdiens gonflés, blancs, infiltrés par une substance gélatiniforme, transparente, tremblante, où l'on ne distingue ni infiltration purulente ni stries vasculaires. Cet œdème, très-volumineux à gauche, l'est moins à droite; il donne au ligament gauche une apparence fusiforme. Ligamens supérieurs de la glotte (cordes vocales supér.) blancs, volumineux, et d'un tissu qui ressemblerait à celui des ligamens épiglotti-aryténoïdiens, s'il n'était plus ferme. Ventricules du larynx perdus sous le développement des ligamens inférieurs de la glotte (cordes vocales infér.); ceux-ci, blancs, durs, criant sous le scalpel, sont rapprochés l'un contre l'autre, surtout en avant et en arrière; leur tissu peut être comparé à celui des testicules du sujet, mais ils sont sans tubercules. La muqueuse qui recouvre ces divers organes est blanche, épaissie. L'altération porte sur le tissu cellulaire sous-muqueux, qui est hypertrophié. Les cartilages aryténoïdes sont sains, mais environnés d'un tissu cellulaire dur, où vient aussi se cacher le bord supérieur du chaton du cricoïde, carié, comme nous l'allons dire. La synoviale de l'articulation crico-aryténoïdienne gauche a encore son aspect naturel, mais celle de la droite est noire. Le cartilage thyroïde, la membrane crico-thyroïdienne, percée seulement par l'ouverture artificielle, et l'anneau du cartilage cricoïde, n'offrent aucune altération, tandis que toute la partie gauche de la face antérieure du chaton de celui-ci est rongée par une carie noire, fétide, la muqueuse y est détruite, sa face postérieure, réduite à une mince lamine, et déjetée en arrière, est encore couverte par les muscles. Les muscles crico-thyroïdiens sont à l'état normal; les muscles crico-aryténoïdiens postérieurs et latéraux ne paraissent pas altérés dans leur tissu; mais leur face adhérente est noircie, et ils sont déjetés par la forme anomale du chaton. Les muscles thyro-aryténoïdiens ne se retrouvent plus au milieu de la dégénérescence homogène de la corde vocale. Le muscle aryténoïdien est reconnaissable, mais très-pâle. Tout le reste du larynx n'offre de remarquable que l'aspect décoloré de la muqueuse. La laryngotomie tombe précisément au dessous des cordes vocales inférieures (1).

« Quoique cette autopsie ait montré des traces de laryngite chronique, poussée jusqu'au squirrhe des cordes vocales inférieures, je

(1) Cette observation et les altérations anatomiques que l'on a trouvées ici ont la plus grande analogie avec l'histoire de M. de S..., Obs. n° 1 de cet ouvrage.

» pense cependant que le malade qui portait » cette affection depuis long-temps, car un » squirrhe ne se développe pas en si peu de » jours, aurait pu encore prolonger son exis- » tence, si l'angine laryngée œdémateuse n'était » venue compliquer son état; la raison en est » que, malgré leur dégénérescence, les cordes » vocales étant restées d'un tissu ferme, les mus- » cles dilatateurs de la glotte pouvaient encore » les écarter; au contraire, l'œdème placé au » dessus, étant mobile et mou, faisait valvule » sous le passage de l'air, sans pouvoir être sou- » mis à l'action musculaire. C'est après son dé- » veloppement que l'angine se manifesta. »

Cette observation confirme pleinement l'opinion que nous avons émise plus haut sur la nature de l'angine laryngée œdémateuse consécutive.

Le malade avait des accès d'orthopnée; son inspiration était plus difficile que l'expiration : on avait diagnostiqué, avec raison, un gonflement aryténo-épiglottique, *un œdème de la glotte*. Si l'on s'en fût tenu là, qu'on eût agi en conséquence, et surtout qu'on eût pratiqué à la trachée une ouverture suffisante pour entretenir la respiration, on aurait pu prolonger la vie du malade; mais malheureusement on n'a pu se rappeler ce qu'avait dit Bayle sur l'altération anatomique, sans se rappeler aussi ce qu'il avait dit des symptômes de la maladie. Le malheureux malade éprouvait la somnolence qui suit l'asphyxie lente ; il étouffait (car il est impossible de respirer long-temps par l'ouverture d'un tuyau de plume), et, au lieu d'accuser l'insuffisance du diamètre de la canule, on invoquait un *spasme calme des bronches*. En conséquence, on donnait une potion *anti-spasmatique*, et le malade ayant dit, après l'avoir prise, *me voilà encore sauvé!* on a conclu que la potion (éther et musc) avait calmé le *spasme calme*, sans penser que du musc et de l'éther sont des stimulans anti-spasmodiques qui pouvaient bien avoir donné au malade la force de respirer pendant quelques instans; aussi voit-on qu'il fit de longues inspirations suspirieuses, comme on les voit faire aux animaux auxquels on rend de l'air après les avoir exposés au vide sous le récipient de la machine pneumatique.

Le même esprit de prévention a présidé à l'autopsie : on n'a pas voulu voir de traces d'inflammation dans cet *œdème de la glotte*. Il y avait des points rouges aux environs des ligamens aryténo-épiglottiques, il y avait une induration des cordes vocales; il y avait une carie du cartilage cricoïde à gauche, précisément du côté où existait principalement l'œdème; et surtout, il y avait, depuis sept mois, une douleur permanente à la gorge, et on n'a pas voulu, à tous ces signes d'une phlegmasie, reconnaître une phlegmasie.

A Dieu ne plaise que nous ayons l'intention de déverser le blâme sur la conduite des médecins qui ont vu et traité le malade! nos remarques ont seulement pour but de faire ressortir les conséquences funestes d'une explication fausse, et en même temps d'établir le caractère inflammatoire de l'angine laryngée consécutive, en général, et de celle dont il vient d'être question en particulier.

Pour nous, le capitaine Barbe est mort d'une phthisie laryngée chronique simple, qui a déterminé l'engorgement inflammatoire de la membrane muqueuse du larynx, et par suite, la mort par asphyxie, terminaison assez fréquente de la phthisie laryngée.

OBSERVATION XXXI.

Angine laryngée chronique. — Suffocation imminente. — Trachéotomie. — Mort pendant l'opération. — Ulcérations du larynx. — Œdème et induration des lèvres de la glotte. — Tubercules non ramollis dans les poumons. *Voyez* Pl. IX.

Un homme de cinquante-deux ans, portier, grand, maigre, bien constitué du reste, et ne portant aucun des signes rationnels de la phthisie pulmonaire, entre à l'Hôtel-Dieu, salle St-Bernard, dans le courant du mois de novembre 1834. Il se plaint que, depuis treize mois, sa voix s'altère graduellement ; depuis six semaines surtout, après avoir été de plus en plus rauque, elle s'est presque entièrement éteinte. La respiration est devenue difficile, les inspirations sont laborieuses et sifflantes, l'expiration exige des efforts diaphragmatiques ; bientôt orthopnée incessante, réveils en sursaut, déglutition pénible, puis successivement dysphagie, portées à ce point que le malade ne peut plus se coucher, et n'avale que très-douloureusement quelques gouttes de bouillon.

Le doigt porté jusque sur l'ouverture du larynx, y perçoit un gonflement notable ; extérieurement, la pression de la région hyoïdienne est douloureuse ; le malade tousse sans cracher. La percussion et le stéthoscope n'indiquent aucune lésion pulmonaire.

Cet homme ayant eu autrefois la vérole, un traitement anti-syphilitique est prescrit. Pendant son administration, les accidens semblent un peu reculer ; mais bientôt ils reparaissent avec une imminence d'asphyxie tellement prochaine, que la trachéotomie reste comme dernière ressource au malade.

Dès que ce malheureux en est instruit, il nous conjure de ne plus temporiser, « qu'il va mourir suffoqué, si on ne se hâte de le faire respirer ». Nous cédons à un vœu si énergiquement exprimé, ainsi qu'à l'urgence de l'indication, et nous disposons tout pour l'opération. Le malade vient courageusement s'asseoir sur un fauteuil, entouré d'un grand nombre d'élèves (1).

A peine le bistouri a-t-il divisé la peau, et avant qu'une seule goutte de sang soit répandue, le malade éprouve une syncope et quelques mouvemens convulsifs. Il revient à lui au bout de deux minutes : on continue l'opération; nouvelle syncope, nouvelles convulsions; les mouvemens respiratoires cessent entièrement. Le malade est de suite porté sur un lit, où on se hâte d'ouvrir la trachée. La syncope persiste; le sang des veines thyroïdiennes coule en bavant dans les voies aériennes, qui s'en remplissent sans qu'aucun effort expirateur, autre que les spasmes dissonans de l'agonie, se manifeste pour les en débarrasser. On place le corps sur le côté, pour favoriser la régurgitation; on as-

(1) Nous fîmes ici une faute très-grave; on ne doit jamais pratiquer une opération majeure sans faire coucher le malade. Il est probable, sinon certain, que notre malade ne fût pas mort pendant l'opération si nous n'avions pas commis cette première faute. Mais une faute plus grave encore, c'est d'avoir continué l'opération, alors que, sous le premier coup de bistouri, il survenait une syncope et une convulsion. Nous avons fait déjà soixante-dix-huit trachéotomies, et jamais nous n'avons perdu pendant l'opération que le malade dont il est ici question.

pire le sang à l'aide d'une sonde.... Le malade était mort.

A l'autopsie, l'épiglotte est trouvée très-tuméfiée; les lèvres de la glotte sont le siége de nombreuses et profondes ulcérations et d'un gonflement œdémateux et squirrheux considérable, l'ouverture qu'elles circonscrivent n'existe presque plus. Cette tuméfaction, qui s'étend aux tissus voisins, diminue d'une manière très-notable vers la partie inférieure du pharynx et supérieure de l'œsophage. Quelques tubercules, non ramollis, sont disséminés dans les deux poumons. Voir Pl. IX.

Ici, l'affection tuberculeuse a suivi le développement de celle du larynx. En effet, les tubercules, disséminés dans les poumons, étaient tous à l'état cru, et l'apparition de la maladie laryngée datait de treize mois. Le malade a péri suffoqué par le gonflement inflammatoire des parois du larynx, et avant que l'affection pulmonaire eût pu amener cette terminaison funeste.

OBSERVATION XXXII (1).

Asthme supposé, existant depuis long-temps. — Mort subite. — Ulcération de la membrane muqueuse du larynx et de la partie supérieure de la trachée-artère. — Larynx obturé par une masse de pus concret.

« Virgo igitur de quâ modo dicebam, annos » nata ad quadraginta, jam diù asthmatica, im- » minutâ insuper voce, à medicis procul dubio » ex pulmonibus laborare credebatur, cùm, » acriùs asthmate ingruente, de improviso mor- » tua est, et ab studiosis adolescentibus in Bono- » niense anatomicum theatrum illata anno 1704. » Ventris viscera nihil quod præter naturam es- » set, habuerunt, si paulò majores testes exci- » pias duros, albos, prorsùs skirrhosos, quibus » hydatides aliquot incumbebant. In thorace au- » tem ipsisque pulmonibus nihil omninò vitii ; ut » jam omnes intra cranium morbi causam reper- » tum iri putarent. Sed et ibi rectè constituta » inventa sunt omnia. Mirabantur cuncti qui » dissecta ex ordine viscera diligenter inspexe- » rant ; sed multò nos magis qui dissecueramus ; » cùm ego : « Quin laryngem quoque aperimus, » Valsalva ? Si fortè et imminutæ vocis, et » asthmatis et mortis causa ibi delitesceret ? »

(1) Morgagni, *De sed. et c., morb.*, vol. II, lib. 2, epist. 15, art. 13.

»Cùm ille annuisset, quæri continuò inter non-»dùm sepultas partes, et ad me referri laryn-»gem, jussi. Quam ubi à tergo secundum lon-»gitudinem incisam, diduxi, continuò mani-»festum fuit quod quærebamus. Pus enim ex »albo cinereum, et quasi pultaceum, formatum »in obturamenti modum, occludebat penitùs »cavum laryngis quod infra glottidem est : eo-»que loco tunica laryngem convestiens erat »exulcerata, quemadmodùm et quà proximos »annulos aliquot tracheæ arteriæ operiebat, »quanquam hìc leviùs.

»Quibus postremo anatomes die in theatro »demonstratis, satis omnibus factum est.»

OBSERVATION XXXIII (1).

N....., âgée de trente-six ans, constitution robuste, se mit à trente-deux ans marchande d'habits et de vieux chiffons. Quelque temps après, elle éprouva une petite toux sèche, accompagnée de douleurs dans le larynx et de difficulté à respirer en montant. Le son de la voix devient aigu, la toux avec expectoration de crachats grisâtres et plats; des frissons généraux et fugaces se faisaient spécialement ressentir après les repas.

Trois ans après l'invasion de la maladie et six

(1) Extrait de la thèse de M. Laignelet.

mois avant la mort, les symptômes s'exaspérèrent d'une manière remarquable. Le larynx devint sensible au toucher, et faisait entendre un bruit semblable à celui du papier chauffé quand on le presse entre les doigts.

Il y avait beaucoup de douleur dans l'intérieur de la poitrine, de chaleur à la paume des mains, et tous les autres symptômes de la phthisie pulmonaire.

Elle mourut enfin, après quatre ans de maladie.

Autopsie. Les poumons étaient adhérens aux côtes, et offraient un grand nombre de tubercules blanchâtres miliaires; quelques uns commençaient déjà à entrer en suppuration.

L'affection du larynx *était plus avancée;* les parties en étaient plus profondément ulcérées; le cartilage aryténoïde droit était presque entièrement détruit; ce cartilage était converti en une matière molle semblable à celle qui se trouve souvent dans les maladies blanches des articulations.

Le cartilage aryténoïde gauche se trouvait placé au milieu d'une foule de fongosités.

OBSERVATION XXXIII bis.

Laryngite aiguë devenue chronique.—Trachéotomie. —Guérison.—Reprise des accidens. — Mort. — Tubercules succédant à la laryngite.

M. le docteur Bulliard a publié en 1829, sous le titre de *Observation sur un croup d'adulte*, l'histoire d'un douanier auquel il fut contraint de pratiquer la laryngo-trachéotomie.

Voici le résumé succinct de cette observation, qui fut lue à l'Académie royale de médecine.

Le nommé Antoine, âgé de vingt-six ans, employé dans la douane, d'un tempérament sanguin bilieux, d'un caractère très-irascible, et d'une conduite très-irrégulière, fut envoyé par punition à Stutzelbronn, pays marécageux et entouré d'épaisses forêts.

En 1824, il fut affecté d'un catarrhe qui lui laissa beaucoup de faiblesse et de maigreur ; il reprit néanmoins son service le 20 novembre : il fut pris d'altération de la voix, d'une grande oppression, et eut quelques accès d'orthopnée, qui furent calmés d'abord par un léger traitement antiphlogistique, et le 2 décembre au matin, il ne restait guère qu'une altération très-sensible de la voix, qui était devenue aigre et glapissante.

2 déc. Mais dès le soir, tous les accidens reparurent avec une intensité nouvelle, et se

montrèrent avec tant de rapidité que le lendemain, 3 décembre, la suffocation étant imminente, M. Bulliard pratiqua la laryngo-trachéotomie.

Quelques légers accidens, suite de l'opération et du séjour de la canule, qui avait été introduite et laissée à demeure, se calmèrent peu à peu. La respiration s'établit complétement par la canule; mais dès qu'on en bouchait l'orifice, la respiration ne se faisait à travers le larynx qu'avec la plus grande difficulté.

20 juin 1825, six mois après l'opération, la facilité à respirer était la même; quand on bouchait la canule, la voix était rauque, convulsive, peu élevée, point soutenue, et nécessitait de grands efforts de la part des muscles inspirateurs. Du reste, l'état général était assez bon. Le malade avait recouvré de la force et de l'embonpoint.

Une consultation eut lieu entre MM. Bulliard, Caillot, doyen de la faculté de Strasbourg, Tourdes, Lobstein et Coze. Il fut reconnu :

1° Que la région laryngée n'offrait, à l'extérieur, rien de particulier; 2° que la difficulté du passage de l'air, par la partie supérieure des voies aériennes, pouvait dépendre de l'épaisseur de la muqueuse laryngée ou d'un œdème de la glotte; enfin que la présence de la canule provoquait de la part des poumons (*d'ailleurs reconnus sains*) une sécrétion opaque et abondante.

On prescrivit des pilules de calomel, de soufre doré d'antimoine et d'extrait de ciguë, ainsi que des frictions sur le cou avec l'hydriodate de potasse. Le malade se trouva un peu soulagé.

Le 10 janvier 1826, il rentra à l'hôpital de Bitche, éprouvant des douleurs profondes dans les poumons, des sueurs nocturnes, de la diarrhée, en un mot tous les symptômes de la phthisie au dernier degré. Il refusa tout secours, et traîna sa vie jusqu'au 7 mars suivant, jour où il succomba : il y avait 15 mois et 4 jours qu'il avait subi l'opération.

Nécropsie. Les intestins grêles étaient ulcérés en plusieurs points. Les deux plèvres étaient adhérentes aux parois thoraciques. Celle du côté gauche contenait environ une livre et demie de sérosité. Les deux poumons étaient hépatisés à leur base. Leur sommet contenait un grand nombre de tubercules, dont beaucoup étaient suppurés.

Les ganglions bronchiques qui entourent la trachée vers la bifurcation, étaient fortement tuméfiés, et passés à l'état mélanique.

L'ouverture artificielle de la trachée était revêtue d'une sorte de membrane muqueuse, paraissant formée par une transformation de la peau.

La glotte était rétrécie, et les ventricules du larynx moins étendus que dans l'état naturel. Le larynx ne présentait aucune trace d'œdème ni de productions membraneuses.

Cette observation de M. Bulliard est très-intéressante. Mais nous ne saurions, comme l'auteur, y voir un exemple de croup chez l'adulte. Les symptômes éprouvés au début se rapportent de toute évidence à ce que dit Boërhaave de l'angine laryngée aiguë (aphor. 802). Les débris de fausses membranes qu'a expectorés le malade ne sont pas assez nettement décrits pour qu'on puisse les reconnaître sans hésitation; quoi qu'il en soit de la nature de l'inflammation, la première attaque passée, nous voyons le larynx en proie à une inflammation qui a obligé, vers le quinzième jour, à pratiquer la trachéotomie. Les accidens généraux se calment; mais la laryngite passe à l'état chronique. Le malade finit par éprouver une toux que rien ne peut calmer, et enfin il succombe avec un grand nombre de tubercules suppurés dans les poumons, huit mois après que des médecins expérimentés avaient jugé que les poumons n'offraient pas de lésion organique, et quinze mois après l'invasion de l'inflammation laryngée. Ce fait et le précédent joints à celui rapporté plus haut (obs. 18) sont une preuve nouvelle en faveur de ceux qui regardent la phthisie laryngée comme pouvant précéder, sinon occasioner la phthisie pulmonaire.

CHAPITRE VII.

TRAITEMENT.

Ce que nous avons dit du peu que les anciens connaissaient des maladies chroniques du larynx, fait aisément prévoir qu'on chercherait en vain dans leurs écrits des moyens de combattre ces terribles affections.

Tout ce qu'on trouve chez eux de relatif aux maladies de la partie supérieure de l'arbre aérien se rapporte aux angines laryngées aiguës dont ils connaissaient bien l'extrême gravité.

Nous ne ferions donc aucune mention de ces moyens curatifs, si la plupart d'entre eux ne pouvaient être opposés avec un aussi grand succès aux maladies chroniques du larynx. Nous les ferons connaître dans le cours de ce chapitre, à mesure que l'occasion s'en présentera.

Dans le traitement d'une maladie quelconque, l'attention du médecin doit se porter avec au moins autant de sollicitude sur les moyens à opposer aux premiers symptômes, que sur ceux que l'on devra mettre en usage quand les accidens seront parvenus à leur dernier période.

Or, comme la phthisie laryngée débute, dans le plus grand nombre des cas, par une affection légère du larynx qui passe ensuite à l'état chronique, c'est à combattre cette affection encore peu grave qu'il faudra s'attacher, et en général, les moyens employés dans un simple catarrhe suffiront, parce qu'en définitive, il ne s'agit encore que d'un simple catarrhe.

Mais quand l'inflammation, loin de céder aux premiers soins, semble prendre chaque jour une nouvelle intensité, quand l'enrouement et l'aphonie persistent, que la toux prend les caractères que nous avons indiqués en parlant des symptômes, il est nécessaire alors de recourir à d'énergiques médications sur lesquelles il est besoin de nous appesantir un peu.

Repos de l'organe. La condition la plus indispensable de la réussite du traitement des maladies du larynx, c'est le repos de l'organe. Il est bien clair que la glotte, continuellement en mouvement pendant l'acte de la phonation, et ébranlée sans cesse par la vibration de l'air qui la traverse, ne peut que difficilement se guérir si on ne condamne le larynx à la plus complète inaction. Les malades devront parler à voix basse (1), ou même se contenter d'écrire

(1) Par *voix basse*, nous entendons la voix non timbrée, et

sur une ardoise. Toutefois l'expérience nous a démontré que parler à voix basse n'avait aucun inconvénient, pourvu toutefois que les malades ne fissent pas de grands efforts pour rendre cette voix plus intelligible pour ceux qui les écoutent.

Les médecins qui ont eu souvent à traiter des maladies du larynx, savent tous que cette condition est la plus difficile à obtenir. Il est peu de malades dont la position sociale soit telle qu'ils puissent se condamner au silence plusieurs mois de suite.

Pour être exact, il faut dire que, malgré l'infraction de la règle d'hygiène sur laquelle nous venons d'insiter, il n'est pas impossible d'être guéri d'une maladie même grave du larynx ; plusieurs faits que nous rapporterons plus bas en sont la preuve évidente.

Antiphlogistiques. Les saignées et les émolliens sont, peut-être à tort, rangés parmi les moyens les plus puissans pour combattre la phthisie laryngée commençante. Il est assez difficile de dire pourquoi tel ou tel mode d'émission sanguine l'emporte sur un autre; mais, dans le cas qui nous occupe, les faits nous ont appris que la saignée du bras donne en général des résultats plus favorables que l'application des sangsues vers le siége du mal, à moins pour-

par conséquent *insonore*, s'il est permis de se servir de cette expression dont nous reconnaissons nous-même l'inexactitude.

tant que celles-ci ne soient mises en grand nombre. L'application des ventouses scarifiées à la nuque est encore un utile moyen ; il passe pourtant après les deux autres.

Des motifs particuliers devront faire préférer au médecin un mode spécial d'émission de sang ; ainsi, tantôt il aimera mieux mettre les sangsues aux cuisses, si la maladie du larynx coïncide avec la suppression ou la diminution du flux menstruel ; au siége, s'il y a eu des hémorrhoïdes dont la suppression ait coïncidé avec la fluxion inflammatoire du larynx : c'est au praticien de saisir ces indications, et mille autres que nous ne devons pas indiquer ici, parce qu'elles ne s'appliquent pas plus à la phthisie laryngée simple qu'à toute autre phlegmasie chronique.

Quant à l'emploi des émolliens, il doit être fait avec une certaine mesure. On peut les conseiller à l'intérieur sans aucun inconvénient ; mais l'application extérieure des cataplasmes chauds, conseillée par presque tous les médecins, produit quelquefois un effet tout opposé à celui que l'on en attendait ; elle provoque vers la gorge une fluxion sanguine considérable, et les accidens, loin d'être calmés, subissent au contraire une grande aggravation.

Révulsifs. — Les révulsifs jouent, dans la phthisie laryngée, un rôle un peu plus important que les émissions sanguines; celles-ci ne sont que temporaires; les autres au contraire sont de tous les instans, et leur action doit être toujours continuée pendant long-temps. C'est pour cette raison que nous regardons les vésicatoires volans comme tout-à-fait inutiles, à moins qu'il ne s'agisse de rémedier à un accident imprévu et en quelque sorte aigu. Les vésicatoires à demeure, placés à la partie antérieure du cou, causent une gêne tellement douloureuse que tous ceux des malades auxquels nous les avions conseillés ont été forcés d'y renoncer. Chez les hommes surtout, la barbe était réellement un obstacle contre lequel il était difficile de lutter. C'est donc en arrière, sur la nuque, que nous faisons ordinairement placer un vésicatoire à demeure. Mais si le malade consent au séton, nous préférons toujours ce dernier moyen. Il est moins douloureux, moins irritant, moins difficile à panser.

Le séton, placé au devant du larynx et à peu près au niveau de l'espace crico-thyroïdien, a produit quelquefois des effets assez heureux, dans quelques cas où celui de la nuque n'était qu'un mal ajouté à un autre mal.

Mais les révulsifs auxquels les malades répugnent le moins, et que par conséquent nous employons le plus ordinairement sans en retirer pourtant de très-bons effets, sont les frictions avec la pommade stibiée et l'escharification du derme par le moyen de la potasse caustique. Les frictions stibiées doivent être continuées quelques jours de suite, et on ne doit pas les abandonner au moment où elles commencent à faire naître des pustules; il faut au contraire insister pendant un ou deux jours, jusqu'à ce que l'éruption stibiée soit confluente. Lorsqu'ensuite les croûtes commencent à tomber, il faut revenir au même moyen, et ainsi deux fois par mois tout le temps que dure la phthisie laryngée.

Quand nous prescrivons la potasse caustique, c'est ordinairement de la manière suivante. On applique tous les huit jours, sur l'un ou l'autre côté du larynx et de la trachée, un petit morceau de potasse caustique. Par ce moyen on finit par avoir en même temps cinq ou six cautères en suppuration, sans qu'il soit besoin de les entretenir en y plaçant des pois.

Quant aux révulsifs appliqués loin du lieu malade, c'est-à-dire au bras ou à la jambe, nous y avons encore moins de confiance qu'aux révulsifs voisins de l'organe malade.

Stupéfians. —La douleur, bien que causée souvent par l'afflux inflammatoire des liquides, peut être elle-même cause de l'inflammation, ou tout au moins de la congestion, c'est ce que prouvent un grand nombre de faits. Il n'est donc pas sans importance de calmer cette douleur, et l'usage des stupéfians à l'extérieur et à l'intérieur remplit bien cette indication. Ces mêmes moyens doivent être considérés sous un autre rapport; ils modèrent la toux, et l'on conçoit tout ce que les secousses de toux peuvent avoir de fâcheux quand il existe une maladie inflammatoire ou des ulcérations dans le larynx. Appliqués extérieurement, ils suffisent presque toujours pour calmer les douleurs locales.

Parmi ces moyens, les plus puissans sont l'extrait de datura stramonium, l'extrait de belladone, dont l'action est semblable et seulement un peu moins puissante, enfin les sels de morphine, qui doivent toujours être appliqués sur la peau privée de son épiderme.

C'est Bennati qui a le plus particulièrement préconisé l'emploi topique des stupéfians.

Il faisait faire plusieurs fois par jour des frictions sur le devant du cou avec de l'extrait de belladone. Cette médication, évidemment utile, quand il y a de la douleur et lorsque la maladie est à son début, n'a pas l'importance que son auteur lui accordait, quand la phthisie laryngée est confirmée, et qu'il n'y a pas de douleur locale.

M. Cruveilhier a conseillé, dans le même cas, et pour remplir la même indication, de faire fumer au malade ou des feuilles de datura stramonium, ou des feuilles de belladone, bouillies dans une solution d'opium, et séchées convenablement. Ce moyen calme, il est vrai, la toux dans le plus grand nombre de cas, et par conséquent il peut aider à la guérison.

Nous arrivons maintenant à un autre ordre de moyens beaucoup plus efficaces et bien autrement utiles.

Médication topique. — Quand une inflammation, simple ou ulcéreuse, est devenue chronique, et qu'elle n'occupe dans l'économie qu'un point très-circonscrit, il est de fait qu'elle résiste presque toujours aux traitemens généraux même les mieux entendus. Le traitement topique, au contraire, c'est-à-dire celui qui consiste dans l'application directe des médicamens sur la partie lésée, la modifie presque toujours, quel que soit d'ailleurs le médicament. Ainsi les ulcères les plus rebelles de la gorge, de la bouche, du nez, des yeux, de la peau, du vagin, de l'utérus, du rectum, etc., etc., sont plus ou moins heureusement modifiés par les topiques que l'on peut appliquer à leur surface. Ces topiques sont tantôt émolliens, tantôt détersifs, tantôt irritans; quelquefois ils détruisent la surface de la lésion organique. Ils sont, les uns sous forme de vapeur, les autres sous forme pulvérulente; ceux-ci sont liquides, ceux-là gazeux; quelques autres solides.

Si maintenant on se demandait compte de la

difficulté que nous éprouvons à guérir les lésions locales pour lesquelles la disposition anatomique des parties interdit l'usage de la médication topique, et, par contre, de la facilité extrême avec laquelle nous pouvons en général modifier les maladies externes, on ne pourrait s'empêcher de croire que la différence tient uniquement à ce que les unes sont inaccessibles, les autres au contraire accessibles à nos médicamens.

Nous pensâmes donc que si les maladies du larynx sont en général si graves et si difficiles à guérir, c'est qu'elles se placent dans la première des catégories dont nous venons de parler.

Si donc nous trouvions le moyen de faire pour le larynx ce que l'on a fait pour le canal de l'urètre, par exemple, c'est-à-dire le moyen de conquérir à la médication topique cet organe important, nous devions ouvrir de nouvelles voies à la thérapeutique des affections laryngées et rendre curables des maladies qui ne l'étaient pas avant nous.

Nous ne nous dissimulions pas tout ce que l'importance fonctionnelle du larynx nous réservait de difficultés; mais nous avons pu accommoder nos médications à l'exercice de la respiration, et nous avons mis en usage quelques moyens nouveaux, et obtenu des résultats sur lesquels nous allons appeler l'attention des praticiens.

Le problème à résoudre était le suivant : *Trouver les moyens de mettre en contact avec la membrane muqueuse du larynx, des médicamens sous forme de vapeur sèche, humide, sous forme liquide, sous forme pulvérulente, sans mettre obstacle à la respiration.* Ce problème, nous croyons l'avoir résolu.

Inspirations de vapeurs sèches ou humides. Depuis long-temps les médecins conseillaient des fumigations aux malades atteints de phthisie laryngée ou de toute autre affection des organes respiratoires. Ces fumigations étaient de diverses natures. Le plus souvent on faisait respirer de la vapeur d'eau, ou pure, ou chargée de substances émollientes, balsamiques, aromatiques, etc.; quelquefois c'étaient des vapeurs sèches : ainsi de la fumée de goudron, de résine, de jusquiame, de tabac, de pavot. Qu'au lieu d'une théière, qu'au lieu d'un pot ordinaire, on ait inventé des appareils tels que ceux de MM. Cottereau, Gannal ou Richard, ou tels enfin que le nôtre, cela n'est pas d'une grande importance, et nous avouons franchement qu'il est au moins aussi commode de faire une fumigation pulmonaire avec un pot ordinaire qu'avec les appareils compliqués dont on se dispute l'invention.

Les fumigations humides peuvent encore se charger de principes volatils, tels que le chlore, l'iode, l'acide hydro-sulfurique, les huiles essentielles diverses qui ne sont pas, certes, sans action sur la membrane muqueuse des voies aériennes, comme l'ont démontré les expériences de MM. Gannal, Cottèreau, Richard, et les nôtres propres.

Nous avons encore fait inspirer à nos malades des fumigations de cinabre, d'acide sulfureux, etc., etc., avec des résultats très-variés.

Mais les fumigations, de quelque nature qu'elles soient, ont le grave inconvénient de ne pas s'adresser seulement au larynx, elles se trouvent en contact avec la membrane muqueuse pulmonaire qu'elles peuvent irriter vivement; il est impossible de borner leur action à l'organe malade, et c'est la cause qui nous y a fait renoncer. Aussi, aujourd'hui, n'employons-nous guère que les vapeurs émollientes, aromatiques, balsamiques et stupéfiantes, et celles qui, comme ces trois dernières, ne peuvent exercer aucune fâcheuse influence sur le poumon.

Médicamens liquides. Sous forme liquide, il est beaucoup plus facile de porter un médicament sur la membrane muqueuse du larynx sans risquer d'irriter la trachée et les bronches.

Les liquides dont nous nous servons sont de diverse nature, ou irritans, ou simplement astringens.

Les liquides irritans sont les solutions de nitrate d'argent, de sublimé, de sulfate de cuivre, de nitrate acide de mercure; mais le nitrate d'argent est celui que nous préférons à cause de la rapidité de son action, de son innocuité constante, et de son efficacité éprouvée dans le traitement de presque toutes les maladies externes.

La solution dont nous faisons usage est plus ou moins concentrée; tantôt nous mettons 1 gros de nitrate d'argent pour 2 gros d'eau distillée, tantôt une proportion moitié moindre.

Pour porter le caustique dans le larynx nous employons divers moyens :

Quand il s'agit de cautériser seulement la partie supérieure du larynx et l'épiglotte, nous nous servons, comme porte-caustique, d'une flèche de papier roulé assez ferme, que nous recourbons à son extrémité : cette extrémité est trempée dans la solution caustique de manière à en retenir au moins une goutte; on fait ouvrir largement la bouche du malade; avec une cuiller fortement recourbée, on déprime la langue, que l'on attire en même temps un peu en avant. On introduit alors la petite flèche, et, lorsque son extrémité a dépassé l'épiglotte, on fait exécuter à l'instrument un mouvement de bascule qui l'enfonce dans la partie supérieure du larynx. Une baleine recourbée et armée d'un petit morceau d'éponge, remplirait, comme on le pense bien, le même but et serait plus commode, parce qu'elle serait moins flexible que la flèche de papier.

Quand nous voulons cautériser fortement, en même temps, le pharynx, la base de la langue et l'entrée du larynx, nous prenons une baleine d'une ligne et demie de diamètre, et nous la choisissons de ce diamètre pour qu'elle ne se ploie pas trop facilement. Nous la faisons chauffer à la flamme d'une bougie, à un pouce à peu près de son extrémité, et, quand elle est suffisamment ramollie, nous la recourbons de manière à former un angle de quatre-vingts degrés. Alors, à l'extrémité de la tige de la baleine, nous pratiquons une coche circulaire et profonde, et nous y attachons fermement une petite éponge de forme sphérique et de six lignes de diamètre ; nous imbibons complétement notre éponge d'une solution de nitrate d'argent : cela fait, nous faisons ouvrir largement la bouche du malade, nous abaissons la langue avec le manche d'une cuiller et nous introduisons le porte-caustique. Dès que l'on a dépassé l'isthme du gosier, il s'opère un mouvement de déglutition, qui porte le larynx en haut. Nous saisissons ce moment pour ramener en avant l'éponge, qui, dans le premier temps de l'opération, avait été enfoncée jusqu'à l'entrée de l'œsophage. Par cette manœuvre, on revient sur l'entrée du larynx, en relevant l'épiglotte, et il est facile alors, en appuyant, d'exprimer la solution caustique dans le larynx; les convulsions de toux, qui, d'ailleurs, s'emparent du malade en ce moment, favorisent l'introduction du nitrate d'argent. Outre la toux, qui est assez vive, cette opération provoque souvent aussi des vomissemens.

Ce procédé, sans être douloureux, est fort incommode, et beaucoup de malades refusent de s'y soumettre une seconde fois; nous employons alors le suivant, qui est tout aussi efficace, et qui est beaucoup moins désagréable.

L'appareil consiste en une petite seringue d'argent, semblable à celle d'Anel, dont le siphon a cinq pouces de longueur, et se recourbe fortement à son extrémité. Il est nécessaire que l'ouverture du siphon ait au moins un quart de ligne de diamètre. On met dans la seringue un quart et demi de sa capacité de solution caustique, et on laisse le piston soulevé comme si la seringue était pleine. De cette manière, il y a dans la seringue un quart seulement de solution de nitrate d'argent et trois quarts d'air. Ce mélange est indispensable pour qu'on puisse, en poussant rapidement le piston, produire une pluie fine et non un jet plein.

Le malade est disposé comme dans l'opération précédente, et, quand l'extrémité du siphon a dépassé l'épiglotte, on pousse le liquide qui s'introduit en même temps dans le larynx et dans la partie supérieure de l'œsophage.

A l'instant même, le malade éprouve une toux convulsive et des régurgitations, à l'aide desquelles il se débarrasse de toute la solution qui ne s'est pas combinée avec les tissus.

On fait alors boire au malade quelques gorgées d'une limonade hydrochlorique, ou tout simplement d'eau salée, afin de décomposer le peu de solution, qui, restée dans l'œsophage, pourrait être avalée.

Les mêmes procédés devront être employés, lorsque l'on remplacera le nitrate d'argent par une autre substance.

Il faut avoir soi-même pratiqué ou vu pratiquer quelquefois ces cautérisations, pour se faire une idée de leur innocuité, et nous dirons plus, pour se faire une idée du peu de douleur qui en résulte. On se fait un monstre de la cautérisation, qui, en effet, est fort douloureuse à la peau ou sur les parties des membranes muqueuses qui en forment la limite; mais cette cautérisation est à peine sentie au pharynx, au larynx ou au col de l'utérus. Il ne faut pas confondre, en effet, la sensibilité organique du larynx qui éveille sympathiquement la toux, avec la sensibilité animale, qui est extrêmement obtuse.

Nous allons rapporter quelques observations qui établissent l'extrême utilité des cautérisations du larynx dans la première période de la phthisie laryngée. Nous commencerons par les faits les plus simples ; nous terminerons par les maladies les plus graves.

OBSERVATION XXXIV.

Laryngite chronique légère. — Aphonie survenue graduellement chez une jeune fille issue de parens tuberculeux. — Cautérisation de la partie supérieure du larynx. — Guérison rapide.

Mademoiselle Héloïse G...., de Bapaume (Pas-de-Calais), est la plus jeune fille d'une mère qui est morte phthisique. Elle est venue en pension à Paris, à l'âge de treize ans.

Son enfance a été difficile ; mais jamais elle n'a craché de sang, et n'est pas plus sujette à s'enrhumer que ses compagnes. Peu après son arrivée à Paris, elle a éprouvé, presque tous les mois, un érythème de la face, qui persistait pendant deux ou trois jours, et qui s'accompagnait de fièvre. Nous attribuâmes ce phénomène périodique à l'imminence de la menstruation, et nous nous contentâmes de solliciter le sang vers l'utérus, par les moyens ordinairement conseillés en pareil cas. Les règles parurent en effet à l'âge de quatorze ans.

A partir de ce moment, il ne se manifesta

qu'une fois une congestion vers la face, qui simula un érysipèle, et qui dura seulement deux jours. Le mois suivant, les règles ne reparurent pas; mais un rhume, qui durait déjà depuis trois mois, s'aggrava un peu; la voix s'enroua, puis finit par s'éteindre complétement. La famille était vivement alarmée; les antécédens héréditaires de notre jeune malade n'avaient en effet rien de bien rassurant. Nous examinâmes la poitrine avec la plus sérieuse attention; nulle part nous n'aperçûmes de signes de tubercules, le larynx n'était le siége d'aucune douleur; le pharynx était rouge et un peu douloureux.

Les antiphlogistiques et les émolliens furent employés au début, puis les gargarismes alumineux, et le sirop d'erysimum : ce fut en vain.

Comme il n'existait plus de douleurs, nous résolûmes de porter au fond de la gorge, à l'entrée du larynx, une solution de nitrate d'argent (quinze grains pour deux gros d'eau distillée). Ces attouchemens étaient pratiqués à l'aide d'une petite flèche en papier et suivant la méthode que nous avons indiquée plus haut. Nous les fîmes d'abord tous les deux jours, puis deux fois par semaine. Après la deuxième application du cathétérique, il y eut pendant un jour possibilité de produire quelques sons rauques; après la troisième application, l'aphonie cessa, mais la voix resta encore très-voilée; enfin elle ne reprit son timbre naturel qu'après la huitième cautérisation, et depuis lors la guérison ne s'est pas démentie.

OBSERVATION XXXV.

Laryngite chronique peu grave. — Aphonie venue subitement et durant depuis trois mois. — Cautérisation de la gorge. — Guérison le quatrième jour.

Henriette Maillet, âgée de vingt ans, entre, le 20 août 1831, à la salle Saint-Paul de l'Hôtel-Dieu de Paris. Elle avait été réglée à dix-sept ans, et le flux menstruel avait toujours été irrégulier et peu abondant. En 1830, elle éprouva une fluxion de poitrine dont elle fut bien guérie. Les poumons et le cœur étaient dans le meilleur état; jamais la malade n'avait eu d'hémoptysie, ni aucun symptôme d'hystérie.

L'affection pour laquelle elle réclamait nos soins datait de trois mois. A la fin de mai, Henriette, ayant ses règles depuis le matin, fit une partie de campagne et se refroidit; le soir elle se coucha avec un mal de gorge et du malaise; elle passa néanmoins assez bien la nuit; mais, le matin, quand elle se réveilla, ses règles s'étaient supprimées et elle était complétement aphone. Depuis lors, malgré tous les traitemens, l'aphonie ne s'était pas dissipée, et cette jeune fille, quelques efforts qu'elle fît, ne pouvait faire entendre d'autres sons que ceux qu'articule une personne qui parle tout-à-fait bas.

Quelques jours après l'apparition de la maladie, un médecin avait été appelé : une première saignée, puis une seconde avaient été faites sans aucun résultat. Deux mois plus tard, les règles ne revenant pas, on appliqua des sangsues au siége.

L'aphonie ne fut en rien modifiée par cette médication, bien que la menstruation eût reparu sous son influence. Cependant, le larynx n'était pas douloureux, il n'y avait ni toux ni fièvre, et l'on se décida à appliquer un large vésicatoire sur la partie antérieure du cou. La suppuration fut entretenue quelque temps; cette tentative échoua encore, et ce fut en désespoir de cause qu'Henriette Maillet entra à l'Hôtel-Dieu. Peu de jours auparavant, les règles s'étaient remontrées juste à l'époque où elles devaient venir, et cependant son état ne s'était nullement amélioré.

Nous pensâmes que la syncope produirait peut-être un heureux résultat, comme on l'a vu quelquefois dans des cas d'aphonie hystérique; et, pour déterminer la lipothymie, nous fîmes saigner la malade assise sur une chaise. La syncope eut lieu en effet, mais rien d'avantageux ne s'ensuivit; on remarqua seulement que la jeune fille poussa un cri aigu au moment où la lancette divisa les tégumens.

Nous attendîmes pendant deux jours l'effet de la saignée, qui fut aussi inefficace que celles qui avaient été pratiquées en ville, et que l'application de sangsues qui avait été faite aussi quelque temps auparavant.

L'idée nous vint d'appliquer des rubéfians sur la peau du cou, et nous y étions portés d'autant plus volontiers, que nous connaissions un cas de guérison produite par l'application d'un sinapisme au devant du larynx. (Ce fait curieux appartient à M. le docteur Toirac, qui guérit, en effet, par ce moyen, un frotteur qui était aphone, mais depuis quinze jours seulement.) Toutefois nous fûmes arrêtés par l'idée que déjà l'application d'un vésicatoire n'avait rien produit d'avantageux. Une médication topique nous parut devoir être tentée de préférence à toute autre, et nous résolûmes de cautériser le pharynx et la partie supérieure du larynx.

Cette opération ne dura pas un quart de minute. Nous retirâmes l'éponge, et il survint aussitôt des haut-le-corps, de la toux, des crachotemens. Après deux ou trois minutes, tous ces phénomènes cessèrent ; il ne resta que les crachotemens et de la toux. La malade ne ressentait à la gorge aucune douleur vive ; elle se plaignait seulement d'un goût fort désagréable.

Le lendemain, à la visite, il n'y avait aucun changement; elle souffrait un peu en avalant.

Quarante-huit heures après la cautérisation, l'aphonie s'était en partie dissipée; la malade avait parlé assez nettement avant la visite avec quelques unes de ses voisines. Lorsque nous l'interrogeâmes, elle nous répondit qu'elle allait mieux, et elle prononça plusieurs phrases d'une voix enrouée, mais distinctement et de manière à être entendue à une distance de deux ou trois pas; puis elle redevint aphone, et seulement, lorsqu'elle faisait de grands efforts, on entendait un sifflement dans le larynx : elle ressentait une légère douleur au fond de la gorge.

Nous lui recommandâmes le silence le plus absolu, et en même temps nous prescrivîmes une boisson émolliente, que nous l'invitâmes à boire souvent et à petites gorgées.

Le lendemain matin, troisième jour de la cautérisation, la voix était beaucoup moins nette que la veille. Le soir, la malade put produire quelques sons assez clairs.

Le quatrième jour, elle parla avec facilité, l'aphonie était dissipée complétement et sans retour : la voix était seulement un peu voilée, et l'on s'apercevait de temps en temps que le larynx était obstrué par des mucosités dont la malade se débarrassait en toussant.

Le cinquième jour, la voix était plus nette et

plus éclatante ; la douleur causée par la cautérisation se faisait encore sentir au niveau du larynx ; mais elle était fort supportable, et n'empêchait pas la malade de manger du pain et des alimens solides. Enfin, pour terminer, la voix reprit rapidement le timbre qu'elle avait avant l'invasion de la maladie, et Henriette Maillet sortit parfaitement guérie, le 10 septembre 1831, ressentant encore une très-légère douleur au point correspondant à la partie supérieure du larynx. Depuis cette époque, la guérison ne s'est pas démentie.

OBSERVATION XXXVI.

Laryngite chronique durant depuis trois mois, accompagnée d'aphonie venue subitement dans le cours d'un catarrhe aigu. — Cautérisation de la gorge. — Guérison le troisième jour.

Une femme de trente-sept ans entra à l'Hôtel-Dieu de Paris, pour y être traitée d'une aphonie qui durait depuis trois mois. La malade, quelque temps auparavant, avait éprouvé un catarrhe aigu, à peine fébrile. Quinze jours après le début du catarrhe, la voix s'était subitement éteinte, et, depuis lors, n'était jamais revenue, quoique le rhume fût complétement dissipé. Nous explorâmes la poitrine avec le plus grand soin ; rien n'indiquait une lésion pulmonaire. Le larynx n'était ni gonflé ni douloureux ;

les amygdales ne présentaient rien d'anormal, la menstruation était régulière. Nous fîmes immédiatement une cautérisation; dès le premier jour, il y eut de l'amendement, et trois jours après, la voix était revenue. Cette malade est encore restée quelque temps à l'hôpital sans éprouver de rechute.

OBSERVATION XXXVII.

Laryngite chronique durant depuis plusieurs années. — Aphonie venue lentement dans le cours d'un catarrhe chronique. — Cautérisation de la gorge. — Guérison après un mois de traitement.

La malade qui fait le sujet de cette observation était âgée de quarante-trois ans. Depuis long-temps elle était sujette à un catarrhe bronchique qui revenait tous les hivers, et qui durait jusqu'aux premières chaleurs du printemps. Cette femme était marchande au Temple, et était constamment exposée aux injures de l'air sous un auvent qui lui servait de boutique; et, à chaque instant, elle était forcée de parler à haute voix, quel que fût d'ailleurs l'état de sa santé. Insensiblement, le timbre de sa voix s'était altéré, et depuis plusieurs années, madame *** avait ce que, dans un langage trivial, on appelle *une voix de rogomme*. Enfin elle devint complétement aphone vers le mois de mars 1831, à la suite d'un catarrhe qui durait depuis plusieurs mois. Elle s'inquiéta d'abord assez peu de cet accident; mais, voyant que l'extinction de voix persistait, elle eut recours aux conseils de plusieurs médecins, qui tous se bornèrent à indiquer les émissions sanguines et les médications révulsives. Enfin, fatiguée des traitemens infructueux qu'elle avait suivis, elle se décida à entrer à la maison royale de santé. Le professeur Duméril nous pria de la venir voir : il avait fait appliquer, sur la région antérieure du cou, un large vésicatoire, et en même temps il avait prescrit un régime adoucissant.

Quand nous vîmes la malade, elle était dans l'état suivant : le visage, la contenance, indiquaient une santé parfaite. Les fonctions des organes encéphaliques et abdominaux se faisaient avec une entière facilité. Il n'y avait point de fièvre; la poitrine résonnait bien dans toute son étendue. Il y avait de la toux et une expectoration muqueuse assez abondante; rien d'ailleurs ne permettait de soupçonner l'existence d'une phthisie tuberculeuse. Dans les mouvemens de déglutition, il existait de l'embarras plutôt que de la douleur, dans la région du larynx. Lorsque la malade faisait de grands efforts pour parler, sa voix ressemblait à celle d'une personne qui parle bas; mais dès qu'elle s'animait et qu'elle voulait à toute force produire quelque son vocal, on entendait de temps en temps de petits sifflemens analogues aux miaulemens d'un chat naissant.

Quoique nous conçussions bien peu d'espérances de guérison, nous résolûmes néanmoins de tenter un moyen que nous regardons comme tout-à-fait exempt de danger, et qui n'est que bien peu douloureux. Nous pratiquâmes donc la cautérisation de la partie supérieure du larynx.

Cette opération ne dura pas un quart de minute. Nous retirâmes l'éponge, et il survint aussitôt des haut-le-corps, des vomissemens et une toux que rien ne pouvait arrêter.

Cet état d'angoisse dura près d'un quart d'heure : dès que la toux et les vomissemens se furent un peu modérés, la malade, que nous interrogions sur la douleur que l'opération lui avait causée, nous répondit, *avec une voie enrouée, mais assez forte*, qu'elle souffrait peu ; et comme elle s'étonnait, aussi bien que nous, du changement subit de sa voix : « Il y a huit mois, nous dit-elle joyeusement, que je n'en ai fait autant. » Nous l'engageâmes à garder le silence, et à se gargariser avec une solution d'alun. Les haut-le-corps et les nausées se renouvelèrent jusqu'au lendemain matin, et la douleur de gorge, suite inséparable de l'opération, persista pendant tout le second jour. Cette douleur n'était pourtant pas assez violente pour empêcher la malade de boire et de manger des potages.

Quant à l'aphonie, elle n'était nullement modifiée le lendemain matin; nous espérâmes, mais en vain, que, dans peu de jours, nous verrions se réaliser les espérances que nous avait fait concevoir le rétablissement presque immédiat de la voix aussitôt après l'opération. La malade quitta la maison de santé dix jours après la cautérisation.

Peu après sa sortie, elle vint nous voir, et nous conjura de recommencer la cautérisation : c'était, nous disait-elle, la seule chose qui l'eût fait parler un instant, et elle espérait beaucoup d'une seconde tentative.

Nous avouons que nous partageâmes entièrement son opinion; aussi nous eûmes peu de peine à nous décider. Nous allâmes donc chez elle, accompagné du professeur Bouillaud, qui voulut bien nous éclairer de ses conseils, et nous cautérisâmes une seconde fois avec une solution saturée de nitrate d'argent; mais nous nous servîmes d'une éponge plus grosse, et nous l'imbibâmes tellement, qu'une légère compression pouvait aisément en faire sortir au moins dix gouttes. Aussi, quoique la malade s'armât de courage et de résistance, elle ne put tolérer l'introduction du nitrate d'argent dans le larynx, et par un mouvement de toux convulsive, elle nous renvoya au visage une si grande quantité de solution caustique, que nous eûmes pendant plusieurs jours la face toute remplie de taches noires. Immédiatement après l'opération, le pharynx, la langue et toute la membrane muqueuse buccale étaient d'un blanc de lait; une toux violente, accompagnée de vomissemens, se manifesta immédiatement, et pendant vingt-quatre heures, les vomissemens se reproduisirent dès que la malade buvait quelque chose : toutefois, les parties touchées par le caustique étaient à peine douloureuses : il n'y avait ni fièvre, ni douleur d'estomac, ni perte d'appétit; en un mot, toutes les fonctions étaient dans l'état le plus normal.

Cette fois, madame *** ne parla point immédiatement après la cautérisation.

Quarante-huit heures après, elle déjeuna avec des huîtres et du pain sans éprouver autre chose qu'un peu d'embarras dans la déglutition. Sa voix n'était pas revenue : cependant elle avait produit quelques sons étouffés après de grands efforts; la toux était devenue plus fréquente, et l'expectoration plus abondante. Nous prescrivîmes un gargarisme fait avec une solution saturée d'alun, et une assez grande quantité de vinaigre; la malade dut s'en servir huit à dix fois par jour.

Douze jours s'écoulèrent ainsi, pendant lesquels madame *** continua de tousser avec opiniâtreté et de cracher abondamment. De temps en temps, lorsque la toux lui donnait un peu de relâche, elle articulait quelques mots d'une voix fort enrouée.

Enfin, treize jours après la seconde cautérisation, étant à souper avec son mari et sa fille de boutique, elle parla quelques minutes de suite, et depuis lors l'aphonie ne reparut plus.

La voix, d'abord enrouée et glapissante, était devenue de plus en plus nette; cependant si la malade marche long-temps à pied, parle trop, ou s'expose à un froid très-vif, sa voix s'enroue davantage, mais ne s'éteint plus. En somme, le timbre de la voix est toujours fort altéré; mais il est ce qu'il était depuis quelques années.

OBSERVATION XXXVIII.

Rhume et, à la suite, enrouement.—Toux fatigante. — Amaigrissement. — Fièvre le soir. — Poitrine bonne. — Traitement émollient sans résultat.—Cautérisations répétées avec le nitrate d'argent. — Guérison.

Mademoiselle T***, âgée de vingt ans, est née à Madras, et est venue à Paris à l'âge de six ans. Elle a toujours joui d'une bonne santé. Personne, dans sa famille, n'a eu la poitrine malade; la mère, quoique jeune encore, est atteinte d'une goutte qui lui a horriblement déformé les doigts.

Vers le milieu de l'été 1834, mademoiselle T*** prit un léger rhume, à la suite duquel elle conserva une toux fréquente, accompagnée d'un sentiment de douleur dans la région du larynx. Pendant tout l'hiver, la toux ne fit qu'augmenter, et la voix se voila.

Cependant, au printemps de 1835, il y avait de la fièvre chaque soir. La jeune malade maigrissait, et la toux revenait nuit et jour, de manière à la priver presque complétement de sommeil. L'appétit se perdait; et, bien qu'il n'y eût pas d'expectoration, et que le son de la voix et le bruit de la dilatation pulmonaire n'offrissent rien d'anormal, on ne pouvait s'empêcher de concevoir de très-graves inquiétudes.

Le docteur Lebreton, médecin ordinaire de la malade, prescrivit des fumigations qui ne procurèrent aucun soulagement. Le régime le plus adoucissant, l'usage du lait d'ânesse, tout fut impuissant. On l'envoya à Enghien, pour y prendre les eaux. Sa santé s'y améliora fort peu, et elle revint sans fièvre; mais comme la toux persistait, quoiqu'à un moindre degré, et que la gorge et le larynx étaient toujours le siége d'une très-vive douleur, la malade fut confiée à nos soins au commencement d'octobre 1835.

Les amygdales étaient un peu tuméfiées; le voile du palais gonflé; la luette procidente et œdématiée, le larynx était douloureux, surtout quand la malade parlait à haute voix, et la voix s'enrouait surtout le soir et dans un appartement chaud.

Nous conseillâmes d'abord des frictions sur le devant du cou, avec l'extrait de datura stramonium et des insufflations dans le larynx avec du sous-nitrate de bismuth.

Ces moyens calmèrent un peu la toux. Au bismuth nous substituâmes une poudre composée d'un huitième d'acétate neutre de plomb et de sept huitièmes de sucre porphyrisé. Puis, après avoir usé de ces moyens pendant quinze jours, comme le mal restait stationnaire, nous commençâmes l'usage du nitrate d'argent.

Deux fois par semaine, nous touchions les amygdales et la luette avec le crayon de pierre infernale.

Il suffit de trois semaines pour faire entièrement disparaître la toux et la tuméfaction des amygdales. Le gonflement de la luette diminua aussi notablement, toutefois sans disparaître tout-à-fait.

Cependant la région supérieure du larynx restait encore un peu douloureuse. Nous résolûmes alors de porter sur l'épiglotte et sur l'ouverture supérieure du larynx une solution de demi-gros de nitrate d'argent, pour deux gros d'eau distillée.

Cette opération bien simple fut pratiquée tous les quatre jours, pendant six semaines.

Sous l'influence de ce traitement, la voix s'est complétement rétablie ; la toux a cessé ; la santé générale est devenue bonne ; les douleurs de la région du larynx reparaissent de temps en temps, quand la malade parle trop, ou bien qu'elle reste au bal, au milieu d'une température très-élevée.

Le traitement de cette jeune personne a duré plus long-temps qu'il n'aurait duré si elle avait voulu se soumettre à parler à voix basse ; mais il nous a toujours été impossible de l'obtenir, et maintenant encore nous ne pouvons modérer chez elle une intempérance de paroles, qui deviendra vraisemblablement l'occasion d'une rechute.

OBSERVATION XXXIX.

Enrouement durant depuis quatre ans. — Eaux du Mont-d'Or. — Soulagement. — Rechute. — Même médication sans succès. — Diverses autres médications employées sans aucun avantage. — Toux sèche. — Aphonie. — Amaigrissement. — Gargarismes alumineux. — Cautérisation avec le nitrate d'argent. — Guérison.

Madame G***, âgée de 25 ans, née de parens dont la poitrine a toujours été excellente, n'a jamais elle-même éprouvé de catarrhes violens ni d'hémoptysie.

En 1827, lors de sa première grossesse, M. le

docteur Lebreton, son accoucheur et son médecin, remarqua que sa voix devenait un peu voilée. Il n'y avait d'ailleurs aucun sentiment de gêne dans la région du larynx. Depuis cette époque jusqu'en 1832, le timbre de la voix alla toujours en s'affaiblissant, et la malade fut envoyée aux eaux du Mont-d'Or. Elle s'en trouva mieux. L'hiver suivant, les accidens augmentèrent, et en août 1833, elle fit de nouveau le voyage du Mont-d'Or, mais, cette fois, sans aucun succès.

Au commencement de 1834, on réunit en consultation plusieurs notabilités médicales de Paris, et on conseilla à la malade un régime adoucissant, l'usage du lait d'ânesse, et on lui prescrivit en même temps de ne parler qu'à voix basse. Elle observa ponctuellement ces instructions pendant six mois sans en retirer le moindre avantage.

On prescrivit alors l'application au cou de petits vésicatoires volans, que l'on renouvela tous les deux jours pendant cinq semaines environ; en même temps la malade faisait usage de gargarismes avec la décoction d'écorce de grenade, de tisane d'iris de Florence et de bains de Baréges.

Les bains de Baréges semblèrent améliorer l'état général; mais le larynx était tout aussi malade.

Enfin, au mois de février 1835, nous fûmes mandés en consultation avec MM. Lebreton et Jules Cloquet.

La voix était éteinte; il fallait que la malade fît de grands efforts pour produire quelques sons enroués. Le larynx n'était pas douloureux. En explorant l'arrière-bouche, on ne constatait ni gonflement ni rougeur. Toux habituelle, sans expectoration.

L'auscultation, la percussion ne permirent de soupçonner aucune lésion tuberculeuse du poumon.

Toutefois madame G*** était notablement amaigrie, la santé générale était mauvaise et il était à craindre que des accidens plus redoutables ne vinssent à se développer.

D'un commun accord il fut décidé :

1° Que des gargarismes faits avec une solution saturée d'alun seraient employés à l'exclusion des autres.

2° Que tous les huit jours on toucherait les amygdales et la partie supérieure du larynx avec une solution d'un demi-gros de nitrate d'argent pour deux gros d'eau distillée.

3° Que, pendant deux mois, on prendrait matin et soir un demi-verre d'eau de Bonnes artificielle.

Sous l'influence de ce traitement, qui fut continué sous nos yeux pendant deux mois, la voix redevint beaucoup plus timbrée et la santé générale s'améliora sensiblement.

La malade partit alors pour la campagne et elle dut, deux ou trois fois par semaine, faire, dans le larynx, des insufflations avec de la poudre d'alun et, de temps en temps, avec un huitième de calomel pour sept huitièmes de sucre candi porphyrisé.

En même temps nous prescrivîmes les exercices vocaux suivans :

Madame devait parler à voix basse dans l'état habituel. Trois fois par jour elle devait faire, pendant cinq minutes, des exercices de lecture très-lentement et à haute voix.

Trois mois après son arrivée en Bourgogne, madame G*** se regardait comme guérie. — Elle reprit ses habitudes, se mêla aux conversations, en observant, toutefois, de ne pas parler en plein air et surtout le soir.

La santé générale est aujourd'hui parfaite. La toux a entièrement cessé.

En janvier 1836, madame G*** s'est un peu enrhumée, et, à la suite de ce rhume, il lui est resté pendant quelques semaines un peu d'enrouement.

Avril 1837. Depuis trois mois, à la suite d'un rhume violent, la voix s'est de nouveau fortement enrouée ; mais madame G*** n'a pas voulu sacrifier les plaisirs du monde aux intérêts de sa santé, et elle attend la belle saison pour se remettre entre nos mains.

L'issue du traitement n'est pas toujours heureuse; les trois observations qui vont suivre montrent qu'on peut, à l'aide des cautérisations, amender quelques symptômes, sans que pour cela la guérison complète soit obtenue.

OBSERVATION XL.

Laryngite chronique simple durant depuis trois ans. — Quatre cautérisations du larynx en trois mois. — Amélioration très-marquée. — Cessation du traitement, retour des accidens. — Tubercules probables.

Madame de Verg***, âgée de 24 ans, femme d'un esprit vif et d'une grande susceptibilité nerveuse, jouissait habituellement d'une assez bonne santé générale. Cette dame, excellente musicienne, éprouvait chaque matin, en se réveillant, un violent mal de gorge qui gênait la déglutition, mais qui disparaissait insensiblement quelques heures après le lever. La malade s'apercevait, non sans quelque chagrin, que sa voix n'avait plus la même pureté ni la même étendue qu'autrefois. Du *si* qu'elle atteignait jadis, elle était descendue au point de ne produire le *mi* qu'avec la plus grande difficulté.

Nous pratiquâmes le 1er août 1835 une première cautérisation du pharynx et du larynx avec une solution de nitrate d'argent (un gros par once d'eau distillée). Cette opération causa des nausées et des efforts de vomissemens tellement violens, que la malade dégoûtée du remède, qu'elle avouait cependant ne pas être douloureux, renonça, dit-elle, pour toujours à l'espoir de reconquérir sa voix. Nous lui prescrivîmes un gargarisme alumineux (une once d'alun pour deux livres d'eau) et nous la quittâmes.

Quelques jours s'étaient à peine écoulés que cette dame nous manda pour pratiquer une nouvelle cautérisation. Sa voix, déjà plus ferme, avait gagné un ton. Nous jugeâmes à propos de laisser produire à notre première application de caustique tout l'effet possible, et ce ne fut que trois semaines après que nous le portâmes de nouveau dans la gorge.

Cette fois, les nausées furent moins fortes, moins pénibles et la voix gagna encore quelque peu.

Enfin, la cautérisation fut renouvelée deux fois encore à trois semaines d'intervalle, et la voix put atteindre facilement le *fa*. Un catarrhe assez intense, survenu après un refroidissement subit, nous força de suspendre ce traitement, au grand regret de la malade qui attend avec impatience les premiers beaux jours pour le reprendre, dans l'espérance où elle est d'en obtenir l'effet désiré.

Cependant ce catarrhe, qui d'abord n'annonçait rien de grave, a fini par prendre un caractère inquiétant. Des signes peu équivoques de tuberculisation pulmonaire se sont manifestés, et la voix s'est altérée de nouveau sans que, cette fois, nous ayons cru devoir recourir au moyen qui nous avait réussi.

Nos lecteurs remarqueront que la cautérisation du larynx a amené un amendement notable, bien que la diathèse tuberculeuse existât probablement chez cette malade.

Dans les deux observations qui vont suivre, nous pourrons faire encore les mêmes remarques.

OBSERVATION XLI.

Aphonie venue graduellement dans le cours d'une inflammation chronique du larynx. — Cautérisation de la gorge. — Insuccès.

Une jeune femme de vingt et un ans, d'un tempérament sanguin, entra à la maison royale de santé du faubourg Saint-Denis, pour y être traitée d'une aphonie chronique qui durait depuis plusieurs mois. Elle fut placée dans le service du professeur Duméril qui nous fit appeler pour lui donner des soins. Elle offrait l'apparence de la plus belle santé; depuis dix-huit mois qu'elle était mariée, elle n'avait jamais éprouvé d'autre incommodité que celle pour laquelle elle venait réclamer les secours de la médecine. Il y a un an qu'elle avait ressenti dans le larynx une douleur qui augmentait notablement toutes les fois qu'elle parlait long-temps à haute voix.

Sa voix s'enrouait aisément et devenait de plus en plus grave. Après quatre mois de maladie, la région du larynx devint gonflée et douloureuse, et de temps en temps, surtout le soir, la voix se perdait complétement. Le mal empira, et six semaines avant son entrée à l'hôpital, la jeune malalade avait entièrement perdu la voix.

Cependant il n'y avait que peu de toux; et aucun signe extérieur, aucun symptôme général n'indiquait une lésion tuberculeuse pulmonaire. Le son était égal sous les deux clavicules, le bruit respiratoire faible, le bruit inspiratoire large et sans mélange de râle muqueux. Jamais d'hémoptysie, pas de disposition à la diarrhée, pas de fièvre, pas d'amaigrissement.

Nous pensâmes donc qu'il existait une phlegmasie chronique de la membrane muqueuse du larynx; et comme il y avait encore beaucoup de douleur, nous eussions certainement appliqué localement des sangsues et usé des émolliens, si déjà ces moyens n'avaient été infructueusement mis en usage.

Nous crûmes donc devoir recourir immédiatement à la cautérisation de la gorge et de la partie supérieure du larynx que nous pratiquâmes avec une solution saturée de nitrate d'argent et suivant la méthode indiquée plus haut.

Il s'ensuivit immédiatement des vomissemens, et, pendant deux jours, la déglutition fut plus difficile. Mais après soixante-douze heures, la voix était devenue un peu plus sonore. Elle était encore fort enrouée ; mais enfin, on pouvait aisément l'entendre à dix pas de distance.

Nous prescrivîmes des gargarismes avec une solution saturée d'alun dans de l'eau, et des frictions sur la partie antérieure du cou avec de l'extrait alcoolique de datura stramonium. Cependant, comme le timbre de la voix ne s'améliorait pas d'une manière assez notable, nous fîmes une nouvelle cautérisation quinze jours après la première. Cette fois l'amendement fut très-sensible ; et, un mois après le commencement du traitement, la voix était revenue, mais la malade ne pouvait parler long-temps à haute voix sans douleur et sans enrouement. Ce fut inutilement que, pour combattre cette douleur, nous fîmes continuer les frictions sur le cou avec de la belladone, appliquer de petits vésicatoires ammoniacaux, que nous recouvrîmes de sels de morphine. Nous pensâmes alors que la ténacité des symptômes inflammatoires reconnaissait pour cause principale une affection syphilitique constitutionnelle, que les antécédens de la malade ne rendaient pas très-impossible ; nous commençâmes donc le traitement mercuriel ; et sous l'influence de cette médication nouvelle, il y eut, en effet, un peu de soulagement. En définitive, il reste toujours, chez cette jeune femme, de la douleur dans la région du larynx, une fâcheuse disposition à s'enrouer sous l'influence de la moindre cause ; mais les symptômes les plus graves de la phthisie laryngée sont dissipés, ou plutôt seulement masqués.

OBSERVATION XLII.

Aphonie succédant à un enrouement qui durait depuis longtemps. — Cautérisations très-fréquentes. — Rétablissement incomplet de la voix. — Cinq mois après, suffocation imminente, trachéotomie, mort. — Tumeur tuberculeuse et polype dans le larynx.

M. de Serry nous fut adressé, en janvier 1835, par M. le docteur Paradis d'Auxerre. Depuis un an ce malade, qui est obligé de parler souvent haut et dans un espace fort grand, a vu d'abord sa voix se voiler de temps en temps ; bientôt l'enrouement est devenu continu ; peu à peu le timbre est devenu plus grave et moins sonore ; enfin, il y avait deux mois que la voix était totalement perdue, quand nous vîmes le malade à Paris. M. de Serry ne pouvait produire aucun son, même quand il faisait de très-grands efforts. Nulle douleur, pas de gonflement dans la région du larynx; pas de toux. Jamais de catarrhes ni d'hémoptysies. L'auscultation et la percussion, pratiquées avec le plus grand soin, ne permettent de constater aucune espèce de modification organique dans le tissu pulmonaire. Le malade semble jouir d'ailleurs de la plénitude de sa santé; toutes les fonctions, excepté celle du larynx, s'exécutent parfaitement. Il est inutile de dire que le traitement antiphlogistique et révulsif, que le régime doux et débilitant avaient été conseillés et suivis sans avantage. Nous crûmes donc devoir recourir immédiatement à la cautérisation. Nous en fîmes une tous les jours pendant une semaine, puis trois par semaine pendant quinze jours, puis deux par semaine pendant une seconde quinzaine; puis une seulement tous les huit jours pendant un mois. Il ne s'ensuivit ni douleur ni inflammation. Pendant huit jours, il n'y eut aucune amélioration; ce temps écoulé, il se produisit quelques sons fort enroués; après un mois, la voix était timbrée, mais toujours fort enrouée; enfin, au bout de deux mois et demi, le malade parlait avec une voix voilée, mais enfin il parlait de manière à se faire fort bien entendre dans un vaste salon, et au milieu d'un groupe de personnes conversant ensemble à haute voix.

M. de Serry quitta alors Paris. On peut voir

dans l'observation n° 1, p. 26, qui le concerne, comment il revint pour se faire pratiquer la trachéotomie, et quelles altérations pathologiques existaient dans le larynx.

Toujours est-il que, nonobstant ces graves désordres, on avait pu modifier un peu l'état de la membrane muqueuse du larynx, puisque le timbre de la voix était revenu.

Médicamens topiques appliqués sous forme pulvérulente. — Ce qui nous avait conduits à appliquer sur l'ouverture supérieure du larynx des topiques irritans, c'était l'analogie, ce guide si sûr en thérapeutique. Nous voyions, en effet, que pour l'ophthalmie, par exemple, des collyres avec une solution de sublimé, de sulfate de cuivre, de nitrate d'argent, de sulfate de zinc, modifiaient avec autant de rapidité que de bonheur la phlegmasie chronique de la membrane muqueuse. Il en était de même pour les fosses nasales, il devait en être de même pour le larynx. L'expérience a prouvé que nos conjectures étaient fondées.

Toutefois il ne faut pas se dissimuler que l'introduction des collyres liquides dans le larynx rencontre quelques difficultés; la manœuvre est assez incommode pour les malades, et la constriction subite de la glotte empêche toujours que le médicament ne pénètre assez loin. Il fallait donc songer au moyen de mettre en contact les agens thérapeutiques avec tout le larynx, et même avec la première portion de la trachée.

Arétée déjà avait conseillé, dans l'angine maligne, les insufflations de poudre d'alun dans le larynx, et il faut convenir, qu'encore aujourd'hui, cette médication, remise en honneur par M. Bretonneau de Tours, est une des plus puissantes que nous ayons à opposer à l'extension des fausses membranes du pharynx dans les voies aériennes. L'instrument d'Arétée était tout simplement un roseau, celui de M. Bretonneau, un tube renflé à la moitié de sa longueur et séparé par un diaphragme de gaze. Ces instrumens étaient toujours employés par le médecin lui-même ou par les parens, et l'on conçoit qu'il en doive être ainsi toutes les fois qu'il s'agit d'enfans inintelligens ou indociles. Dans ce cas, on comprend toutes les difficultés qui peuvent se présenter. L'enfant, en effet, expire souvent au moment où l'on insuffle, et la poudre ne pénètre pas dans les voies aériennes. Chez les adultes, la manœuvre est plus facile; mais encore faut-il que le malade combine ses inspirations avec le temps pendant lequel le médecin souffle, et, pendant tous ces essais, la poudre tombe dans le pharynx, sur la langue, provoque des efforts de vomissemens ou une constriction spasmodique de la gorge, et le but est manqué.

Il nous a paru beaucoup plus simple de confier ces insufflations au malade lui-même, et voici de quelle manière :

L'appareil n'est autre chose que le roseau d'Arétée. Dans les villes, il est plus commode de prendre un tube de verre, mais en définitive c'est toujours le même instrument. Ce tube, de deux lignes de diamètre intérieur, doit avoir huit ou dix pouces de longueur.

On met dans l'une des extrémités de ce tube trois ou quatre grains de la poudre à insuffler; l'autre extrémité est introduite dans la bouche aussi profondément que possible. Le malade ferme la bouche après avoir fait une profonde expiration, puis, par une secousse brusque du diaphragme, il fait rapidement une inspiration. La colonne d'air, en traversant le tube, entraîne la poudre, qui se divise, et arrive ainsi dans le pharynx; mais une partie, entraînée par le courant d'air, pénètre dans le larynx et dans la première portion de la trachée-artère. On est averti que la poudre s'est introduite dans le larynx, par quelques secousses de toux que le malade doit réprimer autant que possible afin de conserver le médicament en contact avec le tissu affecté. Ces inspirations sont répétées plus ou moins souvent chaque jour, suivant l'état du larynx, suivant la nature de la poudre et la manière dont elle est supportée.

C'est ainsi que nous avons porté avec facilité dans le larynx des collyres pulvérulens, exactement comme on en porte dans les yeux.

Les collyres secs dont nous nous servons pour modifier la membrane muqueuse du larynx sont : le sucre en poudre, le sous-nitrate de bismuth, le calomel, le précipité rouge, le sulfate de zinc, le sulfate de cuivre, l'alun, l'acétate de plomb et surtout le nitrate d'argent.

Le sucre, le sous-nitrate de bismuth, sont insufflés à l'état pur ; le calomel, mêlé avec douze fois son poids de sucre, le précipité rouge, le sulfate de zinc et le sulfate de cuivre, avec trente-six fois leur poids de sucre ; l'alun avec deux fois son poids de sucre, l'acétate de plomb avec sept fois son poids de sucre, le nitrate d'argent avec soixante-douze fois, trente-six fois, vingt-quatre fois son poids de sucre.

Telles sont les proportions que nous adoptons en général ; toutefois ces proportions varient à l'infini, et sont surtout subordonnées à l'état du larynx et à la susceptibilité des malades.

On doit recommander expressément au pharmacien de mêler ces poudres sur un porphyre, autrement il resterait de petites aspérités cristallines qui irritent et provoquent des efforts de toux répétés qui ne permettent pas au malade de conserver la poudre.

Les insufflations que nous employons au début, quand l'affection laryngée n'est pas grave, sont celles de sous-nitrate de bismuth, l'observation de M. ***, que nous avons consignée sous le n° XXVI, prouve l'efficacité de ces insufflations dans le cas même où le commencement des désordres laryngés tient à la présence, dans les poumons, de tubercules non ramollis. L'observation suivante fournira une nouvelle preuve de l'innocuité et de l'utilité de ce moyen.

OBSERVATION XLIII.

Constitution scrofuleuse. — Éruptions aphtheuses dans la bouche et dans la gorge. — Catarrhe aigu. — Guérison du catarrhe. — Persistance de l'enrouement et de la douleur du larynx. — Inspirations de sous-nitrate de bismuth. — Guérison rapide.

M. d'H*** a eu, dans son adolescence, les ganglions du cou engorgés, quelques uns même ont abcédé. Il a toute l'habitude extérieure d'un scrofuleux. A l'école de Saint-Cyr où il était en 1827, il a eu une affection aphtheuse qui a envahi toute la bouche et tout le pharynx, et qui a persisté pendant long-temps. — Cette maladie s'est renouvelée en 1833 et a été guérie avec facilité. Depuis cette époque, M. d'H*** n'a plus éprouvé de douleurs de gorge. Au commencement de l'hiver 1835, il fit une partie de chasse à courre, prit froid en revenant, et se sentit enrhumé. Par extraordinaire, ce rhume lui faisait éprouver une douleur assez vive du larynx, à laquelle il ne fit pas attention. Le catarrhe se guérit en peu de jours; mais la douleur du larynx persista et s'accompagna de toux sèche et d'enrouement. L'opiniâtreté de cette affection, si légère en apparence, engagea M. d'H*** à demander nos conseils. Nous lui fîmes faire quatre fois par jour des inspirations avec quatre grains de sous-nitrate de bismuth. Quinze jours suffirent pour faire entièrement cesser la toux et l'enrouement. Comme il restait un peu de gonflement des amygdales, nous les touchâmes deux fois avec le crayon de nitrate d'argent, et la guérison ne se démentit pas.

Les insufflations avec l'acétate de plomb, l'alun, les sulfates de zinc et de cuivre, le nitrate d'argent, sont employées par nous dans les laryngites non ulcéreuses, et lorsque le sucre et le sous-nitrate de bismuth sont restés insuffisans; toutefois nous débutons immédiatement par l'alun, quand nous avons lieu de supposer qu'il ne reste qu'un peu de boursouflement de la membrane muqueuse sans inflammation bien vive. C'était le cas de ce jeune enfant guéri du croup par la trachéotomie, dont nous avons rapporté brièvement l'observation sous le n° 15.

Les insufflations avec le nitrate d'argent nous semblent indiquées dans tous les cas, non seulement lorsqu'il n'y a qu'un simple érythème de la membrane muqueuse, mais encore quand il existe des érosions ou même des ulcérations. Aussi ce moyen est-il celui que nous mettons le plus fréquemment en usage. Les insufflations se font, deux, trois fois par semaine, et même une fois chaque soir, suivant le degré de susceptibilité du larynx, suivant la quantité de nitrate d'argent que l'on fait entrer dans la poudre.

Quant au calomel et au précipité rouge, médicamens si puissans dans le traitement des maladies ulcéreuses chroniques syphilitiques ou autres, nous n'en faisons jamais usage que quand nous avons lieu de croire à l'existence des ulcérations de la membrane muqueuse du larynx. C'était le cas de Mme G***, dont nous avons rapporté l'observation sous le n° 39. Mais, à l'égard de ces médicamens, nous devons faire une observation importante. Les praticiens ont sans doute remarqué que, lorsque l'on insuffle dans les yeux du calomel ou du précipité rouge mêlés au sucre, dans des proportions analogues à celles que nous avons indiquées plus haut, il en résulte une irritation légère qui persiste ordinairement pendant quelques heures, et que si l'on renouvelle ces insufflations deux ou trois fois par jour, on détermine une phlegmasie aiguë. La même chose a lieu quand on se sert des pommades mercurielles avec peu de discrétion.

Ce qui se passe dans la membrane muqueuse

oculaire, se passe également pour celle du larynx; aussi, dans les premiers temps, ne conseillons-nous que deux ou trois insufflations mercurielles par semaine, l'expérience nous ayant appris que les accidens augmentent, si, dès l'abord, on veut en faire une ou deux chaque jour. Mais à mesure que le malade s'y habitue, on peut et on doit même les réitérer plus fréquemment, et aussi augmenter la quantité proportionnelle du protochlorure ou de l'oxyde rouge de mercure.

Nous le répétons, ce n'est pas seulement dans les phthisies laryngées syphilitiques, mais aussi dans celles qui ont succédé à une inflammation ordinaire, que nous conseillons les insufflations de poudres mercurielles. D'ailleurs, nous allons démontrer, par des faits nombreux, que le traitement mercuriel est applicable tout aussi bien à la phthisie laryngée simple qu'à la phthisie laryngée syphilitique.

Médication mercurielle. Si l'on passe en revue les immenses travaux thérapeutiques qui ont été entrepris sur le mercure, et si l'on examine de bonne foi et avec impartialité les observations qui ont été publiées sur l'efficacité de ce médicament, on ne tarde pas à se convaincre que beaucoup d'inflammations des plus graves et des plus aiguës, que des engorgemens chroniques, que des ulcérations siégeant dans diverses parties, ont été guéris par l'emploi des mercuriaux; et peut-être le mercure ne guérit-il si bien les phlegmasies syphilitiques, que parce qu'il a la propriété de modifier puissamment l'état général de l'organisme, et par suite l'état local, et non par une vertu spécifique fort contestable, suivant beaucoup d'auteurs contemporains.

Dans un pays où le mercure est donné à l'intérieur avec profusion, et, disons-le, avec peu de discernement, on a pu constater, par hasard peut-être, l'influence de cet agent thérapeutique sur la plupart des maladies. Le hasard a donc démontré que le traitement mercuriel, appliqué dans la phthisie laryngée la plus avancée, amenait assez souvent des guérisons, alors qu'il n'était permis d'en espérer par aucun moyen connu. M. le docteur Pravaz, dans une thèse, soutenue en 1824, sur la phthisie laryngée, appela principalement l'attention sur ce point important de thérapeutique. Les quatre observations suivantes, fixeront mieux que toutes les explications les idées de nos lecteurs sur cette importante question.

OBSERVATION XLIV.

Enrouement datant de quinze ans. — Coryza accompagné de sécrétions croûteuses datant de cinq ans. — Puis toux très-intense. — Croup. — Fièvre. — Amaigrissement commençant. — Aphonie complète. — Pas de signes de tubercules. — Traitement mercuriel. — Guérison. — Commencement de récidive. — Reprise du traitement. — Guérison durable.

Mme B*** est âgée de trente-quatre ans. Elle s'est mariée à dix-huit ans, et jusque-là elle avait joui d'une santé parfaite. Son mari était fort libertin et il a toujours conservé des habitudes de débauche.

Toutefois la malade ne s'est jamais aperçue du moindre écoulement leucorrhéique, ni du plus léger accident du côté des parties génitales.

A-t-elle eu un chancre au col utérin? c'est ce qu'il n'est permis à personne de savoir.

Peu après son mariage, Mme B***, alors âgée de dix-huit ans et demi, fit un voyage en Angleterre. Elle y contracta ce qu'un médecin du pays appela une maladie du foie ; elle fut traitée par le calomel à haute dose, et six mois après ce traitement, ses cheveux et ses sourcils tombèrent complétement. Ce fut à peu près à la même époque qu'elle commença à éprouver des douleurs de gorge et d'oreille qui se renouvelèrent principalement aux époques menstruelles.

A partir de cette époque, la voix, jusque-là

belle et sonore, commença à s'enrouer de temps en temps, et notamment pendant la chaleur de l'été.

Neuf ans après, c'est-à-dire en 1829, Mme B*** éprouva dans les sinus frontaux des douleurs lancinantes et accompagnées d'un écoulement considérable de mucus par le nez. Depuis lors, perte de l'odorat, coryza permanent, gonflement des parties latérales du nez, croûtes, ulcérations superficielles, punaisie. La membrane muqueuse olfactive était d'un rouge vif.

Cependant le coryza se modérait quelquefois un peu quand il survenait ailleurs une vive inflammation, et l'on remarquait que la gorge, le nez, le larynx, les entrailles étaient successivement et non conjointement affectés.

Nous avons dit plus haut que, depuis quinze ans, la voix était un peu enrouée, surtout pendant l'été.

En 1831, il survint une aphonie complète, qui dura deux mois et demi, s'accompagna de douleur à la région laryngée, et de rémission très-notable dans les symptômes du coryza.

Depuis cette époque, la voix resta toujours presque éteinte. Elle ne redevenait enrouée que lorsque l'inflammation du nez s'exaspérait.

En janvier 1835, à la suite d'une semaine de bals assez fatigans, et comme elle se chaussait pour aller encore au bal, madame B..... se sentit prise d'une oppression assez vive qui prit un rapide accroissement. Bientôt l'orthopnée devint extrême, une toux croupale se manifesta avec des secousses répétées, et, quatre heures après le début des accidens, madame B*** offrit tous les symptômes du croup arrivé à sa dernière période.

M. le docteur J***, médecin ordinaire de la malade, reconnut une laryngite aiguë, ou plutôt ce qu'on avait appelé à tort un œdème de la glotte, et appliqua un grand nombre de sangsues au cou, fit une saignée, mit des sinapismes et parvint à conjurer ces redoutables symptômes.

Depuis cette époque, extinction de voix complète ; larynx douloureux. Nous fûmes mandés auprès de la malade en consultation, par le docteur J***, à la fin d'avril 1835.

La nature de la maladie du nez, sa ténacité singulière, la sécrétion croûteuse qui s'y faisait sans cesse, la douleur presque permanente de la gorge, la chute des cheveux et des sourcils, observée quinze ans auparavant, et, plus que tout le reste, les mauvais antécédens du mari, nous portèrent à penser que nous avions affaire à une affection syphilitique qui jamais ne s'était révélée par un symptôme local. Il commençait à être urgent de s'en occuper. Il y avait une toux continuelle, souvent de la fièvre, de l'amaigrissement; en un mot, la malade semblait marcher vers la phthisie.

Toutefois la poitrine, explorée avec soin, ne permit de rien constater d'anormal.

Il fut décidé que nous emploierions un traitement mercuriel général et local.

Tous les trois jours, la malade prit un bain dans lequel on faisait dissoudre une demi-once de sublimé. Trois fois par jour, elle inspirait par les narines une poudre mercurielle composée de deux gros de sucre et de douze grains de calomel et d'oxide rouge de mercure.

Après deux mois de ce traitement, la toux cessa entièrement, la maladie du nez se dissipa, la voix se rétablit, l'embonpoint devint considérable, et tout alla bien jusqu'au commencement de l'hiver (1835-1836), époque à laquelle, la voix ayant commencé à s'altérer de nouveau, on fit cesser en peu de jours ces accidens, en touchant le pharynx et la partie supérieure du larynx, avec une solution de nitrate d'argent, en insufflant dans le larynx un peu de sucre en poudre mêlé à du calomel, et en donnant encore quelques bains de sublimé.

OBSERVATION XLV.

Le docteur Thomann a publié une histoire de phthisie laryngée terminée par la guérison du malade (1). La voici traduite presque textuellement.

Un meunier, âgé de trente-trois ans, jouissant d'une bonne santé, sans être d'une constitution robuste, fit une chute d'environ vingt-quatre pieds de haut, étant chargé de sacs de farine. Sa poitrine ayant porté avec violence contre un tronc d'arbre, il resta étendu trois ou quatre minutes sans connaissance. Revenu à lui-même, il rendit par la bouche, pendant trois ou quatre heures, avec beaucoup d'anxiété et une toux violente, une quantité notable de sang, d'abord rutilant, puis noir et grumeleux. A cet accident, le malade n'opposa d'autre remède que des lotions froides sur la tête et sur la poitrine ; il s'aperçut bientôt d'une douleur thoracique, qui était augmentée par l'inspiration et le toucher. Il en fut délivré au bout de neuf jours, et il vécut pendant quelque temps sans autre incommodité qu'un peu de lassitude. Mais il lui survint ensuite une autre infirmité ; sa voix s'éteignit peu à peu, de telle manière qu'il ne pouvait plus parler que du ton le plus bas. Il vint chercher du secours à l'hôpital de Wurtzbourg, où il fut reçu le 15 septembre 1799. Il lui était alors impossible de proférer le moindre mot d'une voix distincte ; il rendait des crachats visqueux

(1) *Annales instituti medico-clinici Wirceburgensis.* 1799.

et puriformes, et il était tourmenté d'une toux quelquefois très-vive.

On découvrait dans la gorge de petits ulcères d'apparence lardacée; le malade se plaignait de lassitude dans les membres, d'amaigrissement, et d'une légère douleur dans la région laryngée, qui était augmentée par la déglutition. En pressant avec un peu de force sur le larynx, on entendait un certain bruit comme si un cartilage ou l'os hyoïde était fracturé. La toux était augmentée par cette pression, et le malade éprouvait le sentiment d'un corps étranger logé dans la gorge.

Le pouls était faible et fréquent, les autres fonctions conservaient leur intégrité, et l'on ne découvrait aucun symptôme de phthisie pulmonaire. Thomann prescrivit une poudre composée de jusquiame, de soufre doré d'antimoine et de sucre, à prendre en trois doses dans la journée; et pour boisson une décoction de lichen d'Islande; la diète était légèrement nourrissante, en raison de la faiblesse du malade.

Du jour de la réception jusqu'au 18, il n'y eut point de changement dans les symptômes. La même poudre fut continuée; on donna la portion entière, et pour boisson du vin coupé avec de l'eau, auquel on ajoutait par verre deux cuillerées de la mixture suivante : décoction de quinquina ℥ viij, miel ℥ j.

Ce traitement fut maintenu jusqu'au 24, sans amendement notable. On prescrivit alors un vésicatoire autour du cou, et une autre mixture, dans laquelle entraient une infusion de fleurs d'arnica, l'extrait de quinquina et le miel.

Ces moyens ayant été continués jusqu'au 1er octobre, la voix resta supprimée, mais la toux disparut, ainsi que la lassitude des membres. Le corps reprit de l'embonpoint, et la respiration devint moins gênée. Pour amener la guérison des ulcères de la gorge, on administra le mercure doux, combiné avec l'opium et le sucre, quoiqu'il n'y eût aucun symptôme de syphilis. Thomann ne l'employait ici que comme stimulant. Des onctions furent faites autour du cou avec le liniment volatil camphré.

Le 8 octobre, les ulcérations de la gorge présentaient un aspect sensiblement plus favorable, et chaque jour elles marchèrent vers la guérison. Le 15, elles étaient fort bornées, et le 20, sous l'influence du même traitement, elles étaient entièrement guéries; la voix était plus distincte; les autres fonctions s'exerçaient fort bien. Le 22, le malade sortit de l'hôpital dans un état de santé satisfaisant; il reprit ses pénibles occupations; la voix revint à peu près à son timbre naturel et la maladie n'eut pas de récidive.

OBSERVATION XLV bis (1).

Un boulanger, âgé de quarante ans, d'une petite stature, maigre et très-irascible, n'avait jamais éprouvé de maladie sérieuse. Dans l'hiver de 1815, il fit un voyage pendant lequel il souffrit beaucoup du froid et de l'humidité. En 1816, il éprouva des contrariétés qui l'affectèrent vivement. Lorsque M. Henning vit le malade, celui-ci avait la voix très-rauque, il éprouvait de fortes douleurs dans la gorge, une toux d'irritation presque continuelle, avec sentiment d'ardeur et de picotement dans l'œsophage. En outre, insomnie, anxiété, difficulté d'avaler les alimens solides, et, cinq à six fois par jour, une douleur lancinante, mais passagère, dans la joue droite, et au dessous de l'os zygomatique. Cette douleur se portait sur le pharynx, devenait alors beaucoup plus intense, et déterminait un violent accès de toux. Il y avait sécheresse continuelle de la gorge, fièvre ardente. Depuis l'apparition de ces symptômes, une inflammation qui existait dans les articulations avec douleur et tumeur, avait entièrement disparu. On ne découvrait, par l'examen de l'intérieur de la bouche, autre chose qu'une rougeur assez intense derrière le palais. Le cou était sensible-

(1) *Bibliothèque médicale*, tom. LXIX.

ment tuméfié dans les environs de la glande thyroïde; et, lorsqu'on touchait cet endroit, dont la chaleur était d'ailleurs plus forte que celle des autres parties, le malade éprouvait une douleur vive, qui s'étendait bien avant dans la trachée-artère; et si, pendant cet attouchement, on faisait faire au malade un mouvement de déglutition, on remarquait des efforts de toutes les parties qui concourent à cette fonction, et même les pulsations des artères devenaient plus fortes. On ne remarquait rien à la joue qui était le siége de la névralgie faciale; toute la cavité buccale, surtout vers la région de l'épiglotte, était recouverte d'un mucus visqueux; le pouls donnait cent pulsations. M. Henning reconnut dans l'ensemble de tous ces symptômes une inflammation du larynx, à laquelle participait le commencement de l'œsophage, inflammation qui, ayant déjà duré trois mois, avait considérablement affaibli le malade. Huit sangsues furent aussitôt appliquées aux environs du larynx, et l'on fit succéder immédiatement à leur application des frictions avec parties égales de liniment volatil et d'onguent mercuriel. Ces frictions furent faites de deux en deux heures, et, après chaque friction, on recouvrait la partie d'un cataplasme émollient. A l'intérieur, on fit prendre une potion nitrée et minorative. La joue fut pareillement frictionnée, et on fit faire un fréquent usage de pédiluves, dans lesquels on faisait infuser des fleurs de sureau et de camomille. Deux jours de ce traitement n'avaient produit aucune amélioration, et le malade restait en outre constipé. Un vésicatoire fut appliqué entre les deux épaules, on sollicita le bas-ventre par un lavement; et, comme l'état du pouls restait toujours le même, on appliqua des sangsues aux bras et aux mollets. Ce traitement détermina des sueurs abondantes et une amélioration de tous les symptômes. Le calomel et l'extrait d'aconit furent alors donnés à l'intérieur, et plus tard l'opium et le camphre. Tous les symptômes appartenant à l'inflammation du larynx cessèrent complétement, et la douleur faciale resta seule; elle augmenta même de fréquence et d'intensité. Il serait inutile de rapporter tous les moyens qui furent tentés pour la combattre, ils n'eurent aucun succès. Quelque temps après, le malade mourut subitement d'apoplexie. Il ne fut pas possible de faire l'ouverture du cadavre.

On voit dans cette observation une phlegmasie qui occupait non seulement la membrane muqueuse du larynx, mais encore celle de la trachée-artère, de l'œsophage et de l'arrière-bouche. Comme elle était compliquée de névralgie, il est probable que cette circonstance est le motif qui fit recourir aux frictions mercurielles.

L'histoire du traitement montre clairement que les saignées locales n'ont eu aucune influence appréciable sur la guérison. La première application de sangsues, faite autour du cou, ne diminua nullement les symptômes. Ils ne commencèrent à s'amender que lorsque le mercure eut été administré en quantité suffisante pour agir sur la constitution. On ne croira pas que les sangsues appliquées aux membres aient pu diminuer beaucoup l'éréthisme général : une saignée du bras était mieux indiquée pour remplir cet objet.

OBSERVATION XLVI (1).

Laryngite chronique survenue après un cri aigu. — Hémoptysies. — Douleur légère et picotement du larynx. — Altération de la voix. — Séton. — Préparations mercurielles. — Silence absolu. — Fumigations émollientes. — Amélioration notable. — Eaux du mont-d'Or. — Guérison.

Madame C***, aussi distinguée par l'amabilité de son esprit que par les grâces de sa personne, perdit, en juin 1811, un fils unique, tendrement chéri. Au milieu d'un grand accès de désespoir, elle poussa un cri tellement aigu, qu'elle ressentit ausitôt une sorte de déchirement dans la gorge. Dès-lors elle fut sujette à des crachemens de sang, qui se manifestaient particulière-

(1) Pravaz, *Recherches pour servir à l'histoire de la phthisie laryngée.* (Thèse. Paris, 1824, in-4° .)

ment le matin. A l'instant du réveil, elle sentait se détacher du point douloureux une petite boule qu'elle expectorait avec quelques gouttes de sang. Elle éprouvait à la région inférieure du larynx un picotement continuel qui lui faisait porter fréquemment la main vers cette partie. Ces symptômes continuèrent sans accroissement très-sensible, jusque dans l'été de 1813. A cette époque, s'étant un jour échauffée dans une promenade à cheval, elle cracha beaucoup de sang à plusieurs reprises, et les douleurs qu'elle ressentait dans la gorge devinrent plus vives; elles étaient aggravées par l'injection d'alimens épicés, trop chauds ou trop froids. La malade éprouvait la sensation d'une plaie à découvert. Le dépérissement faisant chaque jour des progrès, son mari, à qui elle avait caché longtemps ses souffrances, la détermina à consulter un homme de l'art; mais, soit qu'indifférente à son sort par le profond chagrin dont elle était toujours affectée, elle eût rendu un compte imparfait de son état, ou que le médecin n'y eût point prêté une attention suffisante, la maladie fût méconnue. On prescrivit des toniques et des stimulans, tels que le vin de quinquina, les sucs de viande concentrés, qui exaspérèrent tous les symptômes. La malade éprouvait des douleurs sympathiques très-vives dans les membres supérieurs et dans le dos; la voix était altérée, et la fièvre continue. Un second médecin la jugea arrivée au deuxième degré de la phthisie pulmonaire. M. C***, justement alarmé, prit le parti de conduire sa femme à Paris, pour y consulter les médecins les plus célèbres. M. le docteur Itard, à qui il fut adressé, ne tarda pas à connaître le caractère de cette affection, qu'il jugea fort grave par son ancienneté, l'amaigrissement et l'extrême faiblesse de la malade. Il demanda en consultation M. le professeur Hallé, dont le prognostic ne fut pas moins défavorable. On convint que de petits moxas seraient brûlés dans le voisinage du point douloureux.

M. Itard, qui resta chargé de suivre le traitement, avait déjà fait appliquer autour du cou un emplâtre de poix de Bourgogne saupoudré d'émétique, pour exciter au dehors une irritation révulsive. Aux moxas, qui produisirent peu d'effet, succéda un séton, qui a été conservé pendant un an. Pour combattre une prédominance remarquable du système lymphatique, diverses préparations hydrargyriques furent administrées pendant un temps assez long. Un régime adoucissant et analeptique fut prescrit, et le silence recommandé. A ces moyens l'on joignit l'inspiration de vapeurs émollientes. Chaque matin, la malade se renfermait pendant plusieurs heures, dans une vaste armoire, disposée de manière à ce qu'elle pût s'y occuper de quelque lecture, et où l'on maintenait en ébullition, sur une lampe à esprit de vin, une pinte de lait. Au sortir de cette espèce d'étuve, elle trouvait dans son appartement une atmosphère entretenue à une température douce et humide, par l'ébullition dans l'eau, de fleurs de guimauve, de violette, et autres espèces mucilagineuses. Si elle quittait cette pièce, elle avait soin de ne respirer qu'au moyen d'un ballon à double tubulure, dans lequel était un mélange d'éther et de baume de Tolu, de sorte que l'air n'arrivait dans les voies respiratoires qu'imprégné de matières médicamenteuses. Lorsque les symptômes d'irritation eurent disparu, on prescrivit des fumigations aromatiques obtenues par la combustion du baume de Tolu, dont la malade recevait la vapeur dans la gorge pendant quelques momens. Un traitement si rationnel, secondé des soins les plus délicats de l'amitié et de la tendresse conjugale, avait apporté un amendement considérable dans tous les symptômes. M. le docteur Itard jugea que les eaux du Mont-d'Or pourraient convenir à la malade, et décider la convalescence. Elle fut envoyée, dès le mois de mai, à Clermont, pour s'habituer à l'air des montagnes. Elle expectorait encore un peu de sang. Ce symptôme disparut pendant l'usage des eaux. L'embonpoint revint, et la malade fut guérie. Il restait un peu de sensibilité au larynx ; madame C***, de retour dans sa maison, s'astreignit à coucher pendant plusieurs mois dans une étable entretenue avec une extrême propreté. Elle fut renvoyée l'année suivante au Mont-d'Or, pour confirmer une cure si heureuse, qui a été complète et permanente.

Plus bas, nous citerons des observations encore plus curieuses dans lesquelles la phthisie laryngée, arrivée à un degré tel que la trachéotomie avait été jugée indispensable, a pu cependant être guérie par un traitement mercuriel énergique, bien qu'il n'y eût chez les malades aucun antécédent syphilitique.

Comment agit le mercure dans ce cas, par quelles voies thérapeutiques parvient-il à modifier des altérations aussi graves que celles que nous trouvons ordinairement ? c'est ce que nous n'essaierons pas de découvrir, bien sûrs que nous ne hasarderions que des hypothèses qui ne supporteraient pas un examen approfondi.

Iode. Il n'en est pas de même du mode d'action de l'iode, qui, s'il n'est pas plus connu que celui du mercure dans son intimité, a du moins des résultats plus constans, qui permettent de les rapporter à des résultats analogues observés dans toute l'économie. Nous voyons, en effet, la teinture d'iode administrée à haute dose, guérir des symptômes secondaires de vérole, résoudre des tuméfactions osseuses, des engorgemens glanduleux, etc., etc. Les effets les plus évidens de l'iode sont l'atrophie des tissus indurés et des tissus sains, et dès lors il n'y a rien d'extraordinaire à voir ce médicament résoudre aussi les engorgemens chroniques du larynx. Cette médication, indiquée plutôt qu'expérimentée par les Allemands, n'a guère été employée que par nous dans la phthisie laryngée. Deux fois entre autres nous en avons fait usage; la première fois sans succès, la deuxième avec un avantage bien marqué.

OBSERVATION XLVII.

Un serrurier, demeurant à Paris, rue de la Ferme des Mathurins, vint nous consulter, il y a deux ans, pour une affection grave du pharynx et du larynx. Il nous raconta qu'il avait eu la vérole, et que bientôt après il était survenu une angine syphilitique. Il consulta alors M. Biett qui lui fit prendre des pilules de proto-iodure de mercure; et, à la suite de ce traitement, tous les symptômes de la vérole disparurent, il ne resta qu'une grande susceptibilité de la membrane muqueuse pharyngienne. Cependant, il survint bientôt des douleurs un peu plus vives qui se propageaient au larynx. Ces symptômes ayant pris un caractère plus sérieux, le malade consulta de nouveau M. Biett, qui conseilla un second traitement mercuriel, sans avantage.

M. Marjolin, de qui le malade réclama également les soins, pensa aussi que la syphilis était la cause des accidens, et le mercure sous diverses formes, ainsi que les sudorifiques, furent vainement administrés. C'est alors que M. X... vint nous consulter. Les amygdales, le voile du palais et la luette étaient très-tuméfiés, et d'un rouge vif; l'épiglotte, que l'on apercevait parfaitement en déprimant fortement la langue, était elle-même très-rouge et très-tuméfiée. La déglutition était douloureuse. Le malade éprouvait, dans la région du larynx, le sentiment d'une brulûre vive, et une douleur qui augmentait au moment du repas et dans les efforts que faisait M. X. pour parler. La voix était seulement un peu altérée.

Nous commençâmes par cautériser avec le nitrate d'argent les amygdales et l'épiglotte, et cela deux fois par semaine. Sous l'influence de cette médication si simple et si peu douloureuse, le gonflement et la rougeur de la gorge se dissipèrent en un mois; mais le larynx restait aussi malade. Nous allions porter le caustique sur l'entrée du larynx, ou faire faire des inspirations de poudre d'alun, quand l'idée nous vint de tenter l'administration de l'iode. Nous prescrivîmes la teinture d'iode à la dose de 10 gouttes matin et soir dans un demi-verre d'eau sucrée. Après huit jours de ce traitement, l'amélioration était manifeste, huit jours après, le malade semblait guéri. Cette guérison a été durable. Trop peu de faits de ce genre ont encore été jusqu'ici observés par nous pour que nous puissions asseoir notre jugement sur cette médication, et nous n'eussions pas mentionné ce fait isolé, si des journaux allemands n'eussent déjà parlé plusieurs fois de l'efficacité de l'iode dans le traitement des maladies chroniques de la gorge et du larynx.

Soufre. Eaux minérales sulfureuses. Beaucoup de médecins, ceux principalement qui ont embrassé les opinions de la nouvelle école française, relèguent presque parmi les fables, les faits de guérison rapportés par Bordeu et par tant d'autres sur l'efficacité des eaux de Bonnes et de Cauterets dans le traitement des maladies de poitrine. Mais ceux qui ont étudié sur les lieux les effets des eaux des Pyrénées, ceux qui ont eu plusieurs fois l'occasion d'y envoyer leurs malades, très-évidemment atteints de tubercules pulmonaires, peuvent constater les cures admirables que l'on obtient tous les ans par cette médication puissante. Aussi ne doit-on jamais négliger les eaux minérales sulfureuses de Bonnes et de Cauterets, naturelles et artificielles, dans le traitement des diverses formes de la phthisie laryngée. Ce moyen, quoique secondaire, peut à lui seul et sans le secours d'aucun autre, guérir quand la maladie est peu avancée. Entre beaucoup d'autres nous choisirons l'observation suivante.

OBSERVATION XLVIII.

Enrouement. — Aphonie. — Gargarismes alumineux sans soulagement. — Diète lactée et eau de Bonnes. — Guérison. — Rechute à la suite d'imprudences. — Reprise de la diète lactée et de l'eau de Bonnes. — Guérison en cinq semaines.

M. D***, capitaine d'artillerie, âgé de trente-quatre ans, est né de parens tuberculeux.

Sa voix est un peu grave et peu forte, si ce n'est dans les notes élevées.

Après avoir été éperdument amoureux d'une demoiselle, il l'épouse, et se livre peu sobrement aux plaisirs du mariage. Il va beaucoup dans le monde, dans les bals, dans les soirées. Trois mois étaient à peine écoulés qu'il s'aperçut que sa voix était enrouée, et bientôt après il fut pris d'une aphonie complète (1). Il n'y avait pas d'expectoration, nulle douleur au larynx, et la santé générale continuait d'être excellente. Seulement le malade était obligé de faire beaucoup

(1) Notons aussi une circonstance que nous avons apprise seulement depuis peu, c'est que, par un sentiment de coquetterie, il avait ôté un gilet de flanelle qu'il portait depuis plusieurs années.

d'efforts pour parler de manière à se faire entendre, ce qui lui causait une fatigue extrême.

Rien ne faisait soupçonner une affection des poumons. Jamais il n'y avait eu d'hémoptysie, ni de catharre, ni d'angines.

On fit pendant quinze jours gargariser avec une solution d'une once d'alun dans une livre d'eau, sans aucun amendement.

La diète lactée fut alors prescrite avec quelque avantage. On y ajouta l'usage de l'eau de Bonnes à la dose d'une bouteille par jour. Bientôt l'amélioration fut sensible et la guérison complète au bout de deux mois.

M. D*** alla passer l'été en Normandie. Un jour, après avoir pris un bain très-chaud, il va se promener au bord de la mer, et revient à Paris avec une violente angine pharyngée et une aphonie complète. Il est remis à l'usage du lait chaud.

Matin et soir, on fait des frictions sur le cou avec la pommade stibiée. On reprend l'usage de l'eau de Bonnes, et après cinq semaines de ce traitement, sa voix avait repris son timbre naturel.

Une remarque curieuse, et qui confirme ce qu'ont dit les physiologistes sur la relation intime qui existe entre les organes génitaux et ceux de la phonation, c'est que M. D*** n'allait jamais mieux que quand sa femme était malade, et qu'il s'abstenait du coït.

Traitement par l'application des topiques sur le pharynx. Nous avons vu, en parlant des causes, que souvent l'inflammation chronique du larynx, et la phthisie laryngée qui en est la suite, avaient pour point d'origine une phlegmasie de la membrane muqueuse des amygdales et du voile du palais, et, quelquefois même, la simple tuméfaction et la procidence de la luette. Enfin il n'est pas rare que la carie d'une ou de plusieurs dents entretienne dans la gorge une fluxion habituelle, et par suite une laryngite chronique. L'une de nos plus grandes cantatrices, madame Mainvielle-Fodor, a perdu la voix, dit-on, par cette cause.

Il semble que, dans ce cas, l'inflammation se soit propagée par continuité de tissu, comme on voit le catarrhe vaginal succéder à l'ulcération ou à l'inflammation simple du col utérin; comme on voit un ulcère fistuleux dû à la carie d'un os, être la cause de l'inflammation chronique et de l'induration du tissu cellulaire qui l'environne. Dans ce cas, la guérison du mal originel, qu'on nous passe cette expression, suffit pour dissiper les accidens secondaires. Ainsi l'excision de la luette, des amygdales, l'avulsion des dents suffit pour amener la guérison d'une phthisie laryngée commençante qui était causée par la maladie de la gorge.

Bennati, qui s'était occupé avec quelque succès des maladies du larynx, et qui s'était acquis une espèce de réputation dans le traitement de ces maladies, attachait une importance extrême à l'application des moyens médicamenteux sur les amygdales et à la base de la langue dans le traitement des affections du larynx. Il préconisait d'une manière presque exclusive les gargarismes alumineux, et, dans les premières observations qui figurent dans ce chapitre, on a pu voir que nous nous étions bien trouvés aussi de cette médication.

Ces gargarismes doivent être faits avec une solution très-concentrée d'alun; un scrupule, un demi-gros, et même jusqu'à un gros par once d'eau. On les répète plusieurs fois par jour. Bennati employait de même la solution de sulfate de zinc.

Pour nous, c'est au nitrate d'argent que nous donnons la préférence. Quand il y a coïncidence d'angine pharyngienne et de laryngite chronique, nous touchons deux ou trois fois par semaine les amygdales et le voile du palais avec le crayon de nitrate d'argent, ou bien avec une éponge imbibée d'une solution saturée du même sel, ou bien enfin avec une poudre composée de 6 à 8 grains de nitrate d'argent par gros de sucre candi, que l'on porte sur les amygdales avec le doigt. Une solution saturée de sulfate de cuivre, de sublimé ou de sulfate de zinc, remplit également cette indication thérapeutique. On peut voir, par les observations n° 38 et n° 47, quel parti on peut tirer de ces attouchemens des amygdales et du pharynx.

Mais, lors même que la membrane muqueuse qui tapisse l'arrière-bouche n'est pas le siége d'une phlegmasie chronique, encore est-il que l'on peut avec presque autant de succès combattre par le même moyen la laryngite. Il est difficile d'expliquer de quelle manière la cautérisation superficielle des amygdales et de la base de la langue peut modifier la phlegmasie laryngée; mais le fait est là, et l'analogie d'ailleurs démontre qu'il en doit être ainsi. Nous avons vu dans le commencement de ce chapitre comment la cautérisation de la partie supérieure du larynx guérissait l'inflammation qui siégeait beaucoup plus profondément que le caustique ne pouvait atteindre directement (*mêmes observat.*); il n'est pas plus extraordinaire de voir la cautérisation de la base des amygdales et de l'épiglotte amener les mêmes résultats.

Les médecins qui traitent les maladies de l'oreille savent bien que la cautérisation des amygdales peut, à elle seule, amener quelquefois la guérison du catarrhe de la trompe d'Eustache;

il n'est vraiment pas plus extraordinaire de voir le même remède guérir le catarrhe du larynx.

Dira-t-on que c'est par révulsion, et que le topique irritant, faisant en ce point office de vésicatoire, agit alors en centralisant vers le point touché la fluxion inflammatoire; c'est là une explication qui n'a rien d'improbable; faut-il admettre au contraire que la modification organique imprimée à l'amygdale, se transmet à la membrane muqueuse qui revêt le conduit guttural de l'oreille et le larynx; c'est une question que nous ne jugerons pas et qui d'ailleurs ne nous paraît pas être d'une grande importance pratique.

Traitement de la phthisie laryngée syphilitique. Quand on a toute raison de croire que la phthisie laryngée est syphilitique, plusieurs indications se présentent suivant l'état présumé des parties, suivant la nature des altérations du pharynx.

La phlegmasie pharyngée réclame en effet quelquefois la principale attention, attendu que le gonflement et l'inflammation de la membrane muqueuse des voies aériennes n'est due qu'à l'extension de celle de l'arrière-bouche; de même que souvent la procidence inflammatoire de la luette est causée évidemment par une altération organique siégeant ou dans les fosses nasales, ou sur les amygdales.

Si donc la phthisie laryngée syphilitique n'est que l'extension de l'inflammation gutturale, c'est à traiter cette dernière qu'on devra uniquement s'attacher, soit par des moyens topiques, soit par des remèdes généraux.

Mais quand la phthisie laryngée sera idiopathique, en ce sens que la lésion organique sera bornée au larynx; ici, outre les moyens généraux indiqués dans le traitement de la phthisie laryngée simple, pour combattre les accidens inflammatoires communs, nous devrons surtout recourir au toucher de la gorge avec une solution de sublimé, aux inspirations de calomel et de précipité rouge dans les proportions que nous avons indiquées. Voyez obs. n°s 20 et 21, 49, 49 bis, 49 ter.

Quant au traitement général, il ne diffère en rien de celui que tous les praticiens éclairés conseillent dans la vérole constitutionnelle.

Les cinq observations qui vont suivre, et que nous choisissons entre plusieurs analogues, montrent l'heureuse influence du traitement anti-syphilitique sur cette redoutable affection.

Les trois premières, qui nous appartiennent, donneront à nos lecteurs l'idée du mode de traitement que nous adoptons en pareil cas. Nous renverrons aussi aux observations n°s 20 et

21, qui ont été déjà rapportées et qui nous appartiennent également.

OBSERVATION XLIX.

Phthisie laryngée syphilitique.

M. P***, âgé de cinquante ans, contracta, en 1828, des chancres syphilitiques. Il en fut guéri après un traitement local et un traitement mercuriel qui dura peu de temps. Un an après, sans s'être de nouveau exposé à l'infection vénérienne, il ressentit un mal de gorge violent. Le médecin qu'il consulta reconnut une angine syphilitique ulcéreuse, et prescrivit un traitement mercuriel complet. Le mal guérit ; mais la gorge redevint malade peu après. Elle se remplit de végétations dures et arrondies ; le voile du palais se souda à la partie postérieure et supérieure du pharynx, la voix s'altéra, devint rauque, puis s'éteignit, et enfin il survint un état habituel de dyspnée.

Ces symptômes effrayans furent combattus par des applications locales de nitrate acide de mercure, par des gargarismes de toutes sortes, par des applications réitérées de sangsues, par la saignée, par les vésicatoires *loco dolenti*, par le séton à la nuque ; et à l'intérieur par des mercuriaux répétés coup sur coup, par la tisane de Feltz, par les biscuits d'Ollivier, par le muriate d'or. On obtenait un amendement momentané pendant l'été ; mais l'hiver, les accidens revenaient avec une violence nouvelle, et depuis le commencement de l'année 1835, M. P*** n'obtenait aucun amendement et semblait devoir bientôt périr d'asphyxie. Au mois de mai 1835 il consulta M. Marjolin, qui nous l'adressa.

Nous avons déjà dit ce que la vue permettait d'apercevoir en faisant ouvrir largement la bouche du malade. Mais en portant profondément le doigt dans le pharynx et jusqu'au-delà de l'épiglotte, on sentait une masse de tumeurs irrégulières et anfractueuses qui assiégeaient le larynx et fermaient presque complétement l'œsophage. La sensation que l'on éprouvait au bout du doigt était celle que l'on éprouve quand on touche un cancer utérin profondément ulcéré.

La voix était éteinte, mais elle devenait rauque et caverneuse quand le malade faisait de grands efforts. La respiration était horriblement gênée, au point qu'en arrivant dans notre cabinet (et nous logions au premier étage), il fallut au moins au malade cinq minutes avant de reprendre haleine et de pouvoir parler. L'air, en traversant le larynx, produisait un sifflement aigu, seulement dans le mouvement inspiratoire ; l'expiration, sans être bruyante, s'exécutait néanmoins avec peine, en ce sens que les muscles expirateurs étaient forcés d'entrer énergiquement en action.

L'examen de la poitrine ne permit de reconnaître aucune trace de lésion pulmonaire. Le malade, naturellement gras et coloré, avait, depuis cinq mois, maigri de plus de vingt livres, il était faible et avait déjà perdu l'appétit.

Quelque grave que fût un pareil état, nous ne désespérâmes pas de la guérison et nous rédigeâmes la consultation suivante :

1° Faire peu d'efforts pour parler, pour cracher ou pour tousser.

2° Ne s'exposer que le moins possible à l'air froid du soir ou du matin.

3° Tous les quatre jours, cautériser le pharynx et la partie supérieure du larynx, soit avec une solution de nitrate acide de mercure, soit avec une solution de nitrate d'argent, soit avec le chlorure d'or dissous dans l'acide nitro-muriatique.

4° Se gargariser tous les jours avec une solution saturée d'alun.

5° Tous les jours deux fois, faire insuffler dans le larynx et dans le pharynx, de la poudre, selon la formule suivante :

R. Calomel,	40 grains;
Sucre candi réduit en poudre impalpable,	demi-once.

Mêlez.

Se gargariser avec l'eau simple cinq minutes après cette insufflation.

6° Faire des fumigations de cinabre, de la manière suivante. Sur un petit réchaud bien allumé, projeter une pincée de cinabre pulvérisé et en recevoir la vapeur dans un entonnoir placé dans la bouche, répéter cette opération cinq ou six fois de suite, s'il ne survient aucune irritation pulmonaire.

7° Prendre les eaux de Bonnes, soit à Paris, soit dans les Pyrénées.

Il y a déjà deux ans que notre malade est revenu à Paris, sa santé est rétablie. Avant de publier son observation, nous avons voulu avoir de nouveaux renseignemens, et voici les détails que nous a donnés son médecin ordinaire, M. le docteur Collin.

« Monsieur et très-honoré confrère,

» M. P*** va bien; la toux, l'expectoration, la difficulté de la déglutition ont cessé; l'embonpoint et les forces sont revenus; et, sauf l'altération du timbre de la voix, qui date de sept ans, époque de la première atteinte de laryngite vénérienne, il ne reste à notre malade aucune trace de sa cruelle affection. »

Cette guérison, qui est vraiment remarquable, quand on pense à la gravité des désordres organiques, nous a rappelé le cas suivant, cité par Morgagni, Lettre 44, § 15.

« Senex decrepitus, lue venereâ plurimos jam » annos malè mulctatus, ut quæ loqueretur vix » intelligeres, urinæ autem difficultate, et go- » norrheâ denique à duodecim annis laboraret, » his malis, et ipsâ ætate, lentè confectus, vitâ » cesserat ante medium januarium anni 1717. » Cadaveris, quasdam partes in nosocomio disse- » cantes, hæc quæ ad propositos morbos specta- » rent, animadvertimus. Uvula, cujus pars » deerat, linguæ superior postrema superficies, » et annexa olim per ligamenta epiglottis carti- » lago ita erant cicatricosæ, ut nihil magis. Ita- » que ea cartilago inæqualiter contracta, in » triangularem propemodùm verticem desine- » bat, multò caninæ similior quàm humanæ. » Quin vitium in laryngem reliquam, et huic » proximum asperæ arteriæ truncum se pro- » pagabat : eratque arytenoidum altera quasi » luxata, non compari parallela. Intra illam au- » tem arteriam inæquales magnique promine- » bant quasi lacerti, etc., etc., etc. »

OBSERVATION XLIX bis.

Trente-quatre ans. — Maladie syphilitique il y a huit ans. — Traitement mercuriel. — Guérison. — Six ans plus tard, invasion d'une angine d'abord pharyngienne, puis bientôt laryngienne; toux, aphonie, douleur du larynx. — Orthopnée, traitement mercuriel ; salivation. — Guérison rapide.

M***, âgée de trente-quatre ans, exerçant la profession de chamarreuse, entre à l'hôpital le 19 juillet 1836.

Cette femme eut en 1828 une maladie vénérienne caractérisée par des chancres qui disparurent après un mois, et par des bubons qui durèrent trois mois. Le traitement consista en l'administration de la liqueur de Van-Swieten, qui fut prise pendant six semaines. La guérison parut complète jusqu'au 12 novembre 1834, époque à laquelle M*** accoucha heureusement.

Le cinquième jour après l'accouchement, il survint une angine pharyngienne peu grave qui dura un mois, et fut suivie de picotemens au larynx, et d'une toux quinteuse et très-fréquente. En même temps le larynx devint le siége d'une vive douleur ; ces accidens s'accompagnèrent d'un enrouement qui, après un mois, dégénéra en une aphonie complète.

Tous ces symptômes n'ont pas cessé d'exister depuis lors.

Dans le courant de mai 1835, on a fait quatre

saignées, on a appliqué successivement soixante-quinze sangsues à la gorge, et trois vésicatoires sur le devant du larynx et sur ses côtés. Ces divers moyens ont été sans aucun résultat. La malade affirme même que, pendant ce traitement, la toux est devenue plus vive et plus fréquente.

Trois mois après sa naissance, l'enfant de M*** présenta, aux parties génitales et aux fesses, des pustules, que le médecin du bureau central regarda comme syphilitiques.

La mère et l'enfant furent admis à l'hôpital des vénériens, où M. Ricord confirma le jugement du médecin du bureau central, sur la nature de l'éruption cutanée de l'enfant. Les pustules furent saupoudrées de calomel, on fit au petit malade des lotions avec le chlorure de soude : après trois semaines il fut guéri et depuis lors sa santé a été bonne.

La mère ne fit, à l'hôpital des vénériens, aucun traitement.

État actuel (19 juillet 1836). Aphonie complète datant de vingt mois. Quand la malade parle, et qu'elle reprend haleine, on entend l'air siffler en traversant le larynx, comme si ce conduit était trop étroit. La marche, même très-lente, occasione une grande difficulté à respirer et un sifflement laryngé considérable.

La région du larynx est un peu douloureuse;

toux fréquente ; expectoration filante, muqueuse, claire.

Pas de douleur du pharynx ; aucune gêne en avalant.

Depuis trois mois, le cou est gonflé, au point que la malade a été forcée d'allonger de trois pouces un collier qu'elle porte habituellement.

La poitrine, explorée avec soin, paraît intacte.

L'état général est assez bon ; cependant il y a une fièvre continue.

Traitement. Deux fois par jour, friction sur le cou avec un gros de pommade composée de

Onguent napolitain,	8 parties ;
Extrait de belladone,	2 parties.

22 juillet. Il y a un peu d'amendement, on cesse les frictions sur le cou. On prescrit matin et soir une pilule contenant un seizième de grain de proto-iodure de mercure ; frictions, matin et soir, sur les bras et les cuisses, avec quatre gros d'onguent napolitain pour chaque friction ; bain avec addition d'une once de sublimé.

25 juillet. La toux a cessé presque complétement. Les gencives commencent à s'affecter ; on cesse les frictions.

26 juillet. La malade a pu marcher sans oppression ni sifflement : l'inflammation des gen-

cives nous engage à ne plus insister sur un traitement mercuriel aussi actif, on continue seulement les pilules.

27. Elle parle pendant plus d'une demi-heure sans essoufflement, sans toux et sans sifflement.

Même traitement.

28. La voix est encore plus claire; nous engageons la malade à pousser un cri; elle le fait avec assez de force et de netteté. Hier elle a pu marcher aisément sans être essoufflée; la toux a complétement disparu. La salivation continue.

Même traitement.

29. Même état. Huile de ricin ℥ ij.

1er août. Nous constatons une diminution d'un pouce dans la circonférence du cou. La malade a pu hier monter, en courant, l'escalier du premier étage de l'Hôtel-Dieu, sans éprouver d'oppression.

L'enfant de la malade, qui nous a été montré aujourd'hui, ne nous a offert aucun symptôme qui pût nous faire soupçonner l'existence du vice syphilitique.

5 août. La voix est tout-à-fait naturelle.

7 août. Tout va bien, à cela près des gencives qui continuent d'être douloureuses. Avant la fin du mois, elle sort de l'hôpital parfaitement guérie.

OBSERVATION XLIX ter.

Maladie chronique du larynx probablement syphilitique.

Mademoiselle Basinet, âgée de vingt-quatre ans, est née à Sainte-Ménéhould, qu'elle a habitée toute sa vie. A l'âge de sept ans, il lui survint à la jambe gauche une exostose fort considérable, qu'elle attribue à un coup. Gonflement de l'os, sans suppuration, sans rougeur à la peau : ces symptômes durent pendant sept ans. La douleur était plus vive la nuit que le jour; la malade se souvient que dès qu'elle était au lit, elle était obligée de se relever, tant la souffrance était aiguë.

A l'âge de quatorze ans, elle fut réglée, et les douleurs cessèrent; mais l'exostose resta dans le même état.

Le seul traitement que l'on mit en usage fut un emplâtre de cigüe, que la malade conserva pendant un an sans soulagement.

La santé fut bonne (à l'exostose près qui ne causait aucune douleur) jusqu'à l'âge de vingt-deux ans. A cet âge diarrhée chronique qui persiste deux ans et guérit après une multitude de traitemens; immédiatement après la guérison, il survient une douleur de gorge, qui persiste pendant dix-huit mois sans que l'on fît aucun traitement; ce mal de gorge durait un mois, cessait quinze jours, pour reparaître et se dissiper ensuite.

En décembre 1833, il devint continu et beaucoup plus violent.

La malade ne vit de médecin et ne consentit à être traitée que le 10 avril 1834. Il y avait alors au palais une ulcération ronde. Un mois après il se forma au voile du palais une nouvelle ulcération qui menaçait de le détruire presque complétement.

Chlorures alcalins. Nitrate d'argent. Iode, sans aucun amendement.

Le 28 juillet 1834, mademoiselle Basinet consulte un autre médecin qui conseille des frictions sur le cou avec une pommade mercurielle, et touche les ulcères avec de la créosote.

Après quinze jours de ce traitement, les gencives étaient déjà gonflées et le gonflement persista pendant six mois. Après ce traitement il y eut un soulagement très-notable qui dura quinze jours; puis tous les accidens reparurent avec une nouvelle violence. La malade consulte un autre médecin en novembre 1834. Celui-ci cautérise la gorge avec le nitrate acide de mercure. Au bout de six semaines, guérison complète. On ne fit pas de traitement général. Comme les règles étaient supprimées depuis cinq mois, on donne des préparations de fer, et les règles reviennent en janvier 1835.

Très-bonne santé depuis janvier 1835 jusqu'en septembre.

En avril, le premier jour qu'elle avait pris de l'eau ferrée, mademoiselle Basinet s'aperçut que sa voix était enrouée. L'enrouement augmenta insensiblement, et en décembre 1835 l'aphonie devint complète.

A cette époque aussi, la déglutition recommença à être douloureuse, sans que d'ailleurs on vît aucune altération sur les amygdales. En même temps, la malade commença à tousser, et depuis lors la toux n'a pas cessé.

A cette même époque, accès de suffocation qui dure trois jours, et qui cède à une saignée, à l'application d'un vésicatoire au devant du cou et à des purgatifs.

Cette amélioration se maintint pendant six semaines.

En mai 1836, frictions sur la langue avec le chlorure d'or. Cette médication dura trente-neuf jours, ce qui fatigua tant la malade qu'elle ne pouvait plus se soutenir. La suffocation reparaît après ces trente-neuf jours, c'est-à-dire le 20 juin 1836. Cette suffocation va croissant avec une intensité de plus en plus grande, et la malade, le 18 juillet, faillit périr asphyxiée. Une saignée du bras, un bain de pieds avec l'acide hydrochlorique, calmèrent les accès. Toutefois, on touche le larynx avec le nitrate d'argent. Ces attouchemens soulagèrent pendant deux jours, puis n'amenèrent plus d'amélioration.

Comme la suffocation allait croissant, M. le docteur Carré, ne voyant de ressources que dans la trachéotomie, envoie la malade à Paris auprès de nous.

Elle arriva le 22 juillet 1836.

Quand elle entra dans notre cabinet, elle avait la respiration sifflante, difficile, lente, profonde, en un mot, elle semblait être dans l'imminence de l'asphyxie.

Nous la dirigeâmes immédiatement dans la maison de santé de M. Pinel à Chaillot, et nous la vîmes le lendemain 23.

23. Même état. deux pilules (une matin et soir) de proto-iodure de mercure, un huitième de grain; une friction sur les cuisses avec quatre gros d'onguent napolitain double.

24. Nul changement. Même médication.

25. Un peu moins de gêne dans la respiration. Les gencives commencent à être douloureuses. Même traitement. Insufflation dans le larynx avec une poudre composée d'un grain de nitrate d'argent pour un gros de sucre. Frictions sur les gencives avec de l'alun en poudre.

Prendre en guise de tabac un mélange de six grains de précipité rouge pour un gros de sucre en poudre, et cela parce qu'il existe des croûtes dans le nez depuis deux ans et demi.

L'odorat même s'était perdu pendant dix-huit mois, et est revenu très-bien depuis un an.

26. *Même traitement.* Le matin, respiration beaucoup plus facile. Le soir, la respiration s'embarrasse, mais moins que depuis cinq semaines. — Même traitement.

27. Amélioration notable. Depuis cinq semaines la malade ne s'est pas trouvée si bien ; la déglutition beaucoup plus facile ; les gencives plus douloureuses ; même traitement.

28. Les gencives sont un peu plus tuméfiées qu'hier, les amygdales sont un peu douloureuses. Le sifflement du larynx est beaucoup moindre qu'il n'était même hier. Cependant la malade ne peut encore prendre complétement sa respiration. Continuation du même traitement.

30. Depuis hier matin la respiration est complétement rétablie. Le sifflement a tout-à-fait cessé. La malade peut avaler les liquides sans tousser, ce qu'elle ne pouvait faire auparavant. Les gencives sont fort gonflées et fort douloureuses. Pas de salivation. Pas de toux depuis le 28. Un peu de timbre enroué pendant quelques minutes ; cesser les frictions, continuer les pilules et les insufflations.

1er août. Les narines sont depuis hier presque

entièrement libres. La respiration est tout-à-fait facile, même pendant un exercice assez violent. La salivation diminue. Les gencives sont toujours douloureuses.

L'exostose des jambes a beaucoup diminué. Continuer les insufflations dans les fosses nasales, et les pilules de proto-iodure de mercure.

Aucune douleur laryngée dans les mouvemens de déglutition.

10 août. On a continué jusqu'ici le proto-iodure seulement. Les gencives se sont détuméfiées, la langue a cessé d'être douloureuse.

Depuis quatre jours, de temps en temps, et surtout le matin, il y a de la phonation. C'est un timbre grave et enroué, mais cela ne se continue pas long-temps, surtout si la malade fait effort pour en augmenter l'intensité.

Il n'y a plus en apparence d'oppression, et les règles ont paru hier 9 août, à deux heures.

Continuer les pilules de proto-iodure. Aujourd'hui une insufflation.

28 août. Nul changement, si ce n'est que la toux et l'expectoration ont entièrement cessé depuis une semaine ; nous cautérisons l'épiglotte et la partie supérieure du larynx avec une solution de nitrate d'argent au cinquième.

Un jour, en pratiquant cette cautérisation et en abaissant fortement la base de la langue à l'aide d'une cuiller recourbée, nous découvrons très-aisément l'épiglotte profondément divisée de haut en bas par un ulcère considérable, elle est dentelée sur ses bords comme une crête de coq. Il est évident que l'ulcère est sinon complétement guéri, du moins tout-à-fait en voie de cicatrisation; nous le cautérisons à plusieurs reprises.

Continuer les pilules de proto-iodure.

La déglutition ne fait souffrir absolument aucune douleur. La malade n'avale plus de travers. Elle se regarde comme guérie.

Nous conseillons néanmoins d'insister encore quelque temps sur la médication mercurielle. Il y a peu de temps que nous avons reçu des nouvelles de mademoiselle Basinet, elle continue d'aller bien.

OBSERVATION L (1).

Enrouement. — Picotemens du larynx, puis douleur siégeant à cet organe. — Crachats purulens. — Traitement antiphlogistique. — Amélioration. — Rechute. — Apparition de pustules syphilitiques. — Traitement mercuriel. — Guérison.

Adélaïde G***, âgée de trente-sept ans, tempérament lymphatique, éprouva il y a quinze mois, à la suite d'une couche, de l'enrouement, des picotemens du larynx, de la dysphagie, de

(1) Papillon, *Recherches sur la phthisie laryngée*. Paris, 19 mai 1824, in-4°.

l'anorexie et de la toux. Depuis lors, ces symptômes ont plusieurs fois reparu et disparu.

Au printemps de 1820, la douleur devint fixe, la toux habituelle, la céphalalgie continuelle ou à peu près. Constipation opiniâtre, et expectoration abondante de crachats séreux mêlés de pus. Le pharynx paraissait phlogosé et l'épiglotte semblait ulcérée.

La malade entra à l'hôpital. M. Cloquet lui donna des purgatifs, des pédiluves sinapisés, des gargarismes émolliens, des boissons rafraîchissantes. On pratiqua quelques saignées locales, et dix vésicatoires furent successivement appliqués sur le devant du cou. En même temps, diète sévère.

Après cinq semaines de ce traitement, soulagement très-grand ; la douleur, la toux, la dysphagie et l'anorexie avaient cessé. L'expectoration, beaucoup moins abondante, ne paraissait plus purulente ; l'épiglotte avait repris son aspect naturel ; mais l'enrouement persistait et des sueurs nocturnes empêchaient le rétablissement des forces.

La malade sortit de l'hôpital ; mais huit jours après, tous les accidens reparurent, et elle y entra de nouveau. L'insomnie et la fièvre hectique s'étaient ajoutées aux symptômes précédens. M. Fouquier, qui avait repris le service, employa les mêmes moyens qu'avait employés

M. Cloquet, mais ce fut infructueusement.

Au bout de huit jours, la vulve et quelques autres points du corps montrèrent quelques pustules syphilitiques. Dès lors on administra un traitement par l'onguent mercuriel à l'intérieur à doses fractionnées, et, au bout de trois mois, la malade sortit de l'hôpital parfaitement guérie.

OBSERVATION LI (1).

Douleur du larynx. — Enrouement. — Dyspnée, puis aphonie. — Dysphagie. — Traitement émollient sans succès. — Suffocation imminente. — Trachéotomie. — Guérison. — Rechute après dix jours. — Apparition d'une pustule syphilitique. — Traitement mercuriel. — Guérison durable.

Une ouvrière en robes nommée Emilie Bailly, âgée de vingt-trois ans, demeurant à Paris, rue du Four-Saint-Germain, fut admise à l'hôpital de la Charité, le 31 décembre 1821. Elle avait joui pendant long-temps d'une bonne santé, à quelques irrégularités près dans la menstruation. Mais depuis quelques années, elle était affectée d'une toux sèche, devenant plus incommode lorsqu'elle se livrait à un exercice plus fort que de coutume. Trois mois s'étaient écoulés depuis qu'elle avait ressenti les premières atteintes de la maladie qui l'obligeait de venir chercher du secours à l'hôpital. Elle rapportait qu'ayant

(1) Pravaz, *Recherches pour servir à l'histoire de la phthisie laryngée*. Paris, 6 avril 1824.

passé la nuit auprès d'une fenêtre ouverte, elle s'était éveillée avec un enrouement considérable et un mouvement fébrile. Elle fit usage d'eau de guimauve et de gomme. Après une quinzaine de jours de ce régime, l'enrouement et les symptômes de catarrhe bronchique disparurent; la voix seulement contracta d'abord une dureté qui lui avait été jusqu'alors étrangère, et peu de temps après, elle s'affaiblit considérablement. Il est à remarquer que la malade travaillait alors au coton. A cette aphonie se joignait une toux plus fréquente, plus fatigante qu'auparavant, mais toujours sèche. Par intervalles il y avait un sentiment d'oppression, surtout en montant un escalier, à la suite d'un exercice pénible, ou lorsque le moral était vivement affecté. La respiration était devenue bruyante pendant le temps de l'inspiration. Divers remèdes, entre autres les sangsues à la gorge, les cataplasmes, furent employés : la malade en retira quelque soulagement. Le 30 décembre, les symptômes d'oppression devinrent plus forts; on eut recours aux sinapismes, aux antispasmodiques, et à l'application d'un vésicatoire à la partie antérieure du cou. Il survint des vomissemens bilieux, abondans, qui dégorgèrent la poitrine, et parurent faciliter la respiration; le soir même, la malade aperçut quelques traces de sang dans la matière de l'expectoration.

Antérieurement, les crachats étaient épais et brunâtres. La dernière menstruation avait eu lieu le 27 décembre, et avait duré deux jours. Depuis l'invasion de la maladie, les forces avaient constamment diminué ; un état d'amaigrissement avait remplacé un embonpoint ordinaire.

Examinée à la visite du 1er janvier 1822, la malade offrait les symptômes suivans : douleur rapportée sur les côtés du cou, au niveau des grandes cornes de l'os hyoïde ; douleur plus légère derrière le sternum, et profondément dans la région dorsale, entre les épaules ; exaspération de cette même douleur dans les efforts de la toux, dans la déglutition et l'acte de la parole, qui se réduisait à un chuchotement. L'inspection de l'intérieur de la bouche n'a montré rien de particulier, si ce n'est quelques inégalités à la paroi postérieure du pharynx, sans ulcération ; respiration laborieuse et bruyante par le frottement de l'air à l'ouverture du larynx ; facilité plus grande de respirer lorsque la malade est debout, que lorsqu'elle est couchée ; déglutition s'exécutant avec un bruit comparable en quelque sorte à celui du hoquet. Toux assez fréquente, revenant à peu près tous les quarts d'heure, sollicitée d'ailleurs par les boissons et les efforts que la malade fait pour parler, amenant une matière visqueuse, limpide, dans laquelle nagent des mucosités opaques, mêlées de quelques stries sanguinolentes; elle fait entendre un son particulier, que M. Fouquier compare à celui du croup; de sorte qu'à ce caractère seul on est conduit à présumer une altération du larynx; douleur sentie dans les oreilles, et même dans la tête; dyspnée portée quelquefois jusqu'à la suffocation, et sous l'influence des causes les plus légères; fréquence, petitesse et dureté du pouls; sueurs nocturnes, perte de l'appétit, digestions difficiles.

Durant les trois premiers jours du séjour à l'hôpital, on prescrit de l'eau d'orge, du lait, des gargarismes adoucissans, un julep somnifère, des bains de pieds, et on fait suppurer le vésicatoire placé au devant du cou; la constipation est opiniâtre. Le 4 janvier, suppression du vésicatoire, pour le remplacer par un autre au bas du sternum. Du reste, aucun changement notable dans l'ensemble des symptômes énoncés. Le 5, respiration plus gênée, sifflante; constriction du larynx. Même prescription. Le 6, la constipation continue, la dyspnée est plus considérable, l'occlusion du larynx paraît plus avancée. On prescrit seize sangsues sous la mâchoire. Le 7, vomissemens bilieux; il y a eu quelques selles pendant la nuit. On prescrit un grain de tartre stibié, eau gommée, pédiluve. A la suite de ces moyens, la respiration est devenue moins fréquente, plus facile, moins bruyante. Il y a eu du calme pendant la nuit. Le 8 janvier, oppression considérable, douleur derrière le sternum; rougeur de la face. On réitère les sangsues; la diète se compose de quatre bouillons et d'un lait de poule. Le soir, vomissement. Le 9, occlusion presque complète du larynx, inspiration très-difficile, avec bruit, orthopnée, toux, anxiété extrême, aphonie. Le soir, menace de suffocation. La nuit se passe dans une agitation extrême; tous les accidens augmentent. Le lendemain, 10 janvier, ils étaient au plus haut degré d'intensité. M. Fouquier, jugeant la suffocation imminente, proposa la trachéotomie, comme le seul moyen qui pût prolonger la vie de la malade; il en référa d'ailleurs à M. Roux, qui adopta le même avis. L'opération fut pratiquée le jour même. A peine la trachée avait-elle été ouverte qu'une petite quantité de sang pénétra dans le canal, au moment de l'inspiration. Sa présence empêchait l'air de s'introduire dans les ramifications des bronches; la malade tomba sans connaissance; les artères cessèrent de battre; une pâleur mortelle s'étendit sur le visage, le froid gagna tout le corps. La respiration était interrompue, les battemens du cœur n'étaient plus sentis. Loin de se déconcerter dans cette circonstance critique, le chirurgien introduisit une sonde de gomme élastique dans la trachée-artère ; et, par des aspirations réitérées, il parvint à enlever une partie du sang qui faisait obstacle au passage de l'air. A l'aide de ce moyen la respiration reprit son jeu, la circulation se rétablit ; mais la malade restait sans connaissance. La sonde fut fixée dans la trachée-artère par des cordons qui entouraient le cou, et la malade fut transportée dans son lit. Le reste de la journée se passa dans un état presque désespéré : on fut obligé plusieurs fois de désobstruer la sonde, dont le calibre se remplissait de mucosités visqueuses et adhérentes. Il y eut de fréquentes quintes de toux. Le soir, il était survenu une fièvre très-forte, la respiration cependant était moins pénible qu'avant l'opération.

Le 11, la malade n'avait pas encore recouvré la connaissance ; on lui donnait à boire au biberon. On avait tenté de substituer à la sonde une canule en argent ; mais, outre que ce moyen avait l'inconvénient de gêner la malade, il permettait encore à l'air un accès moins facile. Le 12, respiration plus libre ; la malade commence à reconnaître les personnes qui l'entourent ; la fièvre est moins forte ; l'air se partage entre la plaie extérieure et l'ouverture de la glotte ; il y a de la soif et de la constipation. On prescrit l'eau d'orge gommée et la diète.

Le 13 et le 14, fièvre moins forte ; respiration

plus libre, et se faisant plus par la glotte que par la plaie. On prescrit : eau d'orge avec du lait, potion gommée, julep somnifère, une demi-crème de riz, un lait de poule et trois bouillons.

Le 15, la plaie du larynx commence à se rétrécir, elle ne rend plus de mucosités ; la respiration se fait très-bien par la bouche ; il n'y a plus de sueurs nocturnes ; le sommeil est assez calme. Le 16 janvier, pouls peu fréquent. Le 17, la parole revient, surtout en appliquant le doigt sur la plaie. Le 18, pouls plus faible, petit et peu fréquent ; retour de l'appétit. La plaie se ferme et se déterge, et la malade parle de manière à être entendue, sans qu'il y ait besoin d'appliquer le doigt. Le 19, le pouls à peine fréquent, respiration calme. Le 20, un peu de toux. Le 21, fièvre presque nulle ; constipation combattue par les lavemens. On accorde un peu de nourriture. Le 22, point de toux ni d'expectoration. Le 23, l'aphonie se dissipe. Les jours suivans, la douleur de la gorge disparaît, les forces reviennent, la cicatrisation s'avance. Le 31, très-peu d'air sort par la plaie. On touche les chairs exubérantes avec le nitrate d'argent. La malade a de l'appétit ; sa respiration est parfaitement libre. Chacun des jours qui succèdent, l'amélioration fait des progrès. Le 6 février, la plaie touche à sa guérison; on augmente la quantité d'alimens sans qu'il en résulte d'inconvéniens. Le 14 février, la fistule aérienne était fermée, et la voix revenue, mais plus sourde que par le passé. Le 15, la malade sortit de l'hôpital, avec recommandation de revenir de temps à autre pour s'assurer si la maladie serait sans récidive.

Emilie Bailly resta environ huit à dix jours chez elle sans éprouver d'accidens; tout portait à croire que la guérison était complète. Au bout de ce temps, elle vint se présenter à M. Fouquier, se plaignant d'éprouver encore de la gêne dans la respiration, de la douleur à la gorge, des picotemens dans cette région, de la toux, du malaise, et de l'agitation pendant la nuit. Elle revint une seconde fois; et comme les accidens n'avaient fait qu'augmenter, on lui conseilla de rentrer à l'hôpital; ce qu'elle fit le 1er mars. Elle portait alors à la commissure gauche des lèvres une pustule saillante, large, en partie ulcérée, en partie recouverte d'une croûte qui fit soupçonner l'existence du virus syphilitique. D'autres pustules en grand nombre étaient parsemées sur le cuir chevelu. Des questions adressées à la malade firent connaître que, cinq ans auparavant, elle avait éprouvé une maladie vénérienne, pour laquelle elle avait pris conseil de M. Cullerier; qu'elle avait suivi un traitement approprié pendant quelques semaines, et que, s'en trouvant très-bien, elle n'avait pas insisté, dans la persuasion que la guérison était complète. Ces renseignemens, appuyés des symptômes qui se présentaient, ne laissèrent aucun doute sur la nature de la maladie, et firent soupçonner que l'ulcération du larynx pourrait avoir des connexions avec elle. En conséquence, la liqueur de Van-Swiéten et le sirop sudorifique furent administrés. Les premiers jours, la malade s'en trouva très-bien; il semblait, le 8 mars, qu'elle eût un peu recouvré la voix, et que la gêne de la respiration fût moins prononcée. Le 10, une toux un peu plus forte que de coutume fit suspendre la liqueur et le sirop; on les remplaça par des pilules d'onguent napolitain. Le nouveau mode de traitement n'eut d'abord aucun inconvénient. Insensiblement la pustule de la lèvre s'affaisse, prend un aspect plus vermeil et se rétrécit. Le 18, la voix avait reparu, l'oppression avait diminué, l'inspiration ne se faisait plus avec autant de sifflement.

Le 20, la voix se rétablit; gonflement de la joue droite, commencement de salivation (vingt sangsues sous la mâchoire, cataplasmes, gargarismes avec l'eau de guimauve, potion gommée, cinq bouillons).

Le 22 mars, purgatif avec la manne; la salivation est très-forte; il y a des ulcérations dans la bouche. Le 23, bains de vapeur pour combattre la salivation. Le 25, aux moyens déjà indiqués, on joint un lavement purgatif : les symptômes vénériens sont dissipés. Le 26, on a occasion de constater l'heureux effet du bain de vapeur administré contre la salivation. Le 28, le gonflement à la joue est moindre. Le 29, on est maître de la salivation; la malade souffre à peine. Le 31, la salivation est tout-à-fait arrêtée.

Le 5 avril, la voix était rétablie; la malade était en état de reprendre le traitement par la liqueur de Van-Swiéten et le sirop de Cuisinier. Elle continua sans interruption les jours suivans. Les symptômes d'infection vénérienne avaient déjà disparu; il en était de même de ceux qui dépendaient de l'altération du larynx. Ainsi l'aphonie avait cessé; la respiration était aisée; il n'existait plus de douleur au larynx. Il n'y avait plus de toux ni d'expectoration, point de fièvre, point de sueurs. Le sommeil était tranquille; les fonctions digestives avaient repris leur activité; les forces augmentaient d'un jour à l'autre.

Le 12 avril, les règles reparurent, après avoir manqué pendant plusieurs mois. Le 13, la malade voulut quitter l'hôpital, malgré les représentations qui lui furent faites sur l'incertitude de son entière guérison. On lui fit promettre qu'elle continuerait pendant quelque temps l'usage des mercuriaux. Depuis cette époque, M. le docteur Truchon a eu l'occasion de la voir plusieurs fois ; elle a joui constamment d'une bonne santé.

Phthisies laryngées cancéreuse et tuberculeuse. Nous n'avons rien à dire du traitement de ces espèces de phthisies laryngées. Il est trop évident qu'elles sont tout-à-fait au dessus des ressources de l'art. Ici le seul but que nous puissions nous proposer est d'apporter quelque soulagement au malade ; et souvent, chez les malheureux atteints de ces cruelles affections, nous sommes obligés quand la suffocation est imminente, de pratiquer la *trachéotomie*, triste ressource qui n'est alors qu'un moyen de prolonger l'agonie.

Trachéotomie. Mais quelle que soit la forme de la phthisie laryngée, quand la tuméfaction de la membrane muqueuse et du tissu cellulaire sous-jacent en est venue au point de ne plus permettre à une suffisante quantité d'air de s'introduire dans les poumons, la mort est imminente si l'on n'ouvre à la respiration une voie assez large.

Le premier moyen qui s'offrait à l'esprit était le cathétérisme du larynx, et Hippocrate proposait de se servir de tubes creux qu'on introduisait par la bouche jusque dans les voies aériennes (1). Cette méthode a été exclusivement employée par les médecins qui l'ont suivi, jusqu'à Asclépiade qui le premier proposa l'incision de la trachée, suivant une méthode dont nous parlerons dans un instant.

Desault (2) appelle de nouveau l'attention sur le procédé d'Hippocrate qui était tombé en désuétude; mais il dit positivement qu'il n'est guère applicable que dans les cas d'angine pharyngienne, quand l'inflammation n'a pas atteint le larynx ou la trachée; car, dans ce dernier cas, outre la difficulté que l'on éprouverait à introduire la sonde au milieu des tissus ainsi tuméfiés, la présence de cet instrument causerait une irritation encore plus vive que celle qui existe déjà. C'est donc à tort que Boyer (3) blâme cette pratique de Desault, sans faire mention des restrictions judicieuses apportées par le chirurgien de l'Hôtel-Dieu.

Nous placerons ici quelques réflexions qui, nous l'espérons du moins, convaincront les médecins de l'inutilité, pour ne rien dire de plus, de l'introduction des sondes dans le larynx.

Et d'abord, les dispositions anatomiques des parties, leurs courbures relatives, ne permet-

(1) *De morb.*, lib. III, cap. 10.

(2) *Œuvres chirurgicales*, tom. II, pag. 251.

(3) *Traité des maladies chirurgicales*, troisième édition, tom. VII, pag. 127.

tent pas d'introduire, et surtout de maintenir dans le larynx autre chose que des sondes flexibles. Ces sondes sont en gomme élastique. La nature même de la maladie pour laquelle on les applique, exige que l'opération soit faite très-promptement, car s'il en était autrement, la mort par asphyxie surviendrait en un instant. Si donc on prend une sonde plus large que l'ouverture retrécie du larynx, on aura un obstacle à vaincre; or un obstacle de ce genre ne peut être vaincu qu'avec du temps et non avec de la force; et si l'extrémité du cathéter reste engagée seulement pendant deux minutes dans la glotte, la mort par asphyxie est inévitable.

Donc il faut une sonde d'un calibre moyen, des n°s 10 ou 12 au plus. Il faut que la sonde soit mousse, et non coupée, afin que son introduction se fasse avec facilité. Le passage de l'air se fait donc par les yeux de la sonde. La moindre mucosité les obstrue ou bouche le calibre de l'instrument; celui-ci, serré fortement par l'obstacle du larynx, brisé par les secousses de toux, par les mouvemens de déglutition, par les efforts du vomissement, s'aplatit, se déforme, et devient un obstacle de plus au passage de l'air.

Nous rejetons donc absolument le cathétérisme des voies aériennes dans le cas de phthisie laryngée, et nous pensons que dans ce cas extrême, il n'y a pas d'autre voie de salut pour le malade que d'ouvrir le conduit aérien.

Asclépiade, le premier, proposa de pratiquer, dans les cas extrêmes, une ouverture à la trachée. Dans la croyance où il était que la réunion des anneaux de ce conduit ne pouvait pas s'opérer quand ils avaient été divisés par l'instrument tranchant, il voulait que l'ouverture fût pratiquée transversalement et dans l'intervalle qui sépare deux anneaux cartilagineux. Cœlius Aurélianus, qui parle de cette opération, la regarde comme tout-à-fait chimérique, et même comme criminelle.... Aujourd'hui, elle a été répétée tant de fois avec succès, que nous en sommes à nous étonner des craintes qu'elle avait fait naître dans l'esprit des médecins de l'antiquité; craintes qui s'expliquent, du reste, par l'ignorance où ils étaient sur beaucoup de points d'anatomie et de pathologie.

La trachéotomie n'avait été, jusqu'à nos jours, pratiquée que pour des cas de maladies aigües du larynx, pour extraire des corps étrangers, ou pour remédier à des accidens immédiats causés par des blessures de l'organe de la voix.

Desault est le premier qui ait bien posé les indications de la trachéotomie dans la phthisie laryngée; mais il ne l'avait pas pratiquée. Après lui, presque tous les médecins qui s'occupèrent soit de l'œdème de la glotte, soit des phlegmasies chroniques du larynx, la conseillèrent comme moyen extrême. Mais cette opération, faite d'abord sans méthode, ne réussit pas; et ce n'est guère qu'à une époque très-rapprochée de nous, que l'on voit l'opération bien faite, et les voies naturelles remplacées par l'introduction d'une sonde à demeure. Dans ce mémoire, nous avons rapporté seize cas de trachéotomie. Cinq nous appartiennent : obs. n°s 1, 31, 18, 56 et 57. Les onze autres à MM. Fourney (obs. 22), Bulliard (obs. 33 bis), Roux (obs. 51), Laurence (obs. 52), Marshall (obs. 53), Porter (obs. 54), Goodève (obs. 55), Charles Bell (obs. 58), Senn (obs. 59), et Purdon (obs. 60 et 61).

La première observation capitale d'introduction d'une sonde à demeure dans la trachée, pour remédier à une oblitération du larynx, a été rapportée par M. Goodève (1). Il cite Price qui porta pendant dix ans une canule dans la trachée; mais il ne dit pas le nom du chirurgien qui pratiqua l'opération, et qui fut évidemment antérieur à Lawrence et à Charles Bell, qui, en 1815, se servirent du même procédé pour remédier à l'asphyxie produite par une phthisie laryngée. Puis, par ordre de date, Marshall en 1817, Roux et Porter en 1821,

(1) *London medical and phys. journal*, July 1826.

Bulliard en 1824, Goodève en 1825, Senn de Genève en 1826, Purdon en 1831 et 1835, nous enfin en 1834 et 1835, M. Fourney en 1835 et en 1836.

Nous dirons ici quelques mots du mode opératoire et de certaines circonstances que notre expérience personnelle nous a permis d'apprécier. Aujourd'hui, nous avons déjà pratiqué soixante-dix-huit trachéotomies, savoir : soixante-treize pour des cas de croup, et cinq pour des cas de phthisie laryngée. Il est impossible que sur une aussi grande quantité d'opérations, il ne se soit pas présenté certains accidens, certaines circonstances qui nous ont permis de modifier les procédés et les instrumens communément employés.

Nous ne dirons rien du premier temps de l'opération, qui comprend depuis le moment où la peau est divisée, jusqu'à celui où la trachée-artère et le cartilage cricoïde sont mis à nu. Nous ferons seulement observer que, si la ligature, ou plutôt la torsion des artères que l'on rencontre, est impérieusement commandée, il n'en est pas de même des veines. Ces vaisseaux se déchirent souvent sous la pince et sous le fil, et, d'ailleurs, leur section n'entraîne jamais d'accident grave, à moins qu'ils ne soient d'un calibre démesuré; dans ce cas il faut les éviter ou les lier. Quand la trachée est découverte, une première ponction est faite à la trachée, et sur-le-champ le doigt est placé sur ce pertuis. Le chirurgien s'arme d'un bistouri boutonné, incise en bas et en haut autant de cerceaux cartilagineux qu'il le croit nécessaire; le doigt est encore immédiatement placé sur cette ouverture, afin d'empêcher le sang de s'engouffrer dans la trachée. Saisissant alors de la main droite le dilatateur, dont nous avons donné la description et le dessin dans le deuxième volume du Journal des connaissances médico-chirurgicales, tom. 2, pag. 4, il ôte le doigt de la main gauche qui fermait l'entrée de la plaie trachéale, et introduisant rapidement les deux branches du dilatateur, il les ouvre de manière à faire bâiller les lèvres de la plaie.

Le malade est alors immédiatement placé sur son séant, et la canule est introduite à l'instant même.

Cette canule doit être longue et d'un gros calibre.

Dès que la canule est introduite, elle devient un point de compression inflexible; et, si l'hémorrhagie veineuse persiste, ce qui malheureusement est assez commun chez les adultes atteints de phthisie laryngée, on peut tamponner la plaie aussi fort qu'on veut, et l'air passe toujours avec la même liberté par la canule.

Si l'on s'obstinait, au contraire, à ne placer la canule que quand l'hémorrhagie veineuse est arrêtée, il faudrait lier des vaisseaux très nombreux, ce qui est toujours long, et souvent impossible; et pendant ce temps, augmentation des phénomènes d'asphyxie, et par conséquent continuation de l'hémorrhagie veineuse, dont la cause la plus efficace est sans aucun doute la gêne de la respiration.

Dès que tous les accidens seront calmés, que le malade aura rendu par l'expectoration tout le sang qui s'était introduit dans les bronches, on le placera dans son lit, on rapprochera, avec des agglutinatifs, les lèvres de la plaie au dessous de l'incision de la trachée, et on recouvrira le tout avec une rondelle de diachylon, percée à son centre d'un trou pour laisser passer la canule; cette rondelle est maintenue par les cordons qui servent à fixer la canule.

Il n'y aura plus maintenant qu'à enlever les mucosités qui s'accumuleront dans la canule; ce nettoiement se fait à l'aide d'un petit écouvillon de crin, construit exactement sur le modèle des écouvillons d'artillerie. La canule sera changée aussi souvent que la gêne de la respiration en fera sentir la nécessité.

Nous allons maintenant mettre sous les yeux de nos lecteurs quelques unes des observations qui démontrent les ressources précieuses que nous offre la trachéotomie.

OBSERVATION LII (1).

Enrouement, suite d'efforts de voix habituels. — Dyspnée. — Suffocation imminente. — Trachéotomie. — Guérison en vingt-huit jours.

David Jones, âgé de cinquante-trois ans, colporteur, marchand de bottes et autres articles qu'il criait dans les rues, fut pris d'enrouement le 24 juin 1815; sa voix était très-désagréable, et il éprouvait une légère douleur dans la gorge. Il ne souffrait pas d'autre part, quoiqu'il eût jugé à propos de suspendre ses occupations ordinaires pour prendre médecine. Le 7 juillet, il commença à éprouver de la difficulté à respirer, l'inspiration se faisait avec un bruit particulier, et la voix était réduite à une sorte de chuchotement. Il fut saigné et purgé le 8. Le 12 il était plus mal; la difficulté de respirer était si grande, et l'anxiété si vive, que sa femme le comparait à quelqu'un qui devient fou : s'agitant et marchant sans cesse, il disait que la gêne de la respiration était son seul mal, et que si on pouvait enlever l'obstacle qu'il sentait dans la gorge, il serait guéri. Il prit un émétique dont l'effet produisit quelque soulagement. Un large vésicatoire fut appliqué sur la poitrine, et un

(1) *Medico-chirurgical transactions*, vol. VI.

autre autour du cou. La difficulté de respirer allait toujours croissant, malgré l'action des vésicatoires, et le danger de la suffocation était imminent. Il fut envoyé à l'hôpital de Saint-Barthélemy, où le docteur Lawrence le vit à six heures du soir. La dyspnée était extrême; chaque inspiration ne se faisait qu'à l'aide de tous les muscles, et avec un bruit qui pouvait être entendu dans la cour de l'hôpital. Assis sur son lit, il essayait tous les moyens pour avoir un peu d'air, agité par l'attente d'une suffocation prochaine, et qui semblait inévitable, si on ne parvenait à le secourir. La sueur coulait de tout son corps; le pouls donnait cent vingt pulsations; il était fort, plein et intermittent. La déglutition se faisait sans peine; la dilatation de la poitrine n'était accompagnée d'aucune douleur; il y avait un peu de toux, excitée par l'écoulement d'un mucus incolore qui venait du larynx. Le docteur Lawrence, estimant, d'après toutes ces circonstances, que l'affection était bornée à l'entrée du larynx, et que le danger du malade venait d'un obstacle mécanique à la respiration, obstacle qui ne pouvait être dissipé assez promptement par les saignées et les autres évacuans, quoiqu'ils fussent bien indiqués par l'état du pouls, se détermina à pratiquer la laryngotomie.

Une incision longitudinale fut faite sur le

cartilage cricoïde et la partie supérieure de la trachée-artère ; les bords en furent écartés, dans une étendue suffisante pour donner passage à l'air. L'état de la peau, excoriée par les vésicatoires, la profondeur des parties dans un cou épais et court, les mouvemens rapides du larynx et l'entrée du sang dans ce tube, rendirent l'opération très-difficile. Deux petites artères furent ouvertes ; une d'elles fut liée ; mais l'autre ne put être saisie, parce qu'elle était cachée sous le cartilage cricoïde : elle fut donc laissée ouverte, et le malade fut incliné en avant, afin que le sang ne pût tomber dans la trachée-artère. La respiration se faisait facilement à travers l'ouverture artificielle ; l'anxiété avait cessé, la peau était devenue fraîche, et le pouls plus souple. Le malade s'endormit bientôt ; mais il reposa peu dans la nuit. On lui prescrivit une mixture saline avec de petites doses de tartrate d'antimoine.

Pendant deux ou trois jours, le pouls resta fréquent et intermittent, sans être fébrile. La respiration se faisait entièrement par la blessure, et par conséquent la voix était nulle. Une grande quantité de mucosités purulentes s'écoulait par la même ouverture.

Le 21, le rétablissement était assez avancé pour que le malade pût se lever. En rapprochant les tégumens qui avaient été incisés, il pouvait respirer par le larynx, et même parler, quoique avec un peu de difficulté, ce qui rendit nécessaire de maintenir encore l'écartement des bords pendant un peu de temps. Le 5 août fut le dernier jour où l'air passa par la blessure, qui fut entièrement cicatrisée le 10, époque à laquelle le malade sortit de l'hôpital parfaitement rétabli, à cela près d'un peu d'enrouement qui persistait encore.

Il est difficile de dire si la maladie dont on vient de lire les détails appartient véritablement à la phthisie laryngée. En effet, nous voyons que par sa marche rapide, elle a amené plus promptement la suffocation qu'il n'est ordinaire de le voir dans la phthisie laryngée simple. Bayle eût regardé ce cas comme appartenant à l'*œdème de la glotte*. Nous voyons en effet que l'inspiration était plus difficile que l'expiration, ce qui était pour Bayle un caractère presque pathognomonique d'angine laryngée œdémateuse. Du reste, cette observation confirme pleinement ce que nous avons dit à la fin de notre paragraphe sur les rapports de l'angine œdémateuse avec la phthisie laryngée. Nous voyons en effet qu'au début, et jusqu'à ce que la trachée fût ouverte, il ne s'écoulait des parties malades que des mucosités incolores; mais ensuite ces mucosités se teignirent de sang et prirent le caractère purulent. Ne peut-on pas en conclure que l'ulcération du larynx a été la suite du prétendu œdème de la glotte?

OBSERVATION LIII (1).

Enrouement. — Toux. — Dyspnée. — Aphonie. — Dysphagie. — Suffocation imminente. — Trachéotomie. — Traitement mercuriel quoiqu'il n'y eût pas lieu de soupçonner de vérole. — Salivation. — Guérison.

Mistriss Anne Halton, âgée de cinquante-trois ans, habitant dans les environs de Nottingham, fut prise, vers la fin de septembre 1817, d'enrouement accompagné d'une toux sèche. Ces deux indispositions s'accrurent, sans autres symptômes, pendant deux mois, jusqu'à ce qu'il vînt s'y joindre le 13 novembre une difficulté de respirer que la malade rapportait à un obstacle situé dans la gorge. Elle s'aperçut aussi qu'elle ne pouvait, pendant l'inspiration, faire passer l'air par ses narines, comme à l'ordinaire. Durant les deux mois qui suivirent l'enrouement, la toux et la dyspnée continuèrent à s'accroître, et, vers le commencement de février, la déglutition devint aussi difficile. Au commencement de mars il se développa, au dessus de la partie supérieure du cartilage thyroïde, une tumeur qui égalait le volume d'un œuf de

(1) *Medico-chirurgical transactions*, vol. X.

pigeon, avec accroissement de la dyspnée et de la dysphagie. Un liniment fut employé, qui fit diminuer la tumeur, ainsi que la difficulté d'avaler et de reposer. Cependant, au bout d'un temps très-court, les symptômes s'aggravèrent de nouveau, et devinrent de jour en jour plus fâcheux jusqu'au mois d'août.

Durant le cours de cette maladie, mistriss Halton rapportait constamment la cause de la dyspnée au rétrécissement de la partie supérieure du larynx. Elle avait toujours été affectée d'une toux qui faisait entendre un son particulier semblable à celui qu'on remarque dans le croup. Elle fut d'abord sèche, mais plus tard elle était suivie d'expectoration d'un mucus visqueux, quelquefois teint de sang. La dyspnée était arrivée au point d'empêcher le sommeil, ou, si la malade s'endormait, elle était réveillée en sursaut par un sentiment de suffocation qui ne permettait plus la position horizontale. En dernier lieu, pendant cet accès, elle était obligée de s'approcher de la fenêtre ouverte, tourmentée par une anxiété inexprimable.

Mistriss Halton s'adressa au docteur Marshall le 15 août 1818. L'enrouement était alors si grand, que la voix pouvait à peine être entendue. La malade rapportait la cause de la dyspnée à la partie supérieure du larynx; il était d'ailleurs évident, par le bruit de la respiration et le caractère particulier de la toux, que c'était là, en effet, le siége du mal. La déglutition était fort difficile. On remarquait une tuméfaction générale aux environs du larynx, plus sensible néanmoins à droite qu'à gauche. La malade disait éprouver beaucoup de peine à monter un escalier, et ne pouvait respirer par les fosses nasales. Le malaise était augmenté lorsque la tête était portée en arrière. Une bougie fut introduite dans l'œsophage et passa sans difficulté.

Le docteur Marshall prescrivit cinq grains de pilules mercurielles, à prendre matin et soir; une demi-once de sulfate de magnésie deux fois la semaine, et quatre sangsues à appliquer les autres jours à la région du larynx. On devait provoquer l'écoulement du sang par des lotions fréquentes.

Le 22 août, les symptômes avaient un peu diminué; les gencives n'étaient pas encore affectées. On remarquait un peu d'amaigrissement et de débilité; l'appétit était nul. Les pilules mercurielles furent prescrites trois fois par jour. Dans la matinée du 24 mars, mistriss Halton fut prise d'un accès de dyspnée dont le docteur Marshall fut témoin. La plus grande anxiété se remarquait dans la contenance de la malade; tous les muscles inspirateurs étaient en action, et la suffocation paraissait imminente. Si les symptômes ne se fussent pas apaisés peu à peu, on eût été conduit à pratiquer sur-le-champ la laryngotomie.

Dans une consultation avec le docteur Oldknow, habile chirurgien de Nottingham, il fut décidé que cette opération était indispensable pour prévenir la suffocation dont la malade était menacée, dans les accès qui lui survenaient.

Le docteur Oldknow la pratiqua le 25 août, de la manière suivante. Une incision fut faite aux tégumens, en commençant un peu au dessus du cartilage thyroïde. La surface externe de ce cartilage fut mise à découvert, en partie par l'incision, en partie à l'aide du doigt. Alors on pénétra dans le larynx, par une ouverture pratiquée au dessous de la partie la plus saillante du cartilage thyroïde, et s'étendant jusqu'au bord supérieur du cricoïde. Cette ouverture n'étant pas suffisante pour la respiration, une seconde incision transversale fut faite à la membrane crico-thyroïdienne; mais, comme l'entrée de l'air n'était pas encore assez libre, on enleva un disque d'un huitième de pouce de diamètre à la partie inférieure et latérale du cartilage thyroïde. La respiration devint facile, et la malade éprouva un soulagement extrême. Les bords des tégumens furent maintenus écartés en arrière par des bandelettes agglutinatives, fixées à la nuque.

Cette opération offrit plus de difficultés qu'on ne s'y était attendu, à cause de l'impossibilité où la malade se trouvait de renverser la tête, parce que cette position augmentait la dyspnée. Le larynx ne put donc être porté autant en avant qu'il était nécessaire, en sorte que l'incision fut plus étendue qu'elle ne l'aurait été sans cette circonstance, et que l'on fut exposé à blesser la glande thyroïde, qui s'élevait plus haut qu'à l'ordinaire, et touchait presque le cartilage cricoïde. On n'aurait pu inciser les premiers anneaux de la trachée-artère sans intéresser cette glande et causer une hémorrhagie. L'introduction d'une sonde suffit pour entretenir la respiration, et prévenir les accès de toux convulsive qui rendaient l'état de la malade si alarmant. Elle jouit d'un profond sommeil la nuit suivante, ce qui ne lui était pas arrivé depuis long-temps. La déglutition continua à être difficile et à causer de la toux, pendant les six jours qui suivirent. Cette toux détachait un mucus visqueux qui s'échappait à travers l'ouverture pratiquée au larynx. La voix était entièrement perdue.

Le jour de l'opération, au lieu de pilules mercurielles, on prescrivit des frictions avec demi-gros d'onguent mercuriel matin et soir; de l'huile de ricin fut donnée pour ouvrir le ventre.

Le 28, la bouche commença à être affectée, et bientôt après mistriss Halton éprouva une diminution sensible de la difficulté d'avaler.

En appliquant le doigt sur l'ouverture faite au larynx, pour intercepter le passage de l'air, on trouve que l'obstacle qui s'opposait à la respiration par les voies naturelles était moindre qu'avant l'opération; l'air pénétrait aussi plus facilement par les fosses nasales.

Cet amendement alla en augmentant, et le 5 septembre, l'ouverture artificielle du larynx était si près d'être fermée, qu'après des nausées et des vomissemens produits par l'huile de ricin, l'air seul continuait à y passer. Le 11, elle était complétement oblitérée; la respiration était libre, la déglutition facile, et la voix commençait à être distincte. L'amendement continua, et la bouche devint extrêmement affectée. L'onguent mercuriel fut dès lors administré avec plus de ménagement.

Le 22, à la visite du docteur Marshall, la malade était assise dans son lit; elle respirait avec une entière liberté; elle n'avait pas eu d'accès de dyspnée depuis l'opération; la déglutition était facile; la voix, qui auparavant ne faisait entendre qu'une espèce de chuchotement, était devenue rauque; l'air passait aisément dans les fosses nasales. La malade se trouvait aussi bien que jamais; seulement, elle avait un peu de peine à parler, à cause de l'enrouement. Pendant la déglutition, on voyait la peau qui était au dessus de la cicatrice se rider, à cause de son adhérence avec le cartilage thyroïde. La tuméfaction qui avait existé autour du larynx était entièrement disparue. Il y avait à peine un peu de toux et une légère expectoration de mucosités. Les forces, l'appétit étaient revenus; la malade pouvait garder dans le lit la position horizontale; elle dormait toute la nuit; la bouche était en meilleur état, quoique toujours affectée par le mercure.

Le 27 octobre, mistriss Halton étant sortie imprudemment de sa chambre, et s'étant exposée à un courant d'air, prit froid. Elle éprouva aussitôt de la difficulté dans la déglutition, et perdit de nouveau la voix, qu'elle avait en partie recouvrée. On revint aux frictions mercurielles, et, à mesure qu'elles ramenaient le ptyalisme, la dysphagie diminuait, et la voix revenait à son état antérieur. Enfin deux mois après l'opération, la bouche seule restait affectée; la respiration et la déglutition étaient naturelles; l'appétit et l'état général de la santé très-satisfaisans. Il fut recommandé à mistriss Halton de continuer encore pendant quelque temps les frictions mercurielles, de porter de la flanelle sur la peau, et de se garantir soigneusement du froid. Le 8 janvier, le docteur Marshall apprit que le rétablissement était complet.

OBSERVATION LIV (1).

Exposition au froid. — Enrouement. — Dyspnée. — Saignées, vésicatoires, purgatifs sans résultat. — Vomitifs. — Soulagement léger. — Après six semaines, suffocation imminente. — Trachéotomie. — Traitement mercuriel jusqu'à salivation. — Guérison.

Le matin du 2 février 1821, en entrant à l'hôpital de Meath, le docteur Porter fut informé qu'un individu nommé Michel O'Neill s'était présenté dans l'établissement, avec une extrême difficulté de respirer, et qu'il attendait des secours. La nature de la maladie était facile à reconnaître au sifflement que le malade faisait entendre d'une grande distance, et qui annonçait bien l'affection des voies respiratoires. Il paraissait âgé de trente ans, fort et bien constitué. Son visage était pâle et gonflé, ses lèvres livides; il avait la bouche fermée, mais les narines étaient très-dilatées, les yeux saillans et comme poussés hors de l'orbite ; mais en même temps la conjonctive était blanche et larmoyante; un air d'anxiété inexprimable se remarquait dans toute sa contenance ; le pouls était fréquent, sans irrégularité ; il se faisait deux ou trois efforts d'inspiration pour une ex-

(1) *Medico-chirurgical transactions*, 1821.

piration ; en un mot, l'état de ce malheureux était véritablement des plus pénibles à voir. Le sifflement de la respiration donnait une idée bien distincte du passage de l'air par une ouverture très-resserrée. La voix était presque entièrement perdue, et tous les efforts pour parler ne produisaient qu'un chuchotement à peine entendu. Interrogé sur le siége de son mal, le malade montrait le larynx, et paraissait éprouver quelque douleur quand on pressait sur cette région. Il fut impossible, à cause de la dyspnée, de le placer dans une position favorable pour examiner l'état de la gorge ; mais tout ce que l'on apercevait à l'extérieur n'offrait aucune apparence d'inflammation, et dans la suite le rapport du malade fit connaître qu'il n'avait jamais éprouvé aucune gêne dans la déglutition.

Il était fort difficile d'obtenir quelques informations sur la durée de cette maladie. On fut d'abord induit à penser qu'elle datait du jour même ; mais ensuite on eut lieu de croire qu'elle avait commencé cinq semaines auparavant. Ne pouvant fixer son opinion à cet égard, et dirigé seulement par l'urgence des symptômes, le docteur Porter prescrivit sur-le-champ un bol composé de dix grains de sous-muriate de mercure, et une large saignée du bras. Les veines des deux côtés furent ouvertes à la fois, et trente ou quarante onces de sang tirées d'un seul coup. Le malade restait debout; cependant, au moment où le sang fut arrêté, il donna quelque signe d'affaiblissement, mais la dyspnée demeurait la même.

Tout autre mode de traitement dirigé contre l'inflammation n'offrait maintenant qu'une chance tardive de soulagement, et cependant la vie du malade ne pouvait se prolonger plusieurs heures dans un tel état de suffocation. Il fut décidé, en conséquence, que la laryngotomie était indispensable, et qu'elle devait être pratiquée le plus tôt possible.

Après un délai de deux heures, nécessité par diverses circonstances, le malade était dans une situation beaucoup plus défavorable : le doigt sentait à peine les battemens du pouls, les extrémités étaient froides, le sentiment presque anéanti, et la dissolution semblait approcher rapidement. Il n'y avait pas un instant à perdre. Le docteur Porter fit une incision d'environ trois pouces de longueur, qui commençait un peu au dessus du cartilage cricoïde, et s'étendait vers le sternum ; elle comprenait seulement la peau et le tissu cellulaire sous-cutané. De petites glandes lymphatiques, qui empêchaient de voir les parties, furent enlevées. Alors l'incision fut poussée plus profondément, jusqu'à ce que la membrane qui couvre la trachée, fût mise à découvert, et en se maintenant toujours dans la ligne médiane.

La trachée-artère fut mise à nu dans l'étendue de trois quarts de pouce; on y fit une ouverture d'environ un quart de pouce de diamètre. A l'instant où le bistouri pénétra dans ce conduit, et que l'air put s'y introduire, l'état du malade éprouva un amendement presque immédiat. Il était demeuré immobile pendant l'opération, et paraissait insensible à l'action de l'instrument. Il se leva tout à coup sur son lit, et toussa avec quelque violence; un moment après il se coucha de nouveau, et l'opération fut achevée. On introduisit un tube d'argent dans la blessure, et il y fut retenu par des rubans fixés dans ses anneaux. Il est impossible d'imaginer rien de plus prompt et de plus complet que le soulagement apporté par cette opération. Le malade respirant librement par l'ouverture artificielle, les mouvemens convulsifs des muscles avaient cessé; l'inspiration et l'expiration se faisaient alternativement dans un ordre régulier.

Il est à remarquer que cette opération demanda à peine quelques minutes, et quoique l'isthme de la glande thyroïde, qui devait être très-petit dans ce cas, eût été complétement divisé, il n'y eut qu'une légère hémorrhagie : elle venait de quelques veines superficielles, et ne donna pas plus de deux ou trois onces de sang.

La chaleur naturelle était très-diminuée. On donna au malade une boisson vineuse, chaude; ses pieds furent enveloppés dans de la flanelle, des briques échauffées y furent appliquées, et l'on prescrivit un bol de dix grains de calomel.

A la visite du soir, le docteur Porter apprit que le malade avait un peu dormi dans le jour; mais il était très-faible; la respiration se faisait régulièrement par la blessure; le pouls, extrêmement petit, donnait cent dix pulsations. Une petite quantité de mucus avait été expectorée par la canule. Interrogé sur ce qu'il éprouvait, le malade écrivit sur une ardoise qu'il était extrêmement soulagé. Il prit encore dix grains de calomel, et un purgatif fut prescrit, dans le cas où le ventre ne s'ouvrirait pas.

Le 3 février, le malade avait bien dormi dans la nuit; il avait eu cinq ou six selles à la suite du purgatif; mais vers la nuit la respiration était de nouveau embarrassée : elle se faisait avec le même sifflement qu'avant l'opération. Le docteur Porter s'aperçut que le tube avait glissé, et que l'ouverture de la trachée était considérablement diminuée; ses bords étaient couverts d'un mucus épaissi; il le nettoya avec le bout d'une sonde; et le tube ayant été trouvé trop court, on lui en substitua un autre plus convenable.

Le malade se trouva alors beaucoup mieux, et il exprimait par signes son soulagement. Le pouls, toujours très-faible, battait cent pulsations. Les extrémités n'avaient pas encore recouvré leur chaleur naturelle. Le mélange chaud d'eau et de vin fut continué pour boisson, et on prescrivit un demi-drachme de calomel, en trois doses, dans le jour. Le 4 février, le sommeil avait été assez bon dans la nuit; mais il y avait eu deux accès de dyspnée, causés par l'oblitération de l'ouverture artificielle. Le pouls donnait cent pulsations : il était plus souple et plus plein; le ventre était libre, mais la respiration était embarrassée par l'obstacle qu'un mucus épais offrait au passage de l'air, et le malade était obligé de recourir à l'ouverture naturelle du larynx, et de faire de grands efforts musculaires pour exécuter l'inspiration, qui était cependant moins difficile qu'avant l'opération. Il fallait nettoyer fréquemment les bords de la plaie, pour prévenir les attaques de suffocation, et le malade était fort tourmenté par la grande quantité de mucus qui s'accumulait dans la trachée, et qu'il était obligé d'expulser par la blessure. L'expression de la face, fort altérée, avait perdu néanmoins cet air d'égarement et d'anxiété qui la caractérisait d'abord; la lividité et le gonflement des joues et des lèvres avait complétement disparu; la faiblesse était à peu près la même. On continua les boissons toniques, et on administra ce jour-là un scrupule de calomel, en deux doses égales.

Le 5 février, le malade avait bien dormi : il avait de l'appétit et demandait des alimens, on ne put lui accorder tout ce qu'il désirait. La bouche était affectée par le mercure, et répandait une odeur fétide. La respiration se faisait en partie par la blessure, et en partie par la voie naturelle, mais sans bruit et sans effort. En plaçant un doigt sur la plaie, pour intercepter le passage de l'air, l'amendement dans la maladie devenait très-sensible, et le malade pouvait déjà essayer de parler : il était sans toux. Le ptyalisme étant parfaitement établi, on réduisit la dose du calomel; il fut donné seulement dans la proportion de deux grains, combinés avec l'opium et l'antimoine, à prendre trois fois par jour.

Le 6, le malade paraissait très-assoupi, sans doute à cause de l'opium qu'il avait pris; mais il était satisfait de son état; il avait eu trois évacuations; le pouls, plus souple et plus plein, donnait cent deux pulsations. La respiration se faisait par la plaie, mais le passage de l'air était accompagné de sifflement causé par le mucus épaissi qui couvrait ses bords, ce qui exigeait qu'elle fût nettoyée toutes les deux ou trois heures. Pour remédier à cet inconvénient, le docteur Porter se décida à élargir l'ouverture faite à la trachée, qui fut alors de trois quarts de pouce. Le malade fut dès ce moment plus tranquille, il respirait aisément, et expectorait par la blessure.

Le soir, le malade ressentait tout l'avantage de la dernière opération, il n'y avait plus d'accès de dyspnée, l'appétit était bon, et la toux nulle.

Le 7, l'amendement continua; il s'écoulait par la plaie un pus de bonne nature; la bouche était affectée, et la salivation était considérable.

Le 8, la respiration se faisait par la blessure, sans difficulté; il y avait un peu de toux, causée par le pus qui s'écoulait dans la trachée-artère; le ptyalisme était le même, nulle douleur dans lelarynx.

Le 9, bouche toujours très-affectée, amélioration rapide. En appliquant le doigt sur la plaie, le malade reprit l'exercice de la parole; il dit d'une voix pleine et claire qu'il était parfaitement bien. Depuis ce jour il fit des progrès rapides vers la guérison. La bouche continuait à être très-affectée; l'écoulement de la salive était très-abondant. Pour le diminuer on eut recours avec succès aux purgatifs salins. Tant que la bouche et les gencives restèrent enflammées, on ne jugea pas convenable de réunir les bords de la plaie, d'autant plus qu'il n'y avait aucun inconvénient à les laisser écartés ; cependant, on les réunit le 22 février. Le malade se leva et parut complétement rétabli. Il sortit de l'hôpital le 3 mars, et la maladie n'a pas eu de récidive. Interrogé sur ce qui avait précédé son entrée à l'hôpital, il dit que le 16 décembre il s'était aperçu d'un enrouement survenu sans aucune cause connue, sans s'être exposé au froid, sans avoir fait d'excès. Cet enrouement dura dix jours, et n'était point accompagné de gêne dans la déglutition.

Peu de jours après Noël, la respiration devint difficile, et alors la détresse qu'éprouvait le malade l'obligea de chercher du secours dans divers établissemens de bienfaisance. On lui avait d'abord fait une saignée et appliqué un vésicatoire inutilement ; il fut encore saigné deux fois sans soulagement. Il s'adressa à divers médecins. L'un deux prescrivit des purgatifs et des vomitifs. Le malade retira quelque avantage de ce dernier moyen. Le second lui fit appliquer deux vésicatoires. Le jour qui précéda son entrée à l'hôpital, trois autres vésicatoires avaient été apposés en diverses parties ; et comme il se trouvait toujours plus mal, il l'imputait à l'emploi de ce moyen. La nuit qui précéda son entrée à l'hôpital, il avait ressenti dans la poitrine une douleur tellement vive, qu'elle l'empêchait de rester au lit ; elle continua toute la nuit, et ne se dissipa qu'après la copieuse saignée qui lui fut faite immédiatement après son admission. Avant cette phlegmasie laryngée, le malade s'était persuadé qu'il avait les poumons attaqués. La respiration était courte; il ne pouvait marcher plus d'un mille, sans être fatigué; il éprouvait en parlant une sensation désagréable dans la gorge. Depuis la guérison toutes ces incommodités ont disparu, et cet homme se dit mieux qu'auparavant.

OBSERVATION LV (1).

Ulcération du larynx et de la trachée-artère. — Suffocation imminente. — Trachéotomie. — Guérison.

Un homme de trente-six ans avait eu à diverses reprises des ulcères de la gorge, qu'on soupçonne avoir été vénériens. L'inflammation avait gagné le larynx, il y avait de la difficulté à respirer et beaucoup de raucité dans la voix. On appliqua un vésicatoire, on mit des sangsues, on fit suivre un traitement mercuriel et les accidens se calmèrent en partie. Cependant le malade, dans un accès violent de suffocation, expulsa par le larynx un fragment osseux qu'on soupçonna être une portion du sternum, à la

(1) Observation recueillie par le docteur Goodève, chirurgien du dispensaire de Cliton (*London medical and physical journal*, July 1826).

partie supérieure duquel on avait vu une tumeur inflammatoire (1).

La respiration et la voix devinrent plus libres, et le malade paraissait guéri. Mais bientôt la suffocation reparut et devint tellement grave que le docteur Goodève crut devoir pratiquer la trachéotomie : le malade était près de mourir asphyxié. On pratiqua à la trachée une ouverture de six lignes qui fit immédiatement cesser la gêne de la respiration. Au bout de vingt minutes, on introduisit une canule de gomme élastique, qui détermina d'abord une violente irritation et beaucoup de toux, avec expulsion de mucosités sanguinolentes; mais au bout d'une heure, les accidens cessèrent. Le malade conserva sa canule pendant six mois que dura le traitement, après lequel il fut entièrement guéri, sans altération de la voix.

M. Goodève fait observer que c'est, à sa connaissance, le second exemple de canule introduite à demeure dans la trachée, et rapelle que Price en porta une pendant dix ans sans inconvénient.

(1) Tout porte à croire que ce fragment a appartenu à un anneau de la trachée, ou à l'un des cartilages du larynx. (*Note des auteurs.*)

OBSERVATION LVI.

Laryngite chronique datant de quatre ans et demi. — Suffocation imminente. — Trachéotomie. — Introduction d'une canule à demeure dans la trachée. — Rétablissement de la respiration. — Puis, après sept mois, gêne de la déglutition et de la respiration. — Développement d'une tumeur à la partie postérieure de la trachée. — Mort d'inanition huit mois après l'opération.

Marianne Milet, femme Cotillard, demeurant à Choisy-le-Roi, est âgée de soixante ans. Douée d'une santé robuste, d'un courage inaltérable, elle dirigea en chef pendant trente années un grand établissement que son mari avait à titre de fermier.

En janvier 1831, d'abord à d'assez longs intervalles, et puis chaque jour, et enfin plusieurs fois dans les vingt-quatre heures, elle fut prise d'une quinte de toux qui la suffoquait, et durant laquelle son urine s'écoulait involontairement. Cette toux ne cessa pas et fut toujours sèche.

En janvier 1833, à la suite d'une vive contrariété, sa voix se perdit. Elle la recouvra vers la fin de février. Au milieu de janvier 1834, sa voix s'altéra de nouveau, mais progressivement jusqu'au mois de juillet, époque depuis laquelle l'aphonie est complète.

La malade ne se décida à se faire traiter

qu'en septembre 1834. Alors on lui appliqua au bras gauche un vésicatoire qu'elle garda deux mois. En novembre, dix sangsues lui furent posées au cou; à quelques jours de là, un vésicatoire fut appliqué sur chaque côté du larynx et y fut maintenu deux ou trois mois. Puis en janvier 1835, on mit un cautère à la nuque.

Le 29 janvier 1835, M. Andral diagnostiqua une laryngite chronique, et soupçonna un emphysème pulmonaire.

Cependant la maladie poursuivait ses progrès, les quintes s'accompagnaient d'une sensation insupportable de grattement dans la gorge, et quelquefois étaient suivies d'éternumens opiniâtres. La malade calmait un peu sa toux en avalant quelques gorgées d'eau.

Vers le milieu de décembre 1834, la respiration, qui avait toujours été facile, devient gênée, puis laborieuse, sifflante et accélérée. Les nuits se passent dans l'insomnie. Le décubitus accroît l'oppression, et bientôt n'est plus possible. La dyspnée est telle enfin le 22 février 1835, que l'asphyxie paraît imminente.

Le 23 février à neuf heures, nous ouvrons la trachée et nous fixons dans l'incision une canule à grand diamètre. Aussitôt tout effort respiratoire cesse, l'air pénètre dans la poitrine et en sort avec facilité.

A dater de ce jour 23 février, jusqu'au 5

mai, époque à laquelle nous cessâmes de voir la malade, la respiration s'établit complétement par l'ouverture artificielle.

Quelques mois plus tard, l'état de la malade était très-satisfaisant, la déglutition était facile, la respiration sans aucune gêne; mais quand on ôtait la canule ou qu'on fermait son orifice, on pouvait se convaincre que l'occlusion du larynx était complète.

En septembre 1835, près de sept mois après l'opération, la déglutition devint difficile, la respiration gênée, et on s'aperçut que les canules qui étaient trop courtes ne suffisaient plus à la rétablir. On soupçonna dès-lors une tumeur à la partie postérieure du larynx.

Ce soupçon n'était que trop fondé. Peu à peu les alimens solides ou liquides, qui d'abord avaient passé difficilement, ne purent descendre jusque dans l'estomac, et la malheureuse femme mourut de faim et de soif vers la fin d'octobre 1835.

L'autopsie ne put être faite.

OBSERVATION LVII.

Enrouement. — Dyspnée. — Accès de suffocation. — Mort imminente. — Laryngo-trachéotomie. — Soulagement. — Introduction d'une canule à demeure. — Mort dix mois après l'opération.

Le docteur Evrat, accoucheur distingué de la capitale, était arrivé à l'âge de soixante-dix ans, sans qu'aucune infirmité fût venue altérer son excellente constitution.

Il avait une voix pure et très-agréable.

Le 1er janvier 1833, il fut forcé d'aller la nuit à Versailles, pour faire un accouchement; pendant le trajet, il contracta un enrouement que tous les soins possibles ne parvinrent pas à modifier.

Il n'éprouvait pas d'oppression, toussait peu, et sa toux n'était accompagnée d'aucune expectoration; sa santé générale continuait d'être excellente.

En novembre 1834, il était devenu complétement aphone.

Le 20 janvier 1835, il éprouva pendant la nuit un premier accès *d'asthme*, et cessa, dès-lors ses fatigantes occupations.

Il ne put bientôt dormir que soutenu par plusieurs oreillers, et enfin il fut contraint de passer presque toute la nuit assis sur son lit.

Jusque-là, le malade se plaignit à peine de son état, et crut seulement être atteint d'asthme, idée dans laquelle il était entretenu par la rémission qu'il éprouvait pendant le jour.

Mais le 3 février, une orthopnée extrême força à pratiquer plusieurs saignées qui n'empêchèrent pas la suffocation de devenir imminente.

Nous fûmes alors mandés auprès du malade, et l'on nous fit l'honneur de nous adjoindre en consultation MM. les professeurs Moreau, Roux, Dubois père et Chomel. La mort était imminente, la trachéotomie fut considérée comme la seule ressource. Le malade le comprit lui-même, et insista pour qu'elle fût faite.

Le 5 février à deux heures de l'après-midi, nous pratiquâmes la laryngo-trachéotomie; c'est-à-dire que nous incisâmes l'espace crico-thyroïdien, le cartilage cricoïde et deux anneaux de la trachée-artère. Nous passons à dessein sur tous les détails de l'opération et des pansemens, détails sur lesquels nous avons suffisamment insisté plus haut.

La convalescence fut rapide, mais le larynx parût complétement oblitéré huit ou dix jours après l'opération.

La déglutition restait toujours difficile; les boissons et les alimens en miettes provoquaient d'insupportables quintes de toux.

Le malade se rétablit assez bien, il supportait assez facilement la présence d'une canule dans la trachée; cependant, il maigrissait à cause de la difficulté de l'alimentation.

Enfin, en novembre 1835, dix mois après l'opération, une dysenterie l'emporta en quinze jours, sans que rien dans le mode de respiration, dans le son de la poitrine, dans la nature de l'expectoration, pût faire soupçonner à M. Chomel, qui voyait le malade, l'existence d'une lésion pulmonaire.

Trois mois avant la mort il était survenu au dessus de la canule une petite tumeur qui devint le siége de plusieurs hémorrhagies et qui paraissait de nature cancéreuse.

Toutefois, cette tumeur augmentait ou diminuait en raison de l'irritation que causait la canule : quand nous eûmes placé une canule beaucoup plus longue, la tumeur disparut presque entièrement et nous ne crûmes plus à l'existence d'un cancer. Nous pensâmes seulement que le corps thyroïde, qui avait été divisé lors de l'opération, avait été irrité par le contact de la canule et s'était ainsi hypertrophié.

Nous devons dire aussi que trois mois avant sa mort, M. Evrat rendit, dans un effort de toux, un petit morceau d'os qui certainement n'était autre chose qu'une portion de cartilage ossifiée et nécrosée. Cette nécrose tenait-elle à la présence de la canule, qui frottait sur le cartilage cricoïde, ou bien était-elle produite par la même lésion organique qui avait amené d'abord l'aphonie et ensuite la suffocation?

Ce fait ne pouvait être éclairci que par l'autopsie; mais la famille ne la demanda pas, quoique, par son testament, M. Evrat eût autorisé à la faire.

OBSERVATION LVIII (1).

Laryngite chronique durant depuis plusieurs mois. — Suffocation imminente. — Trachéotomie. — Mort un mois après l'opération. — Epaississement de la membrane muqueuse du larynx et de l'épiglotte. — Carie du cartilage thyroïde. — Trachée et poumons sains.

Parmi les malades qui se présentèrent pour être admis à l'hôpital de Middlesex, se trouvait Hannah Donavan, âgée de trente-quatre ans. Elle était assise à terre, environnée de quelques uns de ses amis, qui la croyaient près de mourir. Elle ne respirait qu'avec beaucoup de peine, et faisait entendre une sorte de croassement. Interrogée sur sa maladie, elle ne répondait qu'avec une voix inarticulée et interrompue par des inspirations convulsives. Elle montrait la poitrine et la partie supérieure du sternum comme le lieu où elle ressentait une grande op-

(1) *Medico-chirurgical transactions*, tom. VI.

pression. Quand on lui dit d'indiquer avec le doigt le point de la gorge où elle souffrait, elle la plaça sur le cartilage thyroïde; elle ne pouvait avaler les liquides qu'en petite quantité à la fois, et avec beaucoup de difficulté; elle n'avait pas pris d'alimens solides depuis plusieurs jours. Quant aux circonstances antérieures de sa maladie, il fut difficile d'en obtenir un compte satisfaisant, parce qu'elle et ses amis étaient de la Basse-Irlande, et qu'ils donnaient une réponse différente aux questions qu'on leur faisait. Cependant, ils semblaient d'accord sur ce point, que la malade avait été enrouée pendant plusieurs mois, que depuis trois semaines elle s'était trouvée beaucoup plus mal, et que les symptômes actuels duraient avec une violence presque égale depuis trois jours. Il y avait beaucoup de chaleur à la peau, probablement causée par les efforts que la malade faisait pour respirer, car on ne pouvait la regarder comme fébrile, d'autant que la langue était parfaitement nette; ce qui semblait une preuve évidente que la maladie n'était pas de l'ordre des aigües. On ne pouvait distinguer aucune apparence d'inflammation ou de tuméfaction aux amygdales, ou dans les parties de la gorge accessibles à la vue. On prescrivit une saignée et un vésicatoire; on ordonna aussi un purgatif à prendre immédiatement, et de petites doses de calomel, d'antimoine et de digitale, toutes les quatre heures.

Avant que la quantité de sang prescrite eût été tirée du bras, la malade s'évanouit. En revenant à elle, elle vomit, et parut un peu soulagée pour le moment.

Dans la soirée, le sang qu'elle avait perdu, le purgatif et les poudres prescrites n'avaient aucunement diminué les symptômes. La suffocation paraissait prochaine : les forces n'avaient cependant pas sensiblement décru depuis le matin : le pouls conservait la même force, et avait augmenté de vitesse. Néanmoins le docteur Latham, considérant que les symptômes n'étaient pas ceux d'une inflammation aigüe, ne crut pas convenable d'affaiblir la constitution en tirant plus de sang. Il se contenta de chercher à rendre plus supportables les symptômes terribles d'une maladie qui paraissait ne laisser aucun espoir de guérison.

Dans cette vue, il prescrivit trente gouttes de teinture d'opium, et les assistans eurent l'ordre derépéter la même dose deux ou trois fois dans la nuit, si cela paraissait nécessaire.

Le lendemain matin, la malade était presque épuisée par ses efforts pour respirer ; il y avait eu insomnie et délire pendant la nuit. La face était pâle, et l'expression d'anxiété encore plus marquée, le pouls plus faible et plus fréquent, et l'articulation des sons presque impossible.

Dans cette fâcheuse circonstance, l'opération de la laryngotomie paraissait le seul moyen de venir au secours de la malade et de la soustraire à une mort prochaine et inévitable : elle fut proposée par le docteur Latham; mais les médecins de l'hôpital ne jugèrent pas qu'elle fût convenable.

Le docteur Latham vit la malade dans la soirée, lorsqu'il semblait de toute probabilité qu'elle ne pourrait passer la nuit, et sans doute ce pronostic se serait confirmé, si M. Charles Bell n'eût pratiqué l'opération pendant la nuit.

Le cartilage cricoïde fut divisé à sa partie antérieure. A peine l'air eut-il pénétré dans la trachée-artère, que la malade parut soulagée d'un état insupportable d'angoisse. Ayant laissé tomber sa tête en arrière, elle s'endormit instantanément d'un sommeil si profond, que d'abord on la crut morte. On peut juger par là à quel degré d'épuisement elle était arrivée, et combien avait été grand le soulagement apporté par l'opération.

On pouvait espérer que la malade se trouvait maintenant dans une condition qui la rendrait capable de supporter son mal pendant qu'il parcourrait ses périodes, s'il était susceptible de guérison.

Après l'opération, on éprouva quelque embarras à tenir écartés les bords de l'ouverture artificielle. L'introduction d'un tube fut regardée comme absolument impraticable, et un fil d'argent, courbé de manière à tenir éloignés les bords de l'incision, fut employé provisoirement, jusqu'à ce que l'on eût trouvé un expédient plus convenable.

L'instrument que l'on mit ensuite en usage se composait de deux branches métalliques aplaties et réunies par une charnière. Elles furent introduites entre les lèvres de la plaie; et on les éloignait ou rapprochait à volonté, au moyen d'une vis qui traversait leurs extrémités.

Durant plusieurs jours, l'état de la malade ne permit pas de concevoir l'espérance de sa guérison. La matière qui s'accumulait continuellement dans l'ouverture artificielle, la nécessité de retirer fréquemment l'instrument pour le nettoyer, entretenaient une grande irritation dans le larynx.

Dans ces circonstances, la malade était par intervalles réduite au même état de souffrance qu'avant l'opération. Elle était prise d'accès de dyspnée d'autant plus fréquens qu'il se faisait une excrétion plus abondante de mucosités. Au bout de quinze jours, l'irritation paraissait un peu diminuée; la malade concevait quelque espoir de rétablissement; son esprit était plus tranquille; elle jouissait d'un repos parfait : et quand la trachée-artère n'était pas obstruée par des mucosités, et que l'ouverture était libre, on entendait à peine le bruit de sa respiration : la posture la plus favorable à l'accomplissement de cette fonction, soit pendant le sommeil, soit pendant la veille, était celle où, le tronc penché sur les genoux, la tête était appuyée sur les mains.

A la fin de la deuxième quinzaine, on ne remarquait aucune apparence d'amendement; et s'il y avait eu quelque changement, il était plutôt défavorable qu'avantageux : l'articulation des sons était impossible, la respiration parfois très-difficile, et il y avait dans la poitrine un sentiment de resserrement et d'oppression qui fut diminué pendant quelque temps par les vésicatoires, mais qui reparut ensuite comme auparavant. Un mucus épais stagnait dans les bronches, et ne s'échappait que par de longs efforts et une toux opiniâtre : les expectorans apportèrent peu de soulagement; et de courts intervalles de bien-être étaient achetés par de cruelles agitations. L'existence de la malade fut certainement prolongée pendant plusieurs jours par les soins et l'assiduité de M. Heath, pharmacien de l'hôpital, qui était à chaque instant près d'elle, et qui, pendant les accès de suffocation, nettoyait l'instrument des mucosités qui s'y attachaient, et rendait ainsi la respiration plus libre.

Le 11 septembre, on vit dans la nuit la malade saisie d'un accès terrible de suffocation, qui la fit périr avant qu'on eût le temps de venir à son secours. On insuffla les poumons, on employa tous les autres moyens qui pouvaient la rappeler à la vie ; mais ce fut en vain.

A l'ouverture du cadavre, la membrane muqueuse qui revêt le larynx, et s'étend à la moitié supérieure de l'épiglotte, et à un pouce au dessous du cartilage cricoïde, présentait un épaississement remarquable ; elle avait exhalé en quelques endroits une lymphe coagulable, organisée en une membrane fibreuse, qui oblitérait les ventricules du larynx, et fermait presque entièrement l'ouverture de la glotte. On voyait, outre cela, deux ulcérations dans la substance du cartilage thyroïde, qui s'ouvraient dans la cavité du larynx, où elles versaient du pus. Les poumons, la trachée-artère et ses ramifications étaient dans un état parfait d'intégrité.

OBSERVATION LIX.

Laryngite chronique. — Trachéotomie. — Guérison.

Le Journal des progrès des sciences médicales, volume 5, page 226 (1829), contient une observation de trachéotomie, à la suite de laquelle la malade garda la canule à demeure dans la trachée pendant onze mois, après lesquels l'affection du larynx, qui avait nécessité l'opération, était parfaitement guérie.

Cette observation, publiée par le docteur Senn, de Genève, fut lue à l'Institut, et fournit matière à un rapport de MM. Dupuytren et Duméril, le 10 décembre 1827. Elle offre un tel intérêt, que nous avons cru devoir la reproduire textuellement.

Laissons parler M. Senn : Marie Vouan, âgée de six ans, d'une petite stature et d'un tempérament lymphatique, me fut amenée par sa mère, le 22 août 1826. Cette enfant, intelligente et fort docile, avait été traitée pour un croup, dix-huit mois auparavant, par le docteur Gosse. Dès-lors elle avait toujours eu la voix très-faible et la respiration gênée, ainsi que la déglutition. Voici l'état dans lequel je la trouvai :

Maigreur prononcée, respiration bruyante, sifflante, demi-aphonie, glande thyroïde ayant le double du volume ordinaire. En explorant la poitrine, je trouve partout la respiration assez franche, et le sifflement me paraît exister au larynx ou au sommet de la trachée. Les fonctions digestives se font bien.

Je venais d'entendre, dans notre société médicale du canton, un Mémoire fort intéressant du docteur Prevost, qui a rencontré plusieurs fois de petits goîtres pinçant la trachée, donnant lieu à une fatigue des muscles inspirateurs et à une toux pouvant simuler une phthisie commençante.

Pensant avoir affaire à un cas de cette nature, je mis l'enfant au traitement suivant : pour toute nourriture, du lait et du pain, un dixième de grain d'hydriodate de potasse dans de l'eau sucrée, à prendre deux fois dans les vingt-quatre heures, et demi-gros de pommade hydriodatée sous l'aisselle chaque soir. Je n'ai pas besoin de dire que je mis l'enfant au lait, pour diminuer l'action, souvent fâcheuse, des préparations d'iode sur le système digestif.

Trois semaines de ce traitement suffirent pour ramener la thyroïde à son volume ordinaire; l'enfant reprit de l'embonpoint; la respiration et la déglutition devinrent faciles; mais la voix changea peu. Il était évident que l'obstacle avait cédé en partie, mais que le larynx n'était point dans son état normal. Néanmoins, la mère étant satisfaite de l'amélioration de la santé de sa fille, je ne la revis qu'au mois d'avril suivant. A cette époque, on me la ramena, et je fus aussi peiné que surpris de l'état dans lequel je la trouvai.

Elle était réduite au dernier degré de maigreur; la respiration, très-bruyante, était des plus pénibles à entendre, et exigeait les contractions énergiques de tous les muscles congénères des véritables inspirateurs. A chaque inspiration, la trachée était entraînée en arrière et en haut, et enfoncée entre les muscles sterno-hyoïdiens; le corps thyroïde avait conservé son volume normal : l'enfant avalait encore facilement les liquides et la bouillie; mais tous les alimens qui se mettent en bols volumineux, la mie de pain, par exemple, ne pouvaient passer. Le stéthoscope m'ayant fait reconnaître, comme dans le premier examen, que l'obstacle existait au larynx, j'eus dès-lors l'idée d'ouvrir la partie supérieure de la trachée, de donner ainsi un libre accès à l'air, et d'entretenir cette route artificielle, au moyen d'une canule à demeure. Ce qui m'encourageait à tenter cette opération, c'était, d'un côté, le danger imminent que courait cette enfant; la moindre angine pouvant, d'un instant à l'autre, l'asphyxier, comme je venais d'en être le témoin dans un cas analogue; et, de l'autre, j'avais vu cette opération réussir chez les chevaux. Je connaissais l'innocuité des fistules trachéales, suite d'ulcères ou de plaies avec perte de substance. Ne me dissimulant point, néanmoins, les difficultés d'une semblable opération, et la témérité qu'il y aurait à l'entreprendre sous ma seule responsabilité, je désirai m'aider des conseils de mon honorable confrère le docteur Prevost; et la malade lui fut présentée.

Il partagea mon opinion sur la position éminemment dangereuse de l'enfant, et sur la nécessité de l'en tirer, même par une opération hasardeuse; mais il me conseilla de réunir mes collègues les plus expérimentés, MM. Maunoir, Mayor, Peschier, Olivet. Appelés en consultation, ces habiles chirurgiens, sans partager entièrement ma confiance dans l'opération, furent d'avis que j'étais autorisé à la tenter, d'après l'aphorisme : *In extremis morbis, extrema remedia*.

On chercha à apprécier encore mieux qu'on ne l'avait fait jusqu'alors le siége du rétrécissement, et pour cela le doigt fut conduit plusieurs fois sur l'ouverture supérieure du larynx: un de mes collègues crut même y reconnaître une tumeur; mais, ayant répété plus à loisir et fréquemment l'exploration, je persistai à croire que l'obstacle était dans le larynx lui-même, et très-probablement la suite d'un épaississement de la muqueuse.

Pendant les huit jours qui précédèrent l'opération, je continuai à examiner attentivement l'enfant, et je pus me convaincre que le marasme faisait de grands progrès, et qu'il était dû à la fatigue horrible, suite des efforts inspirateurs. Ceux-ci étaient tels, surtout pendant le sommeil, qu'un médecin non prévenu, en voyant cette enfant dormir, n'aurait pas hésité à la regarder comme agonisant d'un croup ou d'une angine couenneuse; à chaque inspiration, la tête était soulevée de l'oreiller, et tout le tronc déplacé.

L'opération fut décidée pour le 3 mai; je résolus de la pratiquer en deux temps bien distincts, pour diminuer les chances d'insuccès. Dans le premier, je devais mettre la partie supérieure de la trachée à découvert, puis laisser arrêter tout écoulement sanguin.

Dans le deuxième, inciser le cricoïde ou deux ou trois anneaux de la trachée, et attendre, pour mettre la canule à demeure, que les accidens inflammatoires se fussent calmés. La première partie de l'opération fut très-pénible.

La difficulté de la respiration rendant considérable l'écoulement veineux, et la trachée étant dans un mouvement continuel, plusieurs ligatures artérielles et veineuses furent nécessaires. Je laissai la plaie à découvert. Six heures après, je plongeai un bistouri très-étroit au dessus du cricoïde, et l'incisai directement en bas, dans l'étendue de quatre ou cinq lignes. L'air sortit avec force, et du sang fut expulsé. J'ai dit au dessus du cricoïde, du moins je le présume; car il était difficile de s'en assurer d'une manière bien précise à cause de la profondeur à laquelle se trouvait la trachée.

Dès que cette route fut offerte à l'air, la respiration devint plus facile, et nous pûmes nous convaincre que nous étions bien arrivés au dessous de l'obstacle; mais une hémorrhagie veineuse, venant du fond de la plaie et probablement de la muqueuse trachéale, ou du lacis veineux accolé immédiatement sur ce canal, m'obligea à tamponner et à perdre pour le moment les avantages de l'opération. La nuit fut passable, la perte de sang fut assez considérable pour diminuer les chances d'une trachéite; l'enfant fut tenue dans le repos le plus complet et à une diète absolue. Pendant les premières quarante-huit heures, les redoublemens furent fréquens. Le pouls était à 160, 180. Les sueurs très-abondantes, mais peu à peu la suppuration s'établit, les bourdonnets de charpie furent enlevés, et la respiration se fit par la plaie.

Le 6 mai, troisième jour, la muqueuse buccale se recouvre d'une légère couche crémeuse; pouls toujours très-fréquent, peau chaude, nulle douleur (gargarismes détersifs).

Le 7, l'enfant tourmente pour avoir de la nourriture; on accorde du lait coupé, donné en très-petite quantité à la fois, mais toutes les demi-heures. Trois ou quatre fois par jour, je déterge la plaie, et j'enlève le pus et les mucosités sans cesse expulsées de la trachée ; sans cela elles se dessèchent sur les bords et mettent obstacle à l'entrée de l'air. A chaque pansement, j'introduis dans la trachée l'extrémité d'une sonde laryngienne, pour entretenir l'ouverture, et diminuer peu à peu la sensibilité de la muqueuse. Le 12, neuvième jour, l'enfant a repris de la force, de la gaîté, l'expression est bonne, le pouls est à 90. Après avoir fait le pansement du soir, je laisse l'ouverture de la trachée bien libre, et renvoie au lendemain pour placer à demeure la canule. Mais pendant la nuit, les mucosités ayant été expulsées en plus grande abondance, oblitèrent complétement l'ouverture. Les personnes qui gardaient l'enfant, craignant de la voir à chaque instant périr suffoquée, perdirent la tête, et, vers le matin, je la trouvai couverte d'une sueur froide, presque sans pouls, sans connaissance, et tellement mal, que je crus, au premier moment, qu'il était inutile de rien tenter, et presque ridicule de s'occuper d'un cadavre. Cependant, réfléchissant que tous ces symptômes alarmans pouvaient fort bien n'être que la suite de la fatigue résultant des efforts violens pour respirer, fatigue à laquelle l'enfant n'était plus accoutumée depuis quelques jours, je plaçai une canule. L'enfant ne reprit pas connaissance; mais la respiration s'accéléra et vint à 80 par minute, puis peu à peu elle diminua; les poumons, très-probablement engorgés, se dégorgèrent, et deux heures après, l'enfant ne respirait plus que vingt fois par minute, et commençait à répondre par signes; le pouls, s'était développé et régularisé. Le soir, je la trouvai assise sur son lit, mangeant aussi bien qu'avant la crise, dès lors j'exigeai que la canule fût constamment à demeure, et j'en fis construire deux. Après plusieurs tâtonnemens, voici celle qui me parut la plus convenable pour remplir toutes les indications : sa forme générale est recourbée, s'adapte bien à la direction de la trachée, lui permet de suivre tous les mouvemens. L'extrémité est olivaire et garnie de trois ouvertures latérales, comme une sonde de femme, en sorte qu'elle ne peut blesser la muqueuse, s'oblitère difficilement et se nettoie très-aisément. Une plaque circulaire, placée à son extrémité supérieure, retient le cordon destiné à la fixer, et l'empêche de pénétrer trop profondément; enfin, son grand diamètre, de trois lignes et demi environ en haut, donne un libre passage à l'air, et son petit diamètre de deux lignes, empêche que les bords de la trachée ne soient trop fatigués.

Quelques jours après, les personnes qui soignèrent l'enfant, l'ayant laissée trop long-temps sans canule, ne savent point la replacer, et l'enfant s'asphyxie; j'arrivai sur ces entrefaites, et, ayant assez fortement insufflé, au moyen de la sonde laryngienne placée dans l'ouverture, l'enfant reprit très-vite connaissance : cet accident nous servit de leçon. Dès-lors, à l'instant où la canule était ôtée pour être nettoyée, l'autre était mise en place, de telle sorte qu'aucune crise n'eut lieu, malgré un catarrhe pulmonaire assez intense, qui fut la suite de l'exposition de l'enfant à un courant d'air frais, et qui nécessita, par l'abondance des mucosités sécrétées, un changement de canule presque à chaque heure.

Le 22 mai, le catarrhe a complétement cessé, la canule est restée toute la nuit en place, sans être obstruée; l'enfant n'a plus de sueurs ni de redoublemens. L'embonpoint a fait des progrès sensibles, l'appétit est très-vif, tout fait espérer que nous n'avons plus de danger à courir; mais la première indication est seule remplie, me disais-je; il nous reste à désobstruer le larynx : réussirons-nous dans cette seconde tentative? Dans tous les cas, il faut attendre que la santé de l'enfant soit parfaitement rétablie.

Dans le mois de juin, l'enfant étant parfaitement bien, je voulus examiner de nouveau le larynx, pour voir ce qu'il y avait; mais je ne retrouvai plus la même docilité : contente de pouvoir respirer sans aucune difficulté, et de se sentir assurée de la vie, notre petite fille ne voulut pas se soumettre à de nouvelles recherches : peut-être a-t-elle bien fait et son instinct l'a-t-elle bien servie. En effet, au moment où j'écris ces lignes, non seulement elle jouit d'une santé parfaite, peut avaler toutes sortes d'alimens, et n'éprouve aucune gêne quelconque; mais, en ôtant la canule et en fermant l'ouverture avec le doigt, on reconnaît que la voix a acquis de la force, et que l'ouverture laryngienne s'est agrandie. Il est très-possible que la suppuration, qui a duré long-temps, ait agi comme un exutoire et diminué l'engorgement; en outre, ne devons-nous pas attendre le développement de la puberté? on sait qu'il est très-marqué pour les organes vocaux : ne pourra-t-il pas suffire pour redonner au vide du larynx sa capacité ordinaire? Toutes ces considérations m'engagent à attendre patiemment, sans faire courir de nouvelles chances à mon intéressante petite malade.

Cette observation prouve évidemment que la trachéotomiepeut être pratiquée non seulement pour entretenir momentanément le cours de l'air, ou extraire un corps étranger, mais encore pour obtenir un nouveau mode permanent de respiration, ce qui n'avait pas encore été fait; du moins n'ai-je rien trouvé de semblable dans les auteurs (1).

(1) Les observations qui précèdent prouvent que M. Senn

L'opération a été rendue difficile à cause de l'âge de l'enfant, et de la disposition anatomique des parties; mais chez l'adulte elle le serait beaucoup moins, surtout chez l'homme, à cause de la saillie du larynx, et je crois qu'elle pourra rendre de grands services dans certains cas de phthisie laryngée, de tumeur développée, soit à l'intérieur, soit à l'extérieur du larynx, soit sur la langue ou dans le pharynx; car on voit que fort souvent les malades succombent asphyxiés. C'est ainsi que, chez l'homme qui fait le sujet de la première note (1), cette opération aurait pu permettre d'explorer le larynx, de reconnaître la tumeur et même de l'enlever.

M. Senn écrivit, en date du 1er août 1829, quinze mois après l'opération, la lettre suivante au rédacteur du Journal des progrès, en le priant de publier l'observation complète. Cette lettre étant le complément indispensable de l'histoire de la petite malade, nous l'y avons jointe, afin qu'on pût voir quel a été le résultat définitif du traitement.

« A l'époque où j'envoyai le Mémoire à l'Institut, c'est-à-dire six mois après l'opération, l'enfant était bien, vivait avec sa canule, mais

n'était pas au courant de ce qui s'était fait avant lui. (*Note des auteurs.*)

(1) Cette observation, dont parle M. Senn, a été rapportée par nous sous le n° 2, pag. 30. (*Note des auteurs.*)

ne la quittait point; pendant l'hiver de 1828, elle fut atteinte de la coqueluche, mais supporta bien cette maladie, à laquelle une de ses amies, plus jeune qu'elle, succomba. Je ne sais si le larynx fut dilaté pendant les quintes de toux, si la suppuration de la plaie, prolongée pendant les trois premiers mois de la présence de la canule, agit comme cautère placé au voisinage d'un engorgement quelconque, ou si l'amélioration, ou plutôt le changement complet survenu dans l'état général, fut suivi d'une absorption active dans les tissus malades. Peut-être toutes ces causes agirent-elles dans le même sens; toujours est-il qu'au printemps de 1828, c'est-à-dire onze mois après l'opération, ayant essayé d'enlever la canule (malgré la résistance de l'enfant, toujours effrayée lorsqu'on lui ôtait ce qu'elle regardait comme sa vie), puis de fermer l'ouverture avec du taffetas gommé, je reconnus, non sans surprise, que le larynx était parfaitement libre, et qu'un exercice, même violent, n'était suivi d'aucune gêne dans l'inspiration; aussi ne replaçai-je point la canule, et quinze ou vingt jours plus tard la fistule laryngo-trachéale avait disparu : dès lors l'enfant s'est toujours bien portée, la voix est devenue parfaitement naturelle, et le timbre n'est nullement altéré. D'après cette observation, ne peut-on pas, à juste titre, espérer de voir les malades affectés de ce que l'on nommait phthisie laryngée, arrachés à une mort certaine, lorsque l'opération faite et la canule en place pourront permettre une exploration attentive du larynx, l'emploi des détersifs, des lavages, des soins de propreté, et, par dessus tout, le repos de l'organe malade? Je livre ces réflexions aux praticiens attentifs et désireux de l'avancement de l'art. J'espère dans peu de jours être appelé à faire cette même opération sur un homme de trente ans qui, à la suite d'excès en tous genres, a été atteint de laryngite aiguë, puis chronique, et maintenant est sans cesse menacé de suffocation par le rétrécissement de la capacité laryngienne. La coloration violacée, l'absence de maladies organiques du cœur et des poumons, la sensibilité, le volume du larynx, et le sifflement, ne laissent aucun doute sur le siége du mal; l'opération proposée par moi, acceptée dans une consultation, n'a pas été encore consentie par le malade, qui a voulu que je tentasse auparavant l'application de deux sétons sur les côtés du larynx, et qui attendra probablement, pour s'y soumettre, à être réduit au dernier degré de marasme. »

Les Archives générales de médecine de 1836 (2e série, t. 12, page 103 et suiv.) contiennent deux observations très-intéressantes d'ulcérations syphilitiques qui avaient conduit les malades jusqu'à l'imminence de l'asphyxie. Le docteur Thomas-Henry Purdon pratiqua la trachéotomie dans les deux cas; il laissa une canule à demeure, et la guérison fut complète. Ces deux observations offrent trop d'intérêt pour que nous croyions pouvoir nous dispenser de les insérer ici.

OBSERVATION LX.

Ulcérations syphilitiques du larynx. — Trachéotomie. — Guérison.

Mary M'Alister se présenta au Dispensaire le 3 avril 1831, se plaignant de dyspnée, d'une toux rauque et croupale. La pression sur le cartilage thyroïde causait de la douleur; la respiration était surtout difficile dans l'inspiration; la malade ne parlait qu'à voix basse; elle était considérablement amaigrie. Cet état durait depuis six semaines; les symptômes avaient empiré progressivement. Plusieurs mois auparavant, elle avait eu la syphilis, pour laquelle elle avait fait usage du mercure jusqu'à salivation; elle n'avait eu aucun autre symptôme secondaire. (*Prescription* : un vésicatoire au devant de la gorge; mercure *cum cretâ*, cinq grains; calomel, un grain; opium, un tiers de grain, à prendre toutes les six heures.)

Le 4, la respiration était beaucoup plus difficile; l'imminence de la suffocation rendait l'opération indispensable; celle-ci fut exécutée facilement. Il s'écoula à peine une once de sang, aucun vaisseau n'ayant été ouvert. La trachée fut divisée longitudinalement; une érigne, implantée dans son tissu, la fixa, et permit d'en enlever une petite portion de chaque côté de l'incision. Alors on plaça un tube dans l'ouverture, et l'on prescrivit de continuer le mercure toutes les trois heures.

Le 6, la bouche étant affectée, on remplaça le mercure par la salsepareille.

La malade se rétablit après l'opération, sans que sa guérison fût entravée par aucun symptôme fâcheux; seulement elle fut tourmentée pendant trois semaines par l'expectoration de mucosités épaissies, semblables à celles qui sont évacuées par le nez. A cette époque, elle éprouva de fréquentes envies de tousser, déterminées probablement par la cicatrisation et la contraction de l'ulcération de la glotte, où la malade éprouvait une sensation de serrement. Elle était, au moment de l'opération, enceinte de sept mois; elle eut, à terme, un accouchement heureux. Peu de temps après sa naissance, l'enfant présenta quelques marques de syphilis, telles qu'une éruption squameuse et un petit nombre de fissures à la plante des pieds. Ces symptômes disparurent sous l'influence d'une certaine quantité de mercure *cum cretâ*. Plus tard cette femme se maria, et eut un second en-

30

fant en 1833. Deux années plus tard elle se portait parfaitement bien, respirant toujours entièrement par le moyen du tube placé dans la plaie de la trachée; sa voix est complétement éteinte; elle peut à peine articuler un mot.

OBSERVATION LXI.

Laryngite chronique. — Asphyxie imminente. — Trachéotomie. — Guérison.

Margaret Coyle est entrée à l'hôpital de Belfort, vers la fin de septembre 1835, offrant des symptômes de laryngite, tels que voix basse, toux, douleur causée par la déglutition et par la pression sur le cartilage thyroïde; respiration rauque. Elle avait déjà, disait-elle, souffert de cette maladie, et avait été guérie par une salivation. On lui prescrivit un vésicatoire au devant du cou, et des pilules mercurielles matin et soir. Ces dernières produisirent la salivation au bout d'une huitaine de jours, sans aucune amélioration apparente dans les symptômes. En examinant l'intérieur de la gorge, on ne remarquait rien d'anormal.

Le 1er octobre, à midi, l'état de la malade était comme à l'ordinaire, mais à une époque avancée de la soirée, la respiration devint subitement croupale. Le 2, visage anxieux; respiration extrêmement difficile; lèvres pourpres;

pouls fréquent et faible. Ne pensant pas que la médecine pût triompher de ces accidens, on proposa, comme dernière ressource, l'opération à laquelle la malade se soumit. Dans ce cas, l'opération ne fut pas faite aussi facilement que dans le premier, parce que cette femme avait le cou très-court, et que la trachée présentait une telle mobilité que je fus obligé de la fixer avec une érigne, avant d'essayer de l'ouvrir. Alors un fragment ovalaire fut facilement enlevé d'un seul coup de bistouri. Un petit vaisseau musculaire seulement fut ouvert; mais il cessa de couler dès qu'il fut pincé. Avant que la trachée fût atteinte, et tandis que je séparais les muscles, à raison des mouvemens de la trachée, il entra de l'air dans la plaie à chaque inspiration; cet air, repoussé dans le moment de l'expiration, pénétra en partie dans le tissu cellulaire, et donna lieu à un peu d'emphysème. Cet accident fut causé par la difficulté résultant du petit espace qui séparait, chez cette femme, le cartilage thyroïde du sternum. Au moment où la trachée fut ouverte, les lèvres devinrent vermeilles, et la malade n'éprouva point cette angoisse qui a lieu ordinairement lorsque l'air entre soudainement après l'ouverture de la trachée. A partir de ce moment jusqu'au 20 octobre, la malade se rétablit sans symptômes fâcheux, mais portant un tube comme la malade dont l'histoire précède, et ayant également perdu la voix. L'expectoration muqueuse est moins pénible dans ce cas. Ici, comme pour l'autre malade, il n'y eut aucune tendance à l'inflammation de la trachée.

Dans les deux cas, le tube introduit immédiatement après l'opération, était plus large que celui qui fut placé à demeure; il était ovalaire, son plus grand diamètre ayant un peu plus d'un tiers de pouce, et le petit environ un quart. Sa longueur était d'environ un pouce et demi. Le tube placé à demeure est droit; sa longueur est telle qu'il puisse pénétrer d'environ un quart de pouce dans la trachée, par conséquent sa longueur doit varier suivant l'épaisseur des parties qui recouvrent cet organe. Il est circulaire et double. Le tube intérieur, qui a besoin d'être nettoyé de temps en temps, a un quart de pouce de diamètre. C'est la plus petite dimension qui puisse permettre une respiration libre et facile. Le tube extérieur n'a aucune saillie à l'extrémité qui entre dans la trachée, ainsi que cela a lieu ordinairement. En effet, cette saillie ne sert qu'à en rendre l'introduction plus difficile, et c'est à peine si l'on peut dire qu'elle en prévient l'expulsion. Dans le fait, trois malades chez qui j'en ai fait usage, ont préféré le tube sans saillie. Les tubes recourbés, d'après mes observations, sont plus facilement expulsés et plus difficiles à nettoyer. Le tube plus large employé au début, a l'avantage de ne pas être facilement oblitéré par les mucosités qui sont alors très-abondantes. On peut le nettoyer sans tourmenter le malade. Les tubes sont retenus dans la plaie au moyen d'un ruban qui passe dans deux trous pratiqués sur une plaque d'argent située à leur extrémité extérieure, et qui sont noués derrière le cou.

A ces observations si graves, si concluantes pour la plupart, nous pourrions ajouter celle de madame Petit, que nous avions trachéotomisée dans le dernier degré de l'asphyxie produite par une phthisie laryngée-cancéreuse (voyez obs. n° 18).

L'opération de la trachéotomie n'est vraiment qu'un moyen dilatoire ; s'il existe dans le larynx et dans les poumons des désordres tels que toute guérison soit impossible, l'opération prolongera les jours des malades ; c'est ce que nous avons vu chez madame Cotillard (obs. 56); chez madame Petit (obs. 18) ; chez le malade opéré par M. Fourney (obs. n° 22) ; mais quand le larynx n'est atteint que d'ulcérations et de gonflement, et que les cartilages ne sont pas nécrosés, il y a tout lieu d'espérer la guérison ; et les beaux résultats obtenus dans les observations 51, 52, 53, 54, 55, le dém..ntrent de la manière la plus évidente.

Le traitement qui doit suivre l'opération est le même que celui que l'on aurait dû employer si la suffocation n'avait imposé au médecin des devoirs plus pressans.

Quand la guérison de la lésion laryngée tarde à s'effectuer, il faut profiter de l'ouverture faite à la trachée pour faire entrer dans le larynx des médicamens topiques, qui seront alors supportés d'autant plus aisément, que le larynx a cessé de livrer passage à l'air, et de se contracter convulsivement sous l'influence du moindre stimulant ; ainsi nous avons, à l'aide d'une tige métallique, armée d'une petite éponge, porté sur la glotte elle-même des liquides épais, tels que de l'eau de gomme tenant en suspension un peu de calomel : des pommades mercurielles, en un mot, les médicamens que nous jugions devoir heureusement modifier l'état de la membrane muqueuse.

Que s'il existe des nécroses un peu étendues, de toute évidence, le gonflement consécutif du tissu cellulaire sous-muqueux ne disparaîtra qu'après la chute du séquestre ; et il n'est pas impossible qu'un séquestre soit éliminé ; nous en avons observé un exemple chez M. Evrat (obs. 57) : et, dans l'observation rapportée par Goodève (obs. 55), on voit le malade rendre dans un effort de toux une portion considérable de cartilage.

Mais si la nécrose est de telle nature que son élimination soit tout-à-fait imposible, il s'établit des fistules dont le pus s'écoule ou dans le pharynx, ou dans la trachée, ou même au dehors; et le peu de désordres sympathiques réveillés quelquefois par l'affection laryngée permet aux malades de vivre avec leur canule. Heureux si la présence d'un corps étranger continuellement en contact dans la membrane muqueuse de la trachée, ne suscite pas dans le poumon de funestes réactions, et en dernier résultat, la tuberculisation!

EXPLICATION DES PLANCHES.

—

PLANCHE PREMIÈRE. Observation N° I.

Fig. 1re, représente le larynx ouvert par derrière sur la ligne médiane.

a. L'épiglotte œdématiée à sa base et sur le bord gauche.

b. b. Le ligament aryténo-épiglottique du côté gauche fortement œdématié.

c. Le ligament aryténo-épiglottique du côté droit légèrement œdématié.

d. Tumeur polypeuse entr'ouvrant le ventricule gauche du larynx, et venant faire saillie dans la cavité de l'organe, de manière à rétrécir singulièrement le passage de l'air.

e. Membrane muqueuse et tissu cellulaire œdématiés et correspondant au trajet de la tumeur et à la portion nécrosée du cartilage cricoïde.

f. f. Partie postérieure de la tumeur, contenant quelques masses tuberculeuses.

g. g. Coupe du cartilage cricoïde.

h. Ouverture artificielle pratiquée pendant la vie du malade, pour introduire une canule à demeure.

i. i. La membrane muqueuse de la trachée-artère avec un pointillé inflammatoire.

Fig. 2, représente le même larynx vu par derrière, avant qu'on l'eût incisé.

a. L'épiglotte œdématiée.

b.b. Ligament aryténo-épiglottique du côté gauche fortement œdématié.

c. Ligament aryténo-épiglottique du côté droit un peu œdématié à sa base.

d.d. La partie postérieure de la tumeur du larynx, avec quelques masses tuberculeuses, indiquées dans la gravure par des ombres moins prononcées.

e. e. Grandes cornes de l'os hyoïde.

f.f. Grandes cornes du cartilage thyroïde.

g.g. Partie postérieure de la trachée-artère.

Fig. 3, représente le même larynx dépouillé de ses parties molles.

a.a. Épiglotte saine.

b.b. Cartilage thyroïde sain.

c.c. Cartilages aryténoïdes sains.

d.d. Cartilage cricoïde nécrosé.

PLANCHE II. Observation N° XVIII.

Portrait de Mme Petit, fait par M. Chazal, cinq mois après l'opération.

a.a.a. Lobes divers de la tumeur cancéreuse.

b.b. Veines dilatées.

c.c. La canule.

d.d. Les cordons de la canule.

PLANCHE III. MÊME OBSERVATION.

Fig. 1re, représente le larynx de Mme Petit vu par derrière. On distingue la langue, l'œsophage, la trachée, l'ouverture supérieure du larynx.

a.a. La langue.

b.b. L'épiglotte envahie dans sa presque totalité par des végétations carcinomateuses.

c.c. Mamelons de la tumeur.

d.d. L'œsophage rétréci à sa partie supérieure.

e.e. Autres parties de la tumeur.

f.f. Glande thyroïde hypertrophiée.

Fig. 2, représente le même larynx ouvert.

a.a. La langue.

b.b. L'épiglotte envahie dans sa presque totalité par des végétations carcino mateuses.

c.c. Une partie de l'épiglotte saine.

d. d. d. d. L'œsophage.

e. e. e. e. Végétations carcino mateuses.

f.f.f. La glande thyroïde hypertrophiée.

g.g. Le côté gauche du cartilage cricoïde brisé et en partie détruit.

h.h. Le côté droit du même cartilage sain.

i. L'ouverture artificielle pratiquée à la trachée-artère pour le passage de la canule.

PLANCHE IV. OBSERVATION No XXI.

Fig. 1re, représente le larynx ouvert à sa partie postérieure et vu de trois-quarts.

a.a. L'épiglotte saine.

b.b. Ventricule gauche du larynx. Érosions de la membrane muqueuse des lèvres de ce ventricule.

c.c. Érosions superficielles de la membrane muqueuse.

d.d. Ouverture fistuleuse aboutissant à une portion nécrosée du cartilage thyroïde.

e.e. Coupe du cartilage cricoïde.

f.f. La trachée-artère.

Fig. 2, représente le même larynx ouvert par derrière.

a.a. Épiglotte saine.

b.b. Les ventricules du larynx. Érosions de la membrane muqueuse de ces ventricules.

c.c. Érosions superficielles de la membrane muqueuse.

d.d. Ouverture fistuleuse aboutissant à une portion nécrosée du cartilage thyroïde.

PLANCHE V. OBSERVATION N° XXII.

Les planches V et VI sont consacrées à la description du même larynx.

Fig. 1re, représente le larynx, la trachée-artère et l'origine des bronches vus par devant et dépouillés des parties musculaires.

a. L'os hhyoïde.

b. Le cartilage thyroïde.

c.c.c. La membrane thyro-hyoïdienne.

d.d. Poches membraneuses contenant du pus et le cartilage cricoïde nécrosé.

f.f. La trachée-artère ouverte pour le passage de la canule.

g.g. Ganglions bronchiques tuberculeux.

Fig. 2, Le même larynx vu par derrière.

a.a. L'épiglotte un peu œdématiée.

b.b. Les deux ligamens aryténo-épiglottiques œdématiés.

c.c. Le bord postérieur du cartilage thyroïde dénudé et nécrosé.

d.d.d. Poche fibreuse contenant du pus et le cartilage cricoïde nécrosé et séparé en plusieurs parties.

f.f.f. La paroi postérieure de la trachée-artère, avec des follicules nombreux hypertrophiés.

PLANCHE VI. Observations N°s XXII. XXV.

Cette planche renferme trois figures appartenant au larynx dont nous venons de donner la description dans la planche V ; les deux autres figures appartiennent au larynx de M. L. représenté dans la planche VIII.

Fig. 1re. Le larynx du malade (obs. 22), vu par derrière et ouvert.

a. L'épiglotte un peu œdématiée.

b.b. Les ligamens aryténo-épiglottiques tuméfiés et œdématiés.

c.c. L'ouverture des deux ventricules du larynx. Les lèvres de cette ouverture sont œdématiées.

d.d. Surface ulcérée.

e.e. Fragmens du cartilage cricoïde nécrosé.

f.f. Ouverture artificielle pratiquée à la trachée-artère pendant la vie, pour une canule à demeure.

g.g. La trachée-artère.

Fig. 2. Même pièce pathologique, vue par devant.

a.a. Fragmens du cartilage cricoïde nécrosé.

b.b. Membrane fibreuse qui enveloppait le cartilage cricoïde nécrosé.

c.c. L'ouverture artificielle de la trachée.

d.d. La trachée-artère.

Fig. 3. Même pièce pathologique vue par devant.

a.a. Face antérieure du cartilage thyroïde; les deux cornes inférieures de ce cartilage sont en partie détruites par la nécrose.

Fig. 4, représente le cartilage thyroïde de M. L. de Dunkerque (obs. n° 25). Ce cartilage a été soumis à l'ébullition pour en détacher les parties molles.

a.a.a. Les portions ossifiées de ce cartilage.

b.b.b.b. Les portions du thyroïde restées cartilagineuses.

Fig. 5. Même pièce pathologique. Même observation. Cartilage thyroïde vu par sa partie postérieure.

a.a.a. Portions ossifiées.

b.b.b. Portions restées cartilagineuses.

PLANCHE VII. Observation N° XXIV.

Fig. 1re. Larynx de Delmer ouvert et vu par derrière.

a.a. La langue.

b.b.b. Les follicules de la base de la langue hypertrophiés.

c.c.c. L'épiglotte ulcérée et cariée.

d.d. La membrane muqueuse qui recouvre les cartilages aryténoïdes profondément ulcérée.

e.e.e. Ulcérations profondes et serpigineuses.

f.f. Perforation spontanée du cartilage thyroïde. A la partie inférieure de cette ouverture, se voit un éperon ossifié.

g.g. Coupe du cartilage cricoïde.

h.h. La trachée-artère.

Fig. 2. Le même larynx, disséqué et vu dans la même position.

a.a. Os hyoïde.

b.b. Épiglotte cariée.

c.c.c. Membrane thyro-hyoïdienne.

d.d.d. Cartilage thyroïde.

e. Perforation spontanée du cartilage thyroïde. A la partie inférieure de cette ouverture on voit un éperon ossifié. Latéralement le cartilage est érodé par la carie.

h.h. Cartilage cricoïde. Au dessus on voit les deux cartilages aryténoïdes déchiquetés par la carie.

g.g. Trachée-artère.

Fig. 3. Même pièce pathologique vue par devant.

a.a. Cartilage thyroïde.

b.b. Membrane thyro-hyoïdienne.

c.c. La perforation spontanée du cartilage thyroïde.

PLANCHE VIII. Observation N° XXV.

Fig. 1re. La langue, le larynx et le commencement de la trachée-artère vus par derrière.

a.a. L'épiglotte tuméfiée, indurée.

b.b. Ligamens aryténo-épiglottiques tuméfiés, indurés, ulcérés.

c. Ouverture supérieure du larynx.

e.e. La langue.

d.d. Trachée-artère.

Fig. 2.

a.a. Épiglotte tuméfiée et indurée.

b.b. Ligamens aryténo-épiglottiques tuméfiés, indurés, ulcérés.

c.c. Coupe du cartilage thyroïde en partie ossifié.

d.d.d. Ulcération du larynx.

e.e.e. Trachée-artère parsemée d'ulcérations.

f.f. Ouverture artificielle faite à la trachée pour obvier à l'asphyxie.

g. La langue.

h.h. Les follicules de la langue hypertrophiés.

Nota benè. — Les figures 4 et 5 de la planche VI. appartiennent à cette pièce pathologique.

PLANCHE IX. Observation N° XXXI.

Fig. 1re. Larynx type à l'état sain n'appartenant pas à l'observation, et présenté pour mieux faire apprécier les altérations qui se remarquent dans les autres.

Fig. 2. Larynx ouvert par derrière.

a.a. L'épiglotte œdématiée.

b.b. Ligamens aryténo-épiglottiques œdématiés.

c.c. Ventricules du larynx. La membrane muqueuse est boursouflée autour de ces ouvertures et ulcérée profondément du côté droit à la coupe du cartilage cricoïde.

Fig. 3. Le même larynx, vu par derrière, sans être ouvert.

a.a. Épiglotte œdématiée.

b.b. Ligamens aryténo-épygloltiques œdématiés.

f.f. Trachée-artère.

FIN DE L'EXPLICATION DES PLANCHES.

ERRATA.

Pag. 5, lig. 5, affectians, *lisez :* affections.
17, 25, anomale, *lisez :* anormale.
31, 9, planche II, *lisez :* planche IV.
34, dern., condiions, *lisez :* conditions.
57, 21, planche VIII, *lisez :* planche VII.
85, 8, laryngeæ venereæ, *lisez :* laryngeâ venereâ.
161, 25, sulfate, *lisez :* sulfure.
217, 24, Boudinier, *lisez :* Bobillier.
242, 20, que les deux autres phthisies, *lisez :* que les autres.
305, dern., à celui rapporté plus haut (obs. 18), *lisez :* à ceux rapportés plus haut (obs. 18 et 23).
347, 1, page 26, *lisez :* page 41.

Planche 1.

Fig. 3.

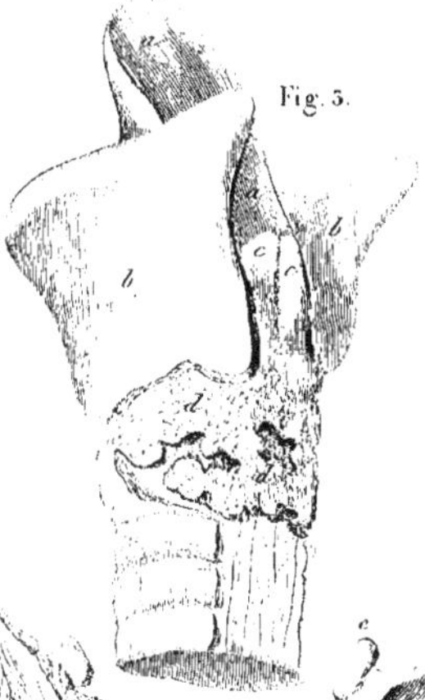

Fig. 1.

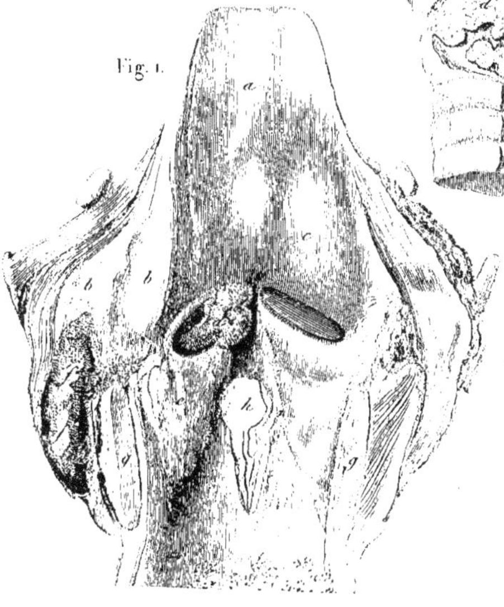

Fig. 2.

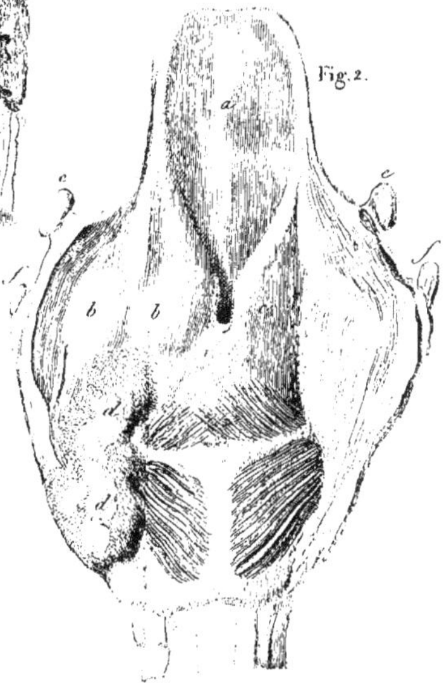

Planche II.

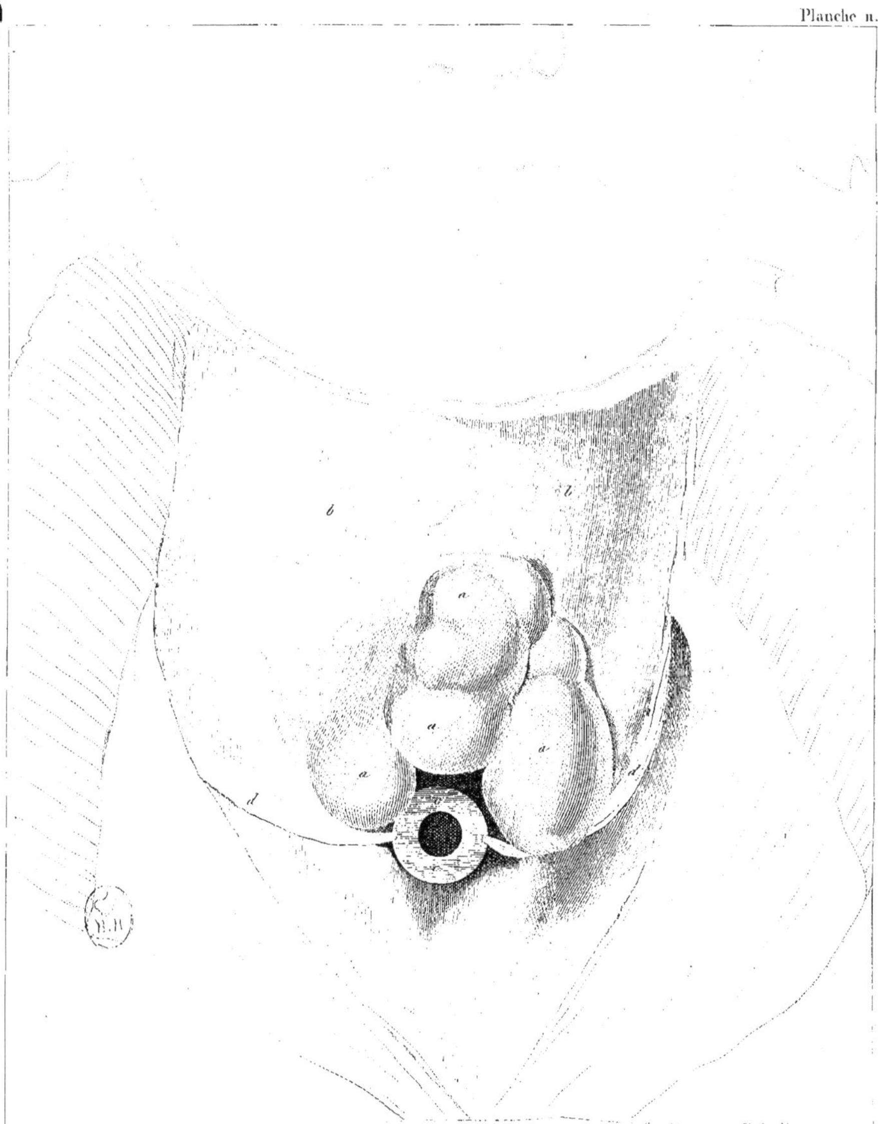

A. Chazal pinx.

Édouard de Laplante sc.

Imp. par C. Adrien.

Planche III.

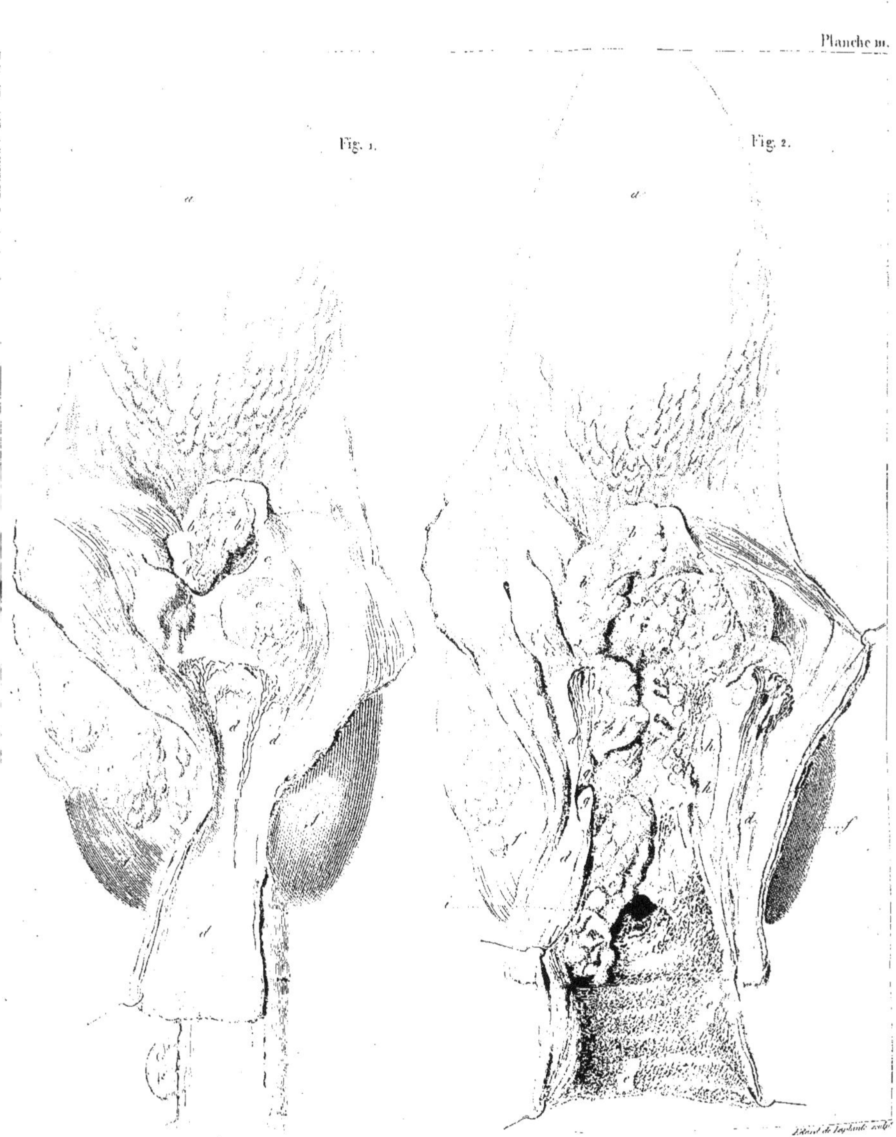

A. Chazal pinx.

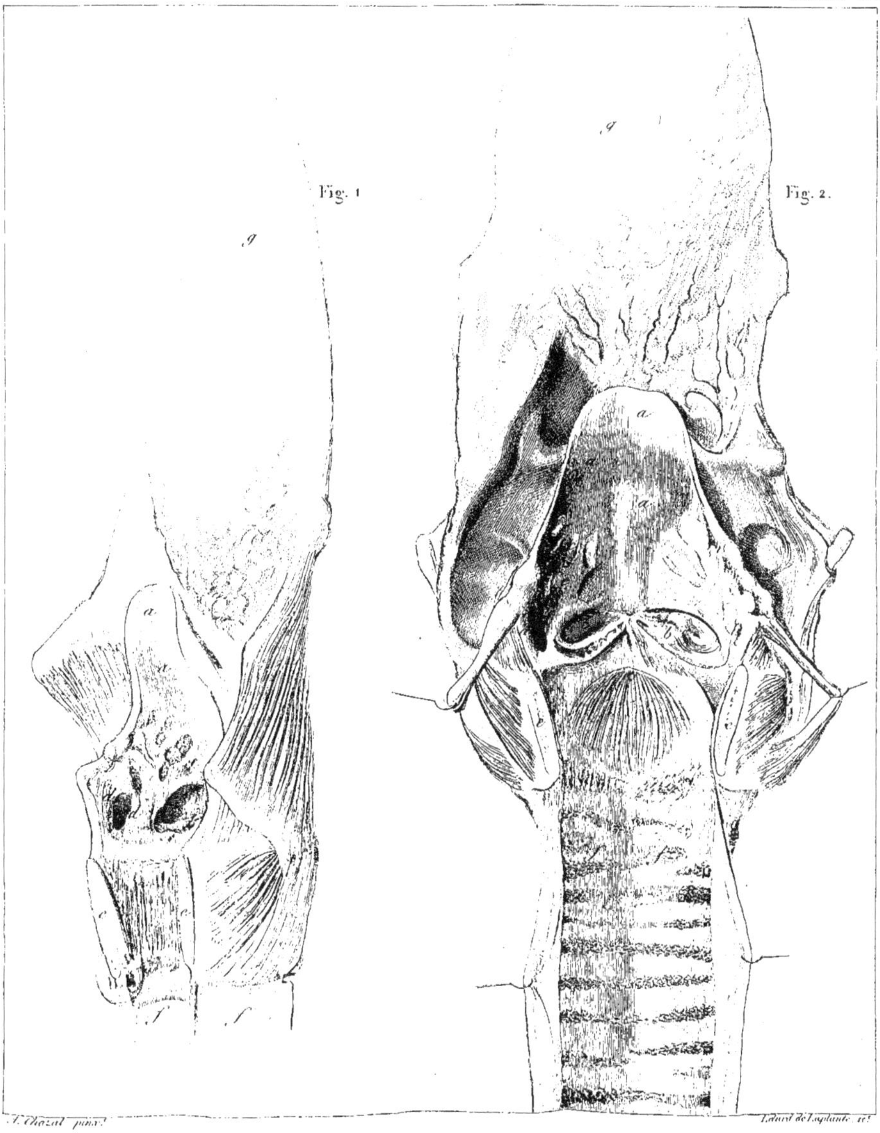

Planche IV.

Fig. 1

Fig. 2.

J. Chazal pinx.

Lduril de Laplante sc.

Imp. par C. Adrien.

Planche V.

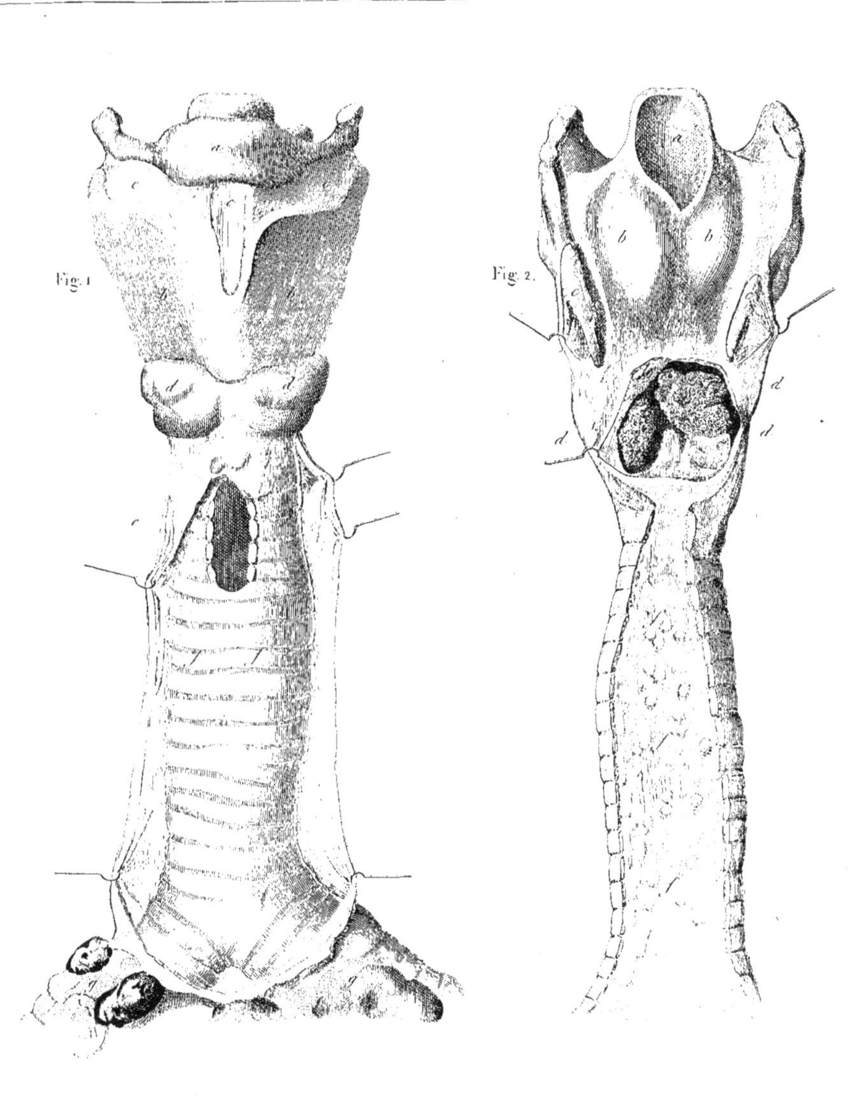

A. Chazal pinx.

Edard de Laplante sc.

Imp. par C. Adrien.

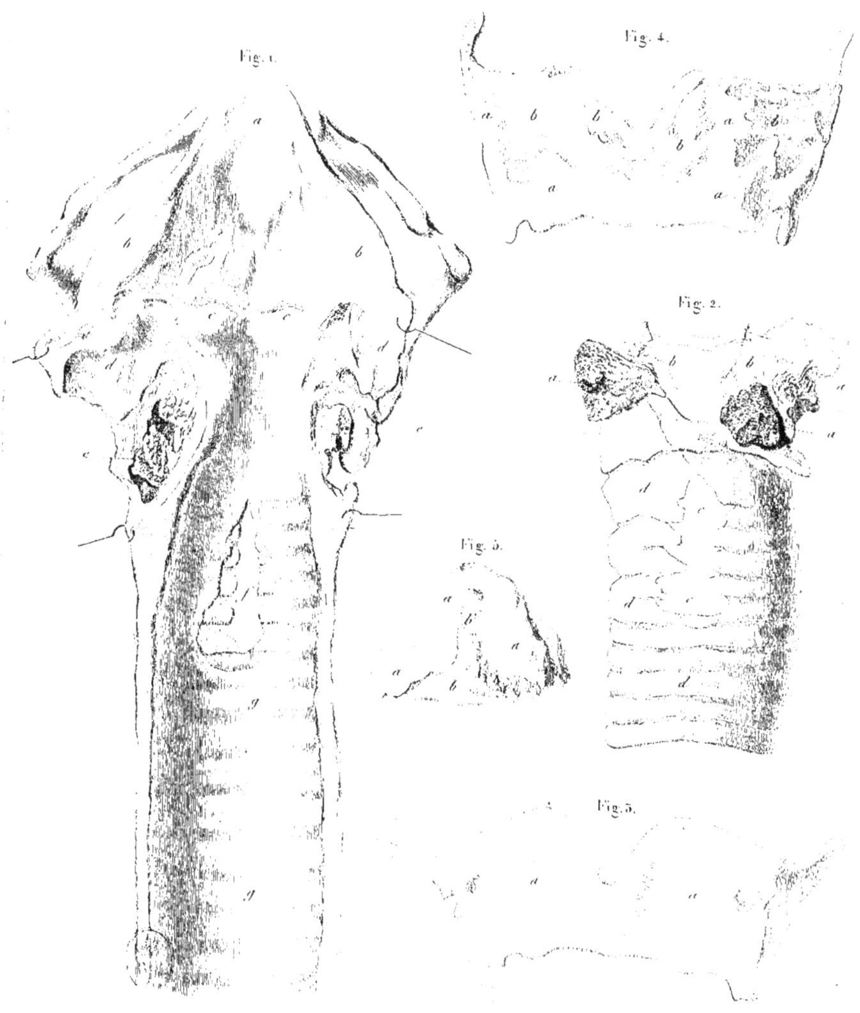

A. Chazal pinx.t

Eliard de Laplante sc.t

Imp. par C. Chardon

Planche VII.

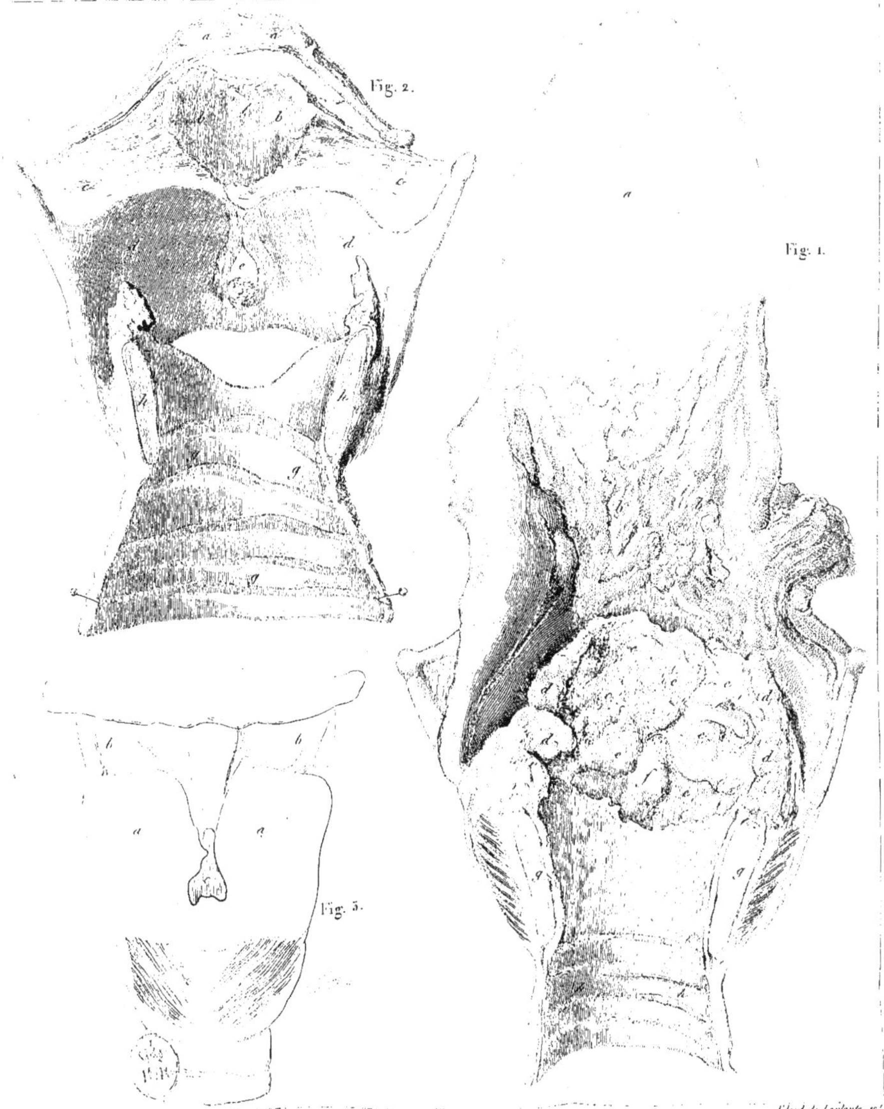

A. Chazal pinx.

Edant de Laplante sc.

Imp. par C. Adrien.

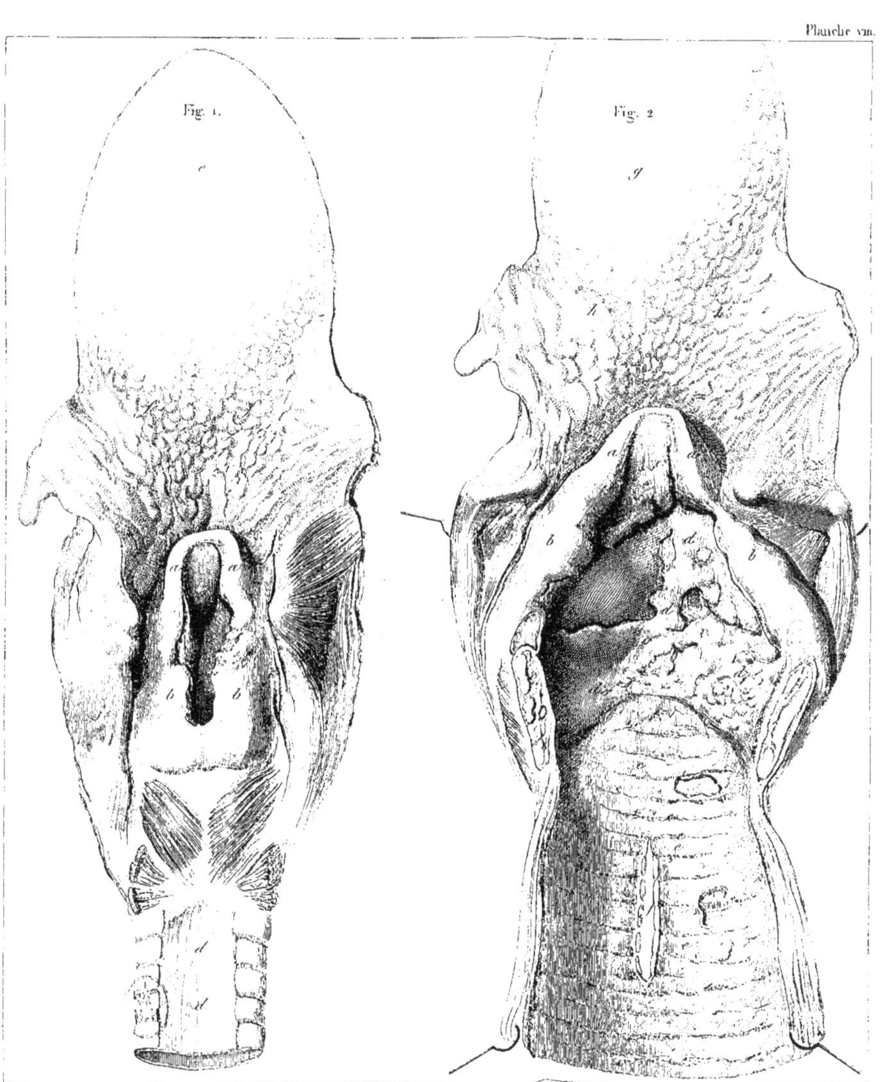

A. Chazal pinx.t — *Edard de Laplante sc.t*

Imp. par C. Alrien

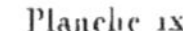

Planche IX.

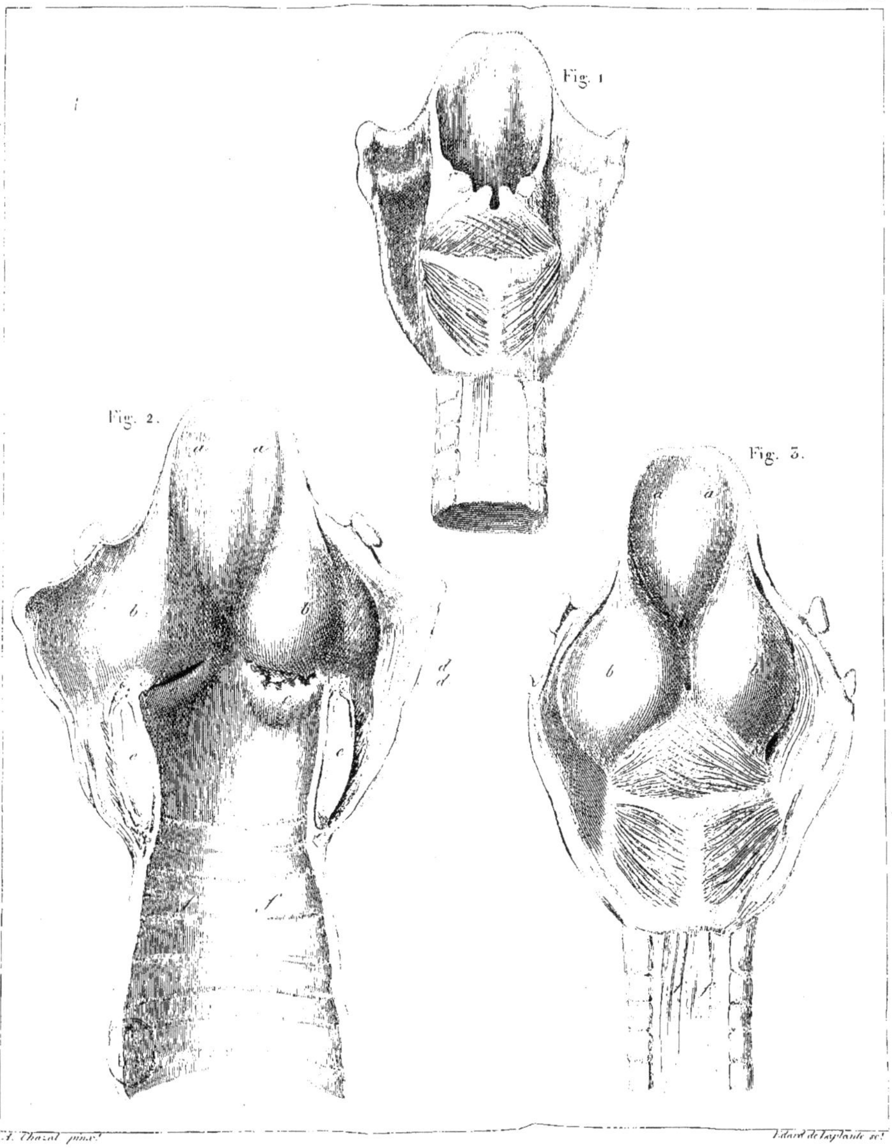

A. Chazal pinx.t Vidard de Laplante sc.t

Imp. par C. Adrien.

TABLE.

—

CHAPITRE Ier. DÉFINITION ET HISTORIQUE.

Définition, 1 à 5
Aperçu historique, 5
Les anciens ne connaissaient pas la phthisie laryngée, *ib.*
Ce qu'en dit Morgagni, 7
Ce qu'en dit Borsieri, 9
Travaux des contemporains sur la phthisie laryngée, 9 à 12

CHAPITRE II. ALTÉRATIONS ORGANIQUES.

Altérations de la membrane muqueuse du larynx, 13
Erosions, 20
Ulcérations, 24
Altérations des cartilages du larynx, 25
Ossification, *ib.*
Ossification du périchondre, 29
Nécrose des cartilages, 30
Carie des cartilages, 34
Lésions qui accompagnent la carie, la nécrose et les ulcérations, 37
Corps étrangers formés dans le larynx, 39
Polypes, *ib.*
Observation n° 1, 41
— n° 2, 47
— n° 3, 48
Végétations, 53
Tumeurs cancéreuses, 54
Tumeurs et productions tuberculeuses, *ib.*
Rapports, observés par M. Louis, entre les altérations des diverses parties du larynx et de la trachée, etc., 56 à 59
Hydatides, 59
Fausses membranes, 60

Calculs formés dans le larynx, 61
Corps étrangers introduits du dehors dans le larynx, 63
La phthisie laryngée doit-elle être séparée de la phthisie trachéale? 65

CHAPITRE III. CAUSES.

La phthisie laryngée n'est pas une maladie *sui generis*, 69
Les lésions qu'elle présente sont de nature très-variée, 70-71
Observation n° 4, 72
— n° 5, 73
— , 81
— n° 7, 83
Influence de l'âge sur la production de la phthisie laryngée, 84
Influence du sexe sur la production de la phthisie laryngée, 85

CHAPITRE IV. ESPÈCES.

Il est impossible de faire une bonne classification des maladies du larynx, 87
1° Définition de la phthisie laryngée simple, 88
2° — — syphilitique, 90
3° — — cancéreuse, *ib.*
4° — — tuberculeuse, *ib.*
Pourrait-on admettre une phthisie laryngée dartreuse? *ib.*

EXEMPLES DE PHTHISIE LARYNGÉE SIMPLE.

Observation n° 8, 92
— n° 9, 94
— n° 9 *bis*, 96
— n° 10, 98
— n° 11, 100
— n° 12, 101
— n° 13, *ib.*
— n° 14, 102
— n° 15, 113

EXEMPLES DE PHTHISIE LARYNGÉE SYPHILITIQUE.

Observation n° 16, 114
— n° 17, 125

EXEMPLE DE PHTHISIE LARYNGÉE CANCÉREUSE.

Observation n° 18, 132

EXEMPLES DE PHTHISIE LARYNGÉE TUBERCULEUSE.

Observation n° 19, 137
— n° 20, 141
— n° 21, 142
— n° 22, 147
— n° 22 *bis*, 159

CHAPITRE V. SYMPTOMES.

Symptômes de la phthisie laryngée en général, 167
A. Altérations dans le timbre de la voix, *ib.*
B. Toux, 172
C. Signes fournis par l'expectoration, 175
D. Douleur, *ib.*
E. Signes obtenus par la vue, 177
F. Signes obtenus par le toucher, 182
G. Signes fournis par la respiration, 184
Observation n° 23, 188
Intermittence des accès d'orthopnée, et spasme prétendu des bronches, 193
H. Signes fournis par le mode de déglutition, 203
Observation n° 24, 204
— n° 26, 210
Différence que présentent les symptômes, suivant les espèces de phthisie laryngée, 222
Symptômes propres à la phthisie laryngée syphilitique, *ib.*
— — tuberculeuse, 224
Observation n° 26, 226
Il est difficile de reconnaître la phthisie laryngée cancéreuse à son début, 229

Diagnostic différentiel, 230
Différence de la phthisie laryngée et de l'angine laryngée œdémateuse, 231
— — — et de l'asthme, 232

CHAPITRE VI. TERMINAISONS.

§ 1. Comment meurent en général les phthisiques, 234
Les cas de mort par la phthisie laryngée exclusivement sont très-rares, 240
La phthisie laryngée se termine assez souvent par la phthisie pulmonaire, 242
Conclusions à tirer de ce chapitre, relativement à la coexistence de la phthisie laryngée et de la phthisie pulmonaire, 251
§ 2. Rapports de l'angine laryngée œdémateuse avec la phthisie laryngée, 252
§ 3. Terminaisons par la guérison, 266
Observation n° 27, 268
— n° 28, 272
— n° 29, 274
— n° 30, 278
— n° 31, 295
— n° 32, 299
— n° 33, 300
— n° 33 *bis*, 302

CHAPITRE VII. TRAITEMENT.

Les anciens n'ont rien laissé de relatif au traitement de la phthisie laryngée, 306
Repos de l'organe, 307
Antiphlogistiques, 308
Révulsifs, 309
Stupéfians, 311
Médication topique, 313
Inspirations de vapeurs sèches ou humides, 315

Médicamens liquides portés sur la membrane muqueuse du larynx, 316
Observation n° 34, 321
— n° 35, 323
— n° 36, 327
— n° 37, 328
— n° 38, 333
— n° 39, 336
— n° 40, 340
— n° 41, 342
— n° 42, 345
Médicamens topiques appliqués sous forme pulvérulente, 347
Observation n° 43, 351
Médication mercurielle, 354
Observation n° 44, 356
— n° 45, 359
— n° 45 *bis*, 363
— n° 46, 366
Iode, 370
Observation n° 47, 371
Soufre. Eaux minérales sulfureuses, 373
Observation n° 48, 374
Application des topiques sur le pharynx, 376
Traitement de la phthisie laryngée syphilitique, 379
Observation n° 49, 381
— n° 49 *bis*, 386
— n° 49 *ter*, 390
— n° 50, 396
— n° 51, 398
La phthisie laryngée cancéreuse et la phthisie laryngée tuberculeuse sont complétement au dessus des ressources de l'art, 408
Trachéotomie, *ib.*
Observation n° 52, 416
— n° 53, 420
— n° 54, 427
— n° 55, 436
— n° 56, 438

Observation n° 57, 441
— n° 58, 444
— n° 59, 450
— n° 60, 464
— n° 61, 466

FIN DE LA TABLE.

www.ingramcontent.com/pod-product-compliance
Ingram Content Group UK Ltd.
Pitfield, Milton Keynes, MK11 3LW, UK
UKHW012144240726
13966UKWH00001B/136